増補改訂版

ファッシャル
リリーステクニック
― 筋膜を治療して身体構造のバランスを整える ―

著：James Earls & Thomas Myers
監訳：赤坂清和（埼玉医科大学大学院教授）

Fascial Release for Structural Balance

Revised Edition

Fascial Release for Structural Balance, Revised Edition

Copyright © 2010, 2017 by James Earls & Thomas Myers.

All rights reserved. No portion of this book, except for brief review, may be reproduced, srored in a
retrieval system, or transmitted in any form or by any means – electronic, mechanical,
photocopying, recording, or otherwise – without the written permission of the publisher.
For information, contact Lotus Publishing or North Atlantic Books.

First published in 2010. This reviced edition published in 2017 by
Lotus Publishing
Apple Tree Cottage, Inlands Road, Nutbourne, Chichester, PO18 8RJ and
North Atlantic Books
Berkley, California

Anatomical Drawing Amanda Williams, Emily Evans

Japanese edition copyright © 2019 by IDO-NO-NIPPON-SHA,lnc.,Kanagawa.
Japanese translation rights arranged with North Atlantic Books/Lotus Publishing through Japan UNI
Agency, Inc.,Tokyo
All rights reserved.

はじめに

　人は皆、身体の構造パターンが異なっている。われわれの身体は、身体構造に関与する多くの要因が組み合わされて影響している。そのため、構造の分析には必然的に限界が生じてしまう。意識的・無意識的な選択、先天的・後天的な習慣、肉体的・心的外傷によって、われわれの身体の形成は影響を受けている。このようにして、人それぞれ異なる身体が形成されることとなる。しかし、それらすべてのパターンをカバーするには、本書よりもかなり分厚い解説書が必要になることだろう。

　本書では可能な限り視覚的な例を使用し、より多くの方にわかりやすく説明するように以下の点において工夫した。まず、それぞれの章が、身体の各部における身体の構造解剖学への導入となっている。また、患者を診察する際のヒントやアイデアを紹介し、さらには筋筋膜やその内部の筋線維の問題を解決するための方法や手段を提示している。
　人体形成にはホリスティックな性質＜訳注：心身と精神は緊密に関連し、治療に関しては両者に対する対応を実施すべきであるという医療哲学＞があるため、すべての患者のパターンに関して線系回帰分析や方法論的分析を行うことは困難である。また、読者を退屈させてしまうことにもなるだろう。手技の基礎となる論理（解剖学／ボディリーディングの導入部分）が明確に説明しきれていない箇所については、手技とともに構造的事例として紹介している。

　例が1つしかない場合もある。「正反対のパターンが現れている場合には、組織の関係も反対である」としつこく記載しても、読者を退屈させるだけである。正反対の場合、筋がどうなるかを、読者は理解していると仮定している。本書だけでも患者の構造解剖学的な問題を評価し、治療を計画して実施するためには十分役に立つが、本書で取り上げた手技の多くは、『アナトミー・トレイン―徒手運動療法のための筋筋膜経線　第3版』（著：Thomas W.Myers, 医学書院）で説明されたアナトミートレイン理論に基づいている。さらに深く掘り下げて研究したい場合には、そちらの本も入手してほしい。付録1にアナトミートレインに関する概略をまとめてあるので、必要に応じて参照してほしい。アナトミートレイン理論に初めて触れる読者であっても、患者の姿勢や運動を変えるために必要となる手技や理解を、本書から得ることができると考えている。

　本書における手技は、アナトミートレイン理論に完全に基づくというよりは、読者の理解が容易となるように解剖学的な部位におおよそ基づいて記載した。これにより、読者は筋筋膜の連続性を活かして、同じライン上にある隣接する筋をほぐし、リリース部位を拡大することができると考えたからである。ハムストリングスがリリースできない、ストレッチできない場合には、ハムストリングスと同様にスーパーフィシャルバックライン上にある、腓腹筋や仙結節靱帯に施術範囲を広げることで、ハムストリングスのさらなるリリースにつながることもある。各ラインの省略記号は末尾に記載した。

　ボディリーディングの習得には練習が必要である。また、われわれは世界各国で、アナトミート

レイン理論、ボディリーディング、そして筋筋膜に対する治療手技としてファッシャルリリーステクニック（ＦＲＴ）を組み合わせたワークショップを開催している。　本書に掲載した手技は、完全ではない。深い知識を必要とする手技、デリケートな性質を持つ一部の手技に関しては、ワークショップでの実践的な指導、または師弟関係なしでの習得に適していないことを理由に省略した。手技は、施術者の身体、施術時の使用部位（指、手のひら、拳、肘）の方向、深さ、選択を変えることで、型にはまることなく、個々の患者のパターンに適応させることが可能である。

　これらの手技では、施術の目的と施術部位の組織の性質を理解することが大切である。そのためには、触診時の手応えが大切だが、その手応えは日々の実践と確かな指導によってのみ得ることができる。本書を熟読すれば、自信を持ってさまざまな患者に対応できる知識を身につけることができるだろう。患者に応じて本書で紹介している手技をアレンジしてほしい。本書のアプローチで最も重要な要素は、それぞれの治療介入が「2つの知的システム間のコミュニケーション」であることを理解し、目的の組織の鍵に到達し、よい状態を保つことである。そのため、経験豊富なボディワーカーであっても本書の導入部を読んでいただきたいと思う。

　現在主流となっている解剖学の多くは、身体を従来の要素で捉えており、筋筋膜網、特に本書が扱っている筋筋膜の重要な性質を一般的には無視している。筋の個別の名称を用いることは、個々の筋がそれぞれ独立した組織であるような印象を与える。しかし、最新の研究で、そのような考え方には限界があることが示されている（Franklin-Miller 2009、Huijing&Baan 2008、Myers 2014、Stecco 2009a、Van der Wal 2009、Wilke 2016）。本書で紹介する手技の仕組みを説明するためにも、一般的な筋の名称を使用した。しかし、筋の名称を使用するたびに、伸縮要素と強力な弾力を有する、筋という組織の連続性を意識させるよう心がけた。本書で筋を取り上げる際は、われわれが、伝統的な起始部や停止部を超えた、幅広い体内のつながりを意識していることを覚えおいていただきたい。

　われわれの一番の目的は、読者の方々がこれまでと異なる方法で考え、評価するように促すことである。患者が痛いと主張する部位だけに捉われず、そこから離れた場所にも目を向けなければいけない。構造を意識することで、別のアプローチを考え、ファッシャルリリースを基盤とする構造的なアプローチを試していただけたらと祈念している。施術者と患者は、このような取り組みを通して、長期的な改善とどのように身体の構造パターンが相互に影響しているかについて理解を深めることができるであろう。本書は、施術者に多くの利益をもたらすボディワークへのアプローチを紹介している。可能であれば、世界各国で開催されるようになってきているワークショップに参加して、理解を深めていただきたい。読者の皆様とお会いできる日を楽しみにしている。

　皆様の成功を願って

Thomas Myers & James Earls

■ Key to Anatomy ～アナトミートレインの省略記号～

SFL……… スーパーフィシャルフロントライン
SBL……… スーパーフィシャルバックライン
LTL……… ラテラルライン
SPL……… スパイラルライン
DFL……… ディープフロントライン
SFAL…… スーパーフィシャルフロントアームライン
DFAL…… ディープフロントアームライン
SBAL…… スーパーフィシャルバックアームライン
DBAL…… ディープバックアームライン
FFL……… フロントファンクショナルライン
BFL……… バックファンクショナルライン

『増補改訂版　ファッシャルリリーステクニック —筋膜を治療して身体構造のバランスを整える—』の監訳にあたって

　本書の前身は、世界的に好評を博した James Earls と Thomas Myers による『Fascial Release for Structural Balance』であり、2012年6月に翻訳して出版した『ファッシャル・リリース・テクニック—身体構造のバランスを整える筋膜リリース技術—』である。その後、彼らが内容の構成を一部修正するとともに、モデルを用いて具体的な評価方法と治療手技の詳細を各章に追加した『Fascial Release for Structural Balance Revised Edition』を出版したことにより、今回新たに全編を見直し、翻訳したものである。

　臨床で筋骨格系の原因により姿勢や運動に問題を抱えるクライアントに対応する場合、主に関節、神経、筋膜によるアプローチを基盤とした治療が実施される。そこでは、機能不全を明らかにするとともに、最も有効であると考えられる手技が選択される必要があるが、関節に対しては関節モビライゼーション、神経に対しては神経モビライゼーションが本質的に治療効果を発揮することは、周知の事実となってきている。一方、軟部組織に対しては、マッサージやストレッチが用いられることが多いが、筋筋膜の構造を踏まえた上で効果的に治療効果を導き出す治療理念とそれに基づく治療手技をまとめたテキストが少なかったことは、この分野に対する治療体系の確立の遅れを表していると考えられていた。

　筋筋膜に対する著者らの考え方は、2009年に翻訳出版され、アップデートされているテキスト（『アナトミー・トレイン—徒手運動療法のための筋筋膜経線（第3版）』（著：Thomas W.Myers，医学書院）により広まり、軟部組織に対する解剖学的な理解は近年臨床現場においても幅広く受け入れられるようになってきている。そして、本書は身体の構造学的な機能不全に起因する不良姿勢や運動に対する具体的な評価方法と、実践的な治療手技を明確に結びつける体系的なテキストであり、これらを応用することにより、これまで以上に患者に対する治療成績を上げるとともに患者の満足感を高めることが期待される。

　本書の出版にあたり、辛抱強くご尽力いただいた医道の日本社 編集部の小林篤子様に深謝申し上げる。

2019年7月

埼玉医科大学大学院　赤坂清和

Contents －もくじ－

・はじめに　III
・増補改訂版の監訳にあたって　VI

第1章　筋膜リリーステクニック入門 …………… 1

人体のパターン____ 2
筋膜網とは____ 3
全体としての1つの網　4　　筋膜の要素　5　　筋膜の
情報伝達　7
テンセグリティー____ 10

第2章　筋膜リリースと手技の発達 …………15

ステージ1：発展　17　　ステージ2：評価　18　　ス
テージ3：戦略　18　　ステージ4：治療介入　19
ステージ5：最終　20
FRTの仕組み____ 21
筋膜層　23
身体の仕組み____ 25
手の使用　27　　指の使用　28　　拳の使用　29
肘と前腕の使用　30　　指節間関節の使用　31
方向の問題____ 31
セッションを組み立てる____ 34
セッションのつながり　34　　最終（仕上げ）　35
治療の回数　36

第3章　ボディリーディング …………………37

ボディリーディングにおける5つのステージ____ 41
位置の用語　41　　1.発展（表現）　42　　2.軟部組織
の関係の評価　44　　3.戦略　45　　4.治療介入　46
5.最終　46
ボディリーディングのプロセス____ 47
モデルと症例経験の紹介　48

第4章　足と下腿 ……………………………… 53

下肢骨：単純に1、2、3、4、5____ 54
関節：蝶番とらせん____ 55
「二次的なカーブ」としてのアーチ____ 57
下肢のアーチを構成する骨____ 58
ハーフドーム　60
足底の組織____ 60
下腿部の筋____ 63
筋の働き　66
足と下腿部のボディリーディング____ 68
足と下腿部のテクニック____ 71
足部を開く　71　　足関節の支帯をほぐす（スーパー
フィシャルフロントライン）　73　　5本の中足骨を感
じる　75　　足底筋膜（スーパーフィシャルバックラ
イン）　76　　足底筋膜の外側索（ラテラルライン、
スーパーフィシャルバックライン）　77　　踵を解放す
る（スーパーフィシャルバックライン）　79　　ボディ
リーディング、さらに1歩進めて　81　　足の「操り
糸」の治療　82　　前部コンパートメントのリリース
（スーパーフィシャルフロントライン）　82　　前脛骨
筋、長母趾伸筋、長趾伸筋（スーパーフィシャルフロン
トライン）　83　　外側コンパートメントと腓骨筋（ラ
テラルライン）　84　　短腓骨筋（ラテラルライン）
85　　浅後部コンパートメント：腓腹筋とヒラメ筋
（スーパーフィシャルバックライン）　86　　深後部コ
ンパートメント：後脛骨筋、長母趾屈筋、長趾屈筋
（ディープフロントライン）　87　　膝のトラッキン
グ：統合性の補助と再教育　89
ボディリーディング上級編____ 91
解答　94

第5章　膝関節と大腿 ………………… 97

膝関節___ 98
大腿の単関節筋と二関節筋___ 101
膝関節と大腿のボディリーディング___ 107
膝関節と大腿のテクニック___ 108
膝関節周辺（スーパーフィシャルフロントライン）
109　　鵞足　110　　大腿四頭筋（スーパーフィシャルフロントライン）　111　　大腿直筋（スーパーフィシャルフロントライン）　113　　ハムストリングス（スーパーフィシャルバックライン）　113　　ハムストリングスの分離（スーパーフィシャルバックライン）　115　　大腿二頭筋の短頭（スーパーフィシャルバックライン）　116　　腓腹筋と膝窩筋のリリース（スーパーフィシャルバックライン）　117
ボディリーディング上級編___ 118
ボディリーディング上級編に対する分析　118

第6章　股関節 ………………… 121

骨___ 124
靭帯___ 127
筋___ 129
1.転子ファン　129　　2.枝ファン　134　　3.鼡径ファン　136
骨盤のボディリーディング___ 139
骨盤のテクニック___ 145
大転子をほぐす（ラテラルライン）145　　腸骨の縁をほぐす（ラテラルライン）146　　転子ファンを開く（ラテラルライン）147　　小殿筋（ラテラルライン）148　　腸脛靭帯への手技（ラテラルライン）149　　梨状筋　150　　内閉鎖筋（ディープフロントライン）152　　大腿方形筋　153　　内転筋：枝ファン（ディープフロントライン）153　　下肢の延長156　　骨盤底（ディープフロントライン）156　　恥骨筋（ディープフロントライン）157　　腸骨筋（ディープフロントライン）158　　腰筋（ディープフロントライン）159
ボディリーディング上級編___ 161
解答と考察___ 163

第7章　腹部、胸部、呼吸 ………………… 167

腹部と肋骨：腹腔へのサポート___ 168
腹腔　168　　腹部の筋のユニオンジャック　169
腹部の筋膜鞘　172　　パラシュートのひも　173
腰椎周囲の脂肪分布　174　　臓器間の「関節」174
腹腔と肋骨：肋骨のかご___ 175
4部位の肋骨　175　　肋骨と脊椎　176
呼吸補助筋___ 176
横隔膜___ 179
横隔膜の動き　180
腹部、胸部、呼吸のボディリーディング___ 182
腹部と胸部のテクニック___ 185
腹直筋筋膜と胸肋筋膜（スーパーフィシャルフロントライン）185　　側臥位での胸郭（ラテラルライン）187　　外腹斜筋と内腹斜筋の「X」（スパイラルライン）188　　側臥位での内腹斜筋と外腹斜筋（ラテラルライン）189　　外側縫線を持ち上げる（スーパーフィシャルバックライン、ラテラルライン）190　　肋間筋と第5肋骨ライン（ラテラルライン）191　　肋骨弓をほぐす（スーパーフィシャルフロントライン、ラテラルライン）192　　横隔膜のリリース（ディープフロントライン）193　　息を吐かせる　194
ボディリーディング上級編___ 194
解答と考察___ 196

第8章　脊椎 ⋯⋯ 199

脊柱___ 200
前柱：椎間板の優位性 200　　後束：スリングと矢 201　テンセグリティー 202　　関節面の方向 204
脊柱の突起に関係する筋組織のパターン___ 205
脊柱起立筋 206
頚部___ 207
表層シリンダー：僧帽筋と胸鎖乳突筋 208　　モーターシリンダー 209
脊椎のボディリーディング___ 214
脊椎のテクニック___ 216
脊柱起立筋（スーパーフィシャルバックライン） 216　脊柱起立筋：脊椎の屈曲（スーパーフィシャルバックライン） 218　　脊椎の回旋 219　　側臥位での胸腰筋膜（バックファンクショナルライン、スーパーフィシャルフロントアームライン、スーパーフィシャルバックライン） 222　　側臥位での腰方形筋（ラテラルライン、ディープフロントライン） 223　　座位での腰方形筋（ラテラルライン、ディープフロントライン） 225　腰筋のバランス（ディープフロントライン） 226
頭部と頚部のボディリーディング___ 228
頚部のテクニック___ 230
胸鎖乳突筋（スーパーフィシャルフロントライン、ラテラルライン） 230　　僧帽筋を開く（スーパーフィシャルバックアームライン） 232　　後頭下部、頭板状筋、頚板状筋を開く（スーパーフィシャルバックライン、スパイラルライン） 233　　後頭下筋群（スーパーフィシャルバックライン） 235　　斜角筋 237
ボディリーディング上級編___ 240
解答___ 241

第9章　肩と上肢 ⋯⋯ 247

肩___ 248
肩の歴史の概略 248　　肩の圧縮力 250　　肩甲帯の筋群 251　　肩甲骨の「X」 253
上肢のライン___ 256
肩のボディリーディング___ 262
肩と上肢のテクニック___ 265
大胸筋と胸肋筋膜（スーパーフィシャルフロントライン、スーパーフィシャルフロントアームライン） 265　鎖骨下筋（ディープフロントアームライン） 266　小胸筋 267　　広背筋と大円筋：肩甲上腕関節の開放 269　　座位での広背筋のリリース（スーパーフィシャルフロントアームライン） 270　　菱形筋（ディープバックアームライン） 271　　前鋸筋（スパイラルライン） 272　　僧帽筋（スーパーフィシャルバックアームライン） 273
肩回旋筋腱板のテクニック___ 274
外旋筋：棘下筋と小円筋（ディープバックアームライン） 274　　内旋筋：肩甲下筋 274　　回旋筋群を分離する 276　　外転筋：棘上筋（ディープバックアームライン） 277　　側臥位での外旋筋：棘下筋と小円筋（ディープバックアームライン） 278　　前腕屈筋コンパートメントのリリース 279　　前腕伸筋コンパートメントのリリース 280　　手根管を開く 281　　前腕のリリース 282　　外側、内側上腕筋間中隔のリリース 283　　三角筋のリリース 284　　上腕三頭筋 285　　烏口腕筋 286　　上腕二頭筋 287　　上腕筋 288
統合___ 289
ボディリーディング上級編___ 289

付録1　アナトミートレインライン ·············295

ラインの概要　295　　　スーパーフィシャルフロントライン　296　　　スーパーフィシャルバックライン　297　ラテラルライン　298　　　スパイラルライン　299　アームライン　300　　　ファンクショナルライン　302　ディープフロントライン　303

付録2　禁忌 ·············305

注意が必要な場合　307　　　注意点　310　　　一般ルール　310

参考文献　311
推奨文献　314
参考資料　318
索引　320

カバーおよびページデザイン：掛川　竜

第 1 章
筋膜リリーステクニック入門

Chapter 1
An Introduction to Fascial Release Technique

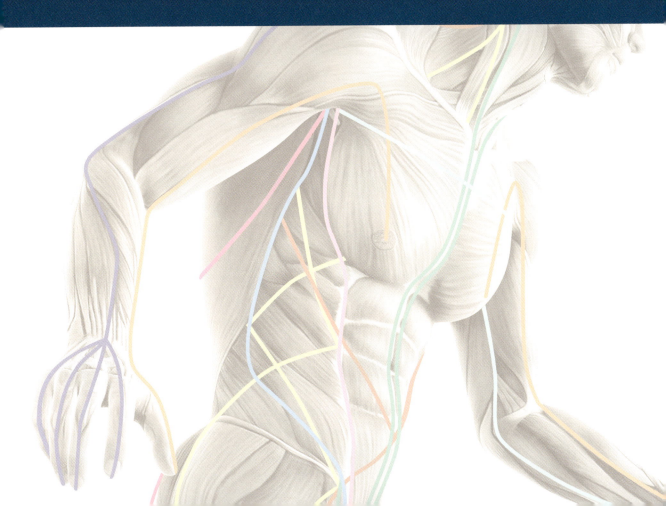

人体のパターン

あらゆる手技を用いるすべてのマニュアルセラピーの専門家は、人体の構造と機能を隔てる曖昧な学際領域を学ぶために、人体の動作パターンを高度に整理しようとしている。行動の変化とは動きの変化であるが、行動に変化をもたらす動きを生じさせる姿勢自体に、持続的な変化を起こすためには、筋膜組織やその性質に目を向けなければいけない。

この世界における形あるすべての構造体は、あるプロセスを確実かつ容易に反復することができるまとまりがある構造を維持する安定性と、主要部位を「破壊」することなく、新たな環境にすばやく対応することを可能にする運動性との妥協の上に成り立っている。

構造体の変動範囲において、安定性の最たるものが銀行の金庫や大自然の山岳であり、生物は運動性が高く、それぞれは両極にあるといえる。根を下ろしている多くの植物は、主として炭水化物のセルロースを主成分とする繊維からできている。それに対して、人間を含む大型哺乳動物の多くは、物理的に安定し、なおかつ生存環境内を移動し、環境を自らの目的に応じて操作するために、十分な運動性を有する構造を作り出さなければいけない。それゆえ、主にタンパク質のコラーゲン線維により構成されている。

人体の腱や靱帯、腱膜、筋膜、器官外膜や付着部、生理学的ファブリックシートなどはコラーゲン線維から構成されるため、この特性や性質を詳しく把握することは、マニュアルセラピーやフィジカルトレーニングを成功させるために極めて重要である。筋や神経を理解することも必要だが、それだけでは十分とはいえない。筋膜を扱うには、新たな視点、新たなタッチ、すなわち、組織に合致したテクニックが必要なのである。

安定性と運動性はお互いに妥協し合う関係であるために、それぞれの性質が妥協しなければならない状況が生まれる。運動性の妥協とは、本来は他の部位に対して運動性を保つべき部位が、筋筋膜または神経的原因により固定され、動かなくなってしまうことである。これにより、充血したり、局部的に構造的な歪みが生じたりする。また、人体の構造すべてはある意味つながっていると考えられ、時にはかなり離れた「どこか」に負担がかかることもある（図1.1）。

一方、固定されているべき部位が緩みすぎてしまうこともある。この過度な運動性は摩擦を生み、炎症や後遺症を生むこともある。また、過度な動きのせいで筋や筋膜に負担がかかってしまう。身体の部位を破壊することなく機能（歩く、立つ、座る、働く、スポーツする）を維持するための、過度の収縮や結合などによる十分な安定性を作り出そうとする。

筋のこり、けいれん、トリガーポイントの長期的な緊張、非効率的な行動パターン、肥厚して動かない筋筋膜、センサリーモーターアムネジア＜sensorimotor amnesia 訳注：筋の感覚や運動を脳が忘れてしまった状態をさす＞によって「使われなくなった」部位、そしてもちろん、組織の痛みなどはすべて、安定性と運動性の問題を身体が代償しようとしている結果である。

患者に構造的な強度とバランスを取り戻そうと励むわれわれ施術者は日々、患者の身体に存在する「神経・筋筋膜」網における複雑な代償作用を治療対象としている。本書の目

第1章　筋膜リリーステクニック入門

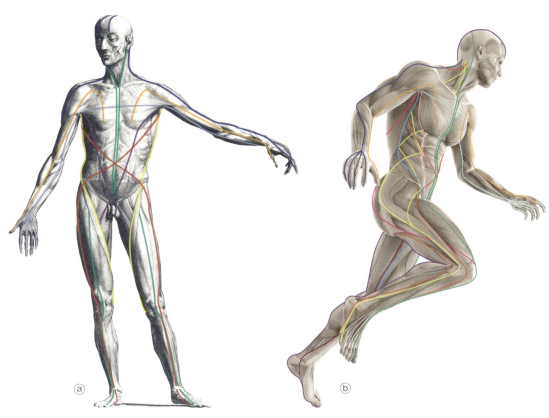

図1.1：アナトミー・トレイン（筋筋膜経線）。ⓐロンドンの地下鉄のように、代償作用が1つの部位から別のかなり離れた部位へと移ることを示す地図である。ⓑこのアナトミー・トレインの地図は、これら筋筋膜経線により完全な機能的有効性にアクセスし、確立することを促している

的は、神経支配の強い筋や結合組織に対する治療介入により、それらのパターンに対処していくための実践的ガイドとなることである。

　本書では、筋膜と結合組織を主に扱う。筋と骨に関しては誰でも知っているし、研究も盛んに行われている。しかし、その2つをつなぐ結合組織に注目する者は少なく、よく理解されていないことがある。これらの結合組織の性質と傾向について見ていきたい。
　注意すべき点が1つある。本書では、必然的に個々に名前の付いた「部位」に基づくアプローチを用いることとなる。しかし、施術者は、患者それぞれの身体全体のパターンにそれら個々の「テクニック」を合わせ、技巧

的かつ包括的なアプローチにまで高める必要がある。慢性的な症状は特に広範囲に渡るさまざまな組織が関連しているため、痛みや機能障害のある部位だけを治療することは、効果的な対処法とはいえない。
　身体全体の治療や一連の治療方針を考えるための視診や触診の技術の発展こそが、本書、そしてさらには長期的なトレーニングの目標である。

筋膜網とは

　筋膜は動作と安定のバランスを語る上で、欠かせない要素である。筋膜の反応性を理解す

ることは、治療で持続的かつ実質的な変化を起こすための重要な鍵となる。

本書も含めて、解剖学を扱う本やテクニックの手引書では、身体を個々の部位に分類し、特定したがる。しかし、人間は自動車やコンピュータのように部品から作られていないことを忘れてはいけない。生物の「部品」は、常に全体につながっていなければ存在できないのである。

■ **全体としての1つの網**

筋膜網は、細胞分裂開始から約2週間で統一組織として機能し始める。そして誕生してから死亡するまで、頭からつま先までをつなぐ1つの網であり続ける。発生の瞬間から、複雑な折り紙のように折り畳まれていくような胎生時の発育過程を経て、立って、食べて、読むことができる人間へと成長する。この網の中の異なる部位（硬膜、腰腱膜、腸間膜、腸脛靱帯、足底筋膜）を分類する場合においても、それらの部位が統一組織の一部を表すために人間が付けた名前に過ぎないことを覚えておかなければいけない。

解剖学では、人間には約600の異なる筋があるとしている。しかし、より正確にいうならば、1つの筋が筋膜網にある600個のポケットの1つに押し込まれた状態だといえる。筋が独立しているという「錯覚」は、筋膜面に合わせて組織を分けた解剖学者の外科用メスによって、そして筋膜網という結合要素を覆い隠す過程において生まれた（図1.2）。もちろんそのような分類も有益である。しかし、このような還元主義的なプロセスにより、統一組織が存在するという現実が見えなくなってしまってはいけない。

生物の誕生後、この筋膜網という1つの「器官」が重力という見えない力にさらされる。重力は、いい意味でも悪い意味でも、筋膜の形成に最も大きな影響を与えた力といってよいだろう。さらに、遺伝子や環境によって与えられる可能性、またはそれらの可能性の欠如と相互に作用する。筋膜はけがで引き裂かれることもあれば、外科医のメスで切られることもあり、ある程度の自己治癒力を備えてい

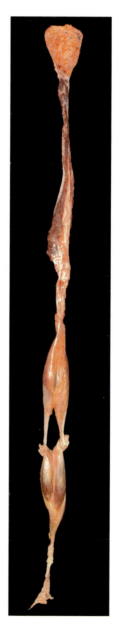

図1.2：解剖時のスーパーフィシャルバックライン。メスを正しい方向に当てれば、縦に筋をつなぐ筋膜結合を容易に見ることができる。1つの筋膜ネットの一部で、つま先（写真下）から鼻（写真上）をつなぐ

る。筋膜は個々の呼吸や歩行、さらには職業や趣味によって決まる動作パターンに基づいて形成される。また、個々の心理、それにより決定される動作、または動作の欠如によっても形成される。そして、生存している限り、加齢によって避けることのできない変性、すり切れ、乾燥などによる損傷が起こる。

　一生を通して、筋膜は1つのまとまった、つながりのあるネットワークとして機能している。その筋膜は、特徴的に見分けがつき、生物学的に存続可能な形にとどめ、筋組織の収縮を骨や関節に伝えることで、目的の動作を生み出す。そして筋膜は神経や筋と一緒に、外界との接触のために常に変化している機械的な力を大まかにコントロールしている。

　この筋膜のネットワークを切り取ることなく、身体から1立方センチメートルの筋を切り出すことはできない。強固な線維とネバネバしたプロテオグリカン＜訳注：基質。化粧品やサプリメントの成分として近年注目され

ている＞の非晶質ゲルを水性溶媒中で組み合わせた筋膜システムは、個々の細胞のための存在環境を提供し、すべての組織を使用して、全器官を取り囲み、全体のシステムをまとめて形にしている。また、すべての組織構造と緊密につながっているため、生理的メンテナンスや免疫面においても、重要な役割を果たす。しかし、これらの役割に関しては、他の専門家に説明してもらうことにして、われわれは筋膜の構造的な機能に集中したい。

■ 筋膜の要素

　このようなさまざまな力に対処するため、われわれの結合組織細胞は、驚くほどにシンプルな要素を変更して、同様に多様な構造、骨、軟骨、腱、靱帯、心臓弁、筋を取り囲む丈夫な布状のシート、繊細で粘性の網目状の脳をサポートする組織、目の透明な角膜、歯の象牙質などを作り出す。これらすべてと、その他の多くの構造は結合組織細胞によって作られている（図1.3）。

組織タイプ	細胞	線維タイプ（不溶性線維タンパク質）	原線維間物質、基質、水結合タンパク質
骨	骨細胞、骨芽細胞、破骨細胞	コラーゲン	無機塩類、炭酸カルシウム、リン酸カルシウムによって置き換えられる
軟骨	軟骨細胞	コラーゲン、エラスチン	コンドロイチン硫酸
靱帯	線維芽細胞	コラーゲン、エラスチン	線維間のわずかなプロテオグリカン
腱	線維芽細胞	コラーゲン	線維間のわずかなプロテオグリカン
腱膜	線維芽細胞	コラーゲン	いくらかのプロテオグリカン
脂肪	脂肪	コラーゲン	腱膜より多くのプロテオグリカン
疎性輪紋状結合組織	線維芽細胞、白血球、脂肪、肥満細胞	コラーゲン、エラスチン	多量のプロテオグリカン
血液	赤血球、白血球	フィブリノゲン	血漿

結合組織細胞は限りある線維や原線維間物質を基に、驚くほどさまざまな構造物質を作り出す。表は、固体の物質から、液体の物質まで、あくまでも代表的な構造的結合細胞を示している

図1.3：線維芽細胞や肥満細胞などの細胞は、間質腔の物質を変えたり、線維や粘性のプロテオグリカン、水などの構成要素の比率を変えることで、結合組織を作り出す

結合組織細胞は食事によって供給されたタンパク質を使い、われわれの数兆の細胞を結合させる普遍的な細胞間物質を作り出す。われわれの構造の主要物質は、丈夫なコラーゲン線維である。コラーゲン線維はエラスチンやレチクリンなどの他の線維と織り合わされており、これらの細胞が作り出す粘性のムコ多糖の中に存在している。この巨大なムコ多糖とタンパク質ポリマーはさまざまな量の水を結合させることで、われわれの安定性と運動性への多様なニーズを満たす特徴を持った多くの構造を作り出す。

骨は、皮のように密なコラーゲンの網が、基質を置き換えるカルシウムと無機塩類のリン灰石の中に埋め込まれており、われわれの身体で最も硬く、それでいて弾力性も備えている組織を作り出す。われわれの他の組織が溶けてしまった後も存在し続けるため、死の象徴となる。軟骨も骨と同じ皮のようなベースを持っている（軟骨の場合はコラーゲンやエラスチンの量によって変わってくる）が、残りの間質腔は、シリコンのようなコンドロイチンで満たされている。

腱と靭帯の主要要素は線維である。少しの糖タンパク質だけが、通常の結晶のように配置された線維のネットワークの中に存在している。腱膜にも同じような線維と糖タンパク質の比率が見られるが、線維はフェルトのように縦横無尽に走っている。

疎性輪紋状結合組織や脂肪などの疎性結合組織では、線維は多量の水性グリコサミノグリカンの中にちりばめられている。疎性結合組織は粘度が低いため、さまざまな代謝産物や感染と戦う白血球の分散を容易にする。

限界はあるものの、結合組織システムはこれらの物質を変えることで、部分的に変化し て、力学的な状況に対処することができる。例えば夏のダンスキャンプを乗り切るために、より強い靭帯を作ったり、より密な骨を作ったりする。もちろん傷や骨折を治すためや、損傷した線維を修復するためにも変化する。

残念なことに、デスクワーク中心のライフスタイルや精神的または仕事上の理由による慢性的な姿勢のパターンが原因で、線維は弱くなってしまうこともある。

最近になってわかったことがある。細胞（少なくとも筋線維芽細胞と呼ばれる独特な線維芽細胞）は、自らを修正することで、インテグリン（p.7）を通して作った筋膜網に結合し、筋膜網を収縮させる力を発揮する（図1.4）。この発見がなされる前は、筋は収縮性を持ち、筋膜は受動的な可塑性を持つと考えられていた。しかし最近では、特定の条件下では、筋線維芽細胞が平滑筋細胞となるように自らを変更し、周囲の筋膜網に収縮力を発揮することにより、筋膜も収縮することができるとわかっている。

そのような筋膜が収縮力を備える条件は非常に興味深い。なぜならば、身体の他の筋細胞とは違い、これらのハイブリッドの結合組織細胞は神経支配を受けていないからである。神経による刺激を受ける代わりに、抗ヒスタミン剤やオキシトシンのような特定の化学物質や結合している筋膜の持続的な機械的張力によって刺激を受ける。

筋線維芽細胞が収縮を引き起こすには、最低でも20分ほどの時間が必要である。そして完全に元の状態に戻るには数時間かかる。他の筋細胞内で見られるような、即時に起こる代償作用的な収縮ではない。しかし、多くの筋線維芽細胞の収縮が組み合わさることで、下

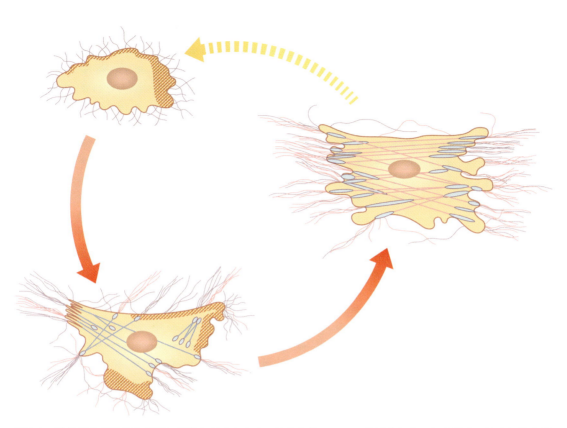

図1.4：筋線維芽細胞は筋膜網に細胞収縮を与える。特定条件下では、線維芽細胞は細胞構造を結合組織基質に結合させて、ゆっくりと結合組織網において平滑筋のように収縮する

腿部の下腿筋膜、腰背部の胸腰筋膜、手掌筋膜、足底筋膜など、これらの細胞の過活動が線維腫症やデュピュイトラン拘縮を引き起こす可能性がある部位を、強力に引っ張る。

　筋線維芽細胞の存在や収縮が医学的にどんな意味を持つのか、マニュアルセラピーの施術者にとって何を意味するかに関しては、まだほとんど何も判明していないが、この発見は既存の考えからの大きな一歩であり、われわれが筋膜について「知っている」こと（筋膜は活発に収縮しないということ）は変わる可能性を示している。

■ 筋膜の情報伝達

　細胞レベルでの組織の変化を統括する生化学的な情報伝達がわかり始めている。この新たなメカノバイオロジー＜訳注：機械刺激による生物応答の調節を研究する学問分野＞が意味するところは、すべてのマニュアルセラピストやムーブメントセラピストにとって、非常に広範囲である。すべての細胞、特にすべての線維芽細胞は、周囲の科学的環境を「味わっている」だけでなく（Candace Perk 他 1997、神経ペプチドの研究）、張力と圧縮の機械的環境に反応している。

　このようなことが起こるのは、身体のほとんどの細胞、特に線維芽細胞や、それに関連するインテグリンの表面に点在する特別な分子の働きによる（図1.4）。細胞はインテグリンと他の粘着力があるベルクロ様のたんぱく質を通して、結合組織内で、自らを修復する

（Ingber 2006）。細胞は体内を動き回るが、主にその「頭」の部分で新たなインテグリン結合を作り、「尾」の部分の結合を緩めていく。インテグリンは細胞骨格を通して細胞に深く結合している。そのため、結合組織によって新たに引っ張られると、細胞の振る舞い、そして遺伝子の発現の仕方までもが影響を受けるようである（Horwitz 1997）。

　この発見が持つ意味は非常に大きい。この発見により、構造的健康とは、身体のすべての細胞が、理想的な生体環境に存在している状態と定義することができる。なにが「理想」であるかは、細胞の種類によって異なり、身体の異なる部分の細胞内でも差が生じる。

　筋細胞は、自らの環境においては少しの張力を好む。一方、ほとんどの神経は張力が小さい状況において、最も機能する。上皮細胞は、圧迫された環境と、張力のかかった環境では、それぞれ異なった遺伝子の発現を示す。

　極端な状態においては、あまりに強い張力にさらされた細胞は「仕事」を放棄し、張力を弱めるために、細胞分裂をする。過度に圧迫された細胞は、腫瘍を形成するよりも自殺（アポトーシス）を選ぶ。一方、細胞が密集しすぎていると腫瘍を形成する。

　古代の人々は、人間の身体の適切な比率を求め、レオナルド・ダ・ヴィンチのウィトルウィウス的人体図に見られる黄金比と身体の部位の相対比に着目した。そして今、われわれはそれぞれの細胞に対する最適な生体力学的な環境という観点から新たな理想的比率を定義することができる。これを治療で使えるほど具体的に測定するにはほど遠いのが現状ではあるが、この考えは細胞生物学とマニュアルセラピーの非常に興味深い融合を示唆している。

もう1つの筋膜の情報伝達の形として、結合組織性のネットワークは、液晶、半導体のネットワークを形成するという考えから発生している。圧力や張力はこのネットワークの中に圧電気と呼ばれるイオンの流れを生み、この電気の流れが線維芽細胞を刺激して新たな線維を形成させる。または、抑制することで、新たな線維を形成させない（図1.5）。

　このように骨組織における Wolff の法則にしたがい、われわれの動き、特にしばしば繰り返される動きの張力によって、骨や靱帯も含めた結合組織の「再構築」が可能になる。前述の例で取り上げたように、サマーダンスキャンプに参加した場合や、それと比べるとわずかであるが、転職、精神的態度、加齢などによる姿勢の変化が生じた場合である（Wolff 1892）。

　そのため、われわれが患者の神経筋筋膜網に入る時には、自然のプロセスを補強したり、身体の回復や、より効率的なパフォーマンスにとって役立つ方向へと導く必要がある。ここでのパフォーマンスとは、細胞や分子レベルから身体全体の生体力学における日常的、競技的、芸術的なパフォーマンスまでを含む。

　一般的な神経学においては、多くの神経受容体（その大部分は伸張受容器が修飾されたもの）がある筋膜の深部を触れることに対する効果は、まだ結論が出ていないが、一般的には、神経の「tone-o-stat＜訳注：感度＞」をリセットし、無反応な神経に感覚を取り戻し、「オン」の位置で止まってしまった運動神経の刺激域を下げる効果がある（図1.6）。

　筋膜において、深いタッチは粘性を強くした糖タンパク質を溶かす効果を持っているよ

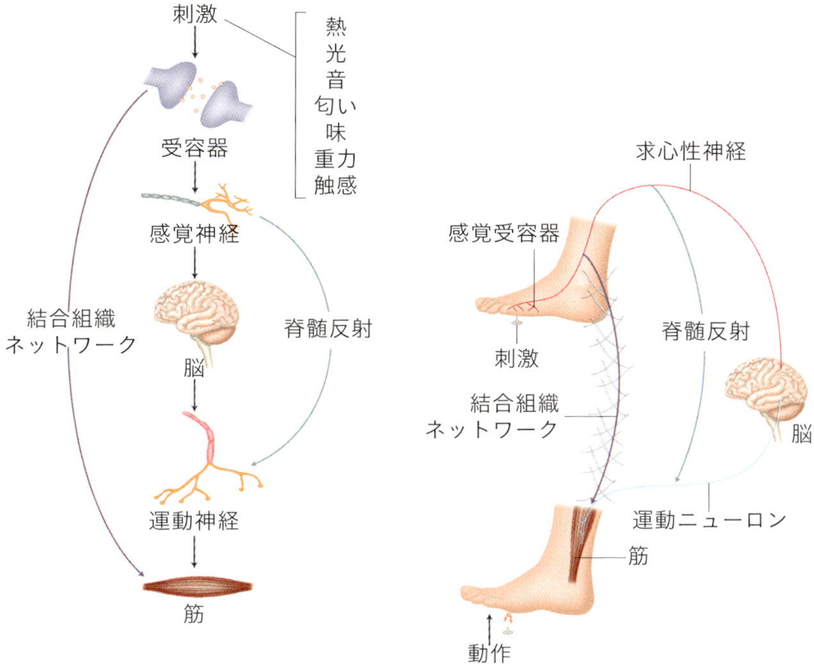

図1.5：われわれは長い間、神経網を伝達ネットワークとして認識してきた。しかし、結合組織ネットワークはおそらくより原始的であり、しかも5倍のスピードを持つ第2の伝達ネットワークである

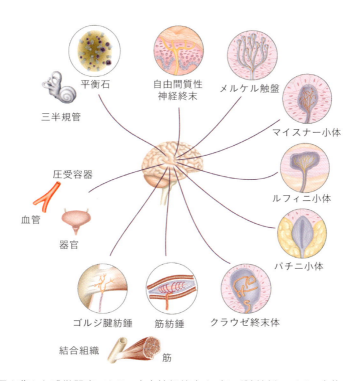

図1.6：筋膜は身体で最も豊かな感覚器官であり、自由神経終末やゴルジ腱紡錘、パチニ小体、クラウゼ終末体、ルフィニ小体を含む神経で満たされている。そして、この筋膜は圧迫や振動、ずれなど、筋膜の変形のすべての情報を脳に正確に伝えている

うである。糖タンパク質はチキソトロピー（揺変性）の性質を通して、より可鍛性のあるジェルのような、それほどべたべたしない粘性に戻す。結合組織はゼリーと比較できるような複雑なコロイドである。冷蔵庫に入れると硬くなり、ストーブの上に置くと液体化する（揺変性になる）。同様のプロセスが施術中にも起こっている（そしておそらくは動的運動やヨガのようなストレッチ中にも起こっている）。

　深いタッチを特定の方向ベクトルに実施した場合、線維の間の糖タンパク質が溶けることで、コラーゲン線維がお互いの上をスライドし、組織を持続的に伸ばす塑性変形を作り出す。これは、意図や感覚、結果において、弾性のある筋組織のストレッチとはかなり異なっている。筋膜のこのような可塑性こそが、理路整然とした筋膜矯正の永続性や進行性を説明している（Stecco & Stecco 2014）。筋と違い、筋膜は一度うまく伸ばされると、元の場所に「跳ね返る」ことはないのだ。

　筋膜を溶かし、動かすには、持続的なタッチ、特定の深さ、組織のストレッチの方向が重要である。深いタッチは、筋膜にある多くの神経終末に影響を与え、伸長効果は神経学的影響やチキソトロピー効果、またはその両方から生まれるかもしれない。本書は読者が組織の変化を触って感じるためのガイドとなり、最小限の努力で最大限の結果を生む方向へと導くように書かれている。

　まとめると、神経と筋、筋膜はお互いに組み合わさることで、筋筋膜組織という堅強な組織を作り出している。深いタッチはこれら3つのすべての組織に影響を与えることができる。しかも、溶かされて伸ばされた筋膜へ

の効果は持続性があり、他の2つの組織に新しい機械的な環境へと適応する時間を与える。全体として筋膜組織（細胞、線維、「接着ののり」）は、けがや酷使によって、または特定の部位を使用しないことによって変形することがある。しかし幸運なことに、筋膜は「可塑性」があるため、卓越したボディワークやストレッチ、自らの意識によって、矯正することが可能なのである。

　本章は時間をかけて、機械的歪みによる局部的な影響と結合組織への治療的リリースについて説明してきた。前述したように、結合組織では、すべての細胞が身体中から届く機械的メッセージを「聞き」、適応している。さらにいうならば、われわれは施術者として、身体の一部への治療が、施術部位からは遠く離れた身体の他の部位に変化をもたらす事例を日常的に目にしている。例えば、足関節の治療が腰背部を楽にすることがあり、頚部をリリースすることで、呼吸パターンがより改善する可能性がある。

　局部的な変化がどのように身体全体の変化を引き起こすかを理解するには、われわれは筋膜が1つの大きな網であるという考えに戻らなければいけない。そしてわれわれが使う「テンセグリティー」という特異な工学のもとで、全体の設計をみる必要がある。

テンセグリティー

　身体は、ゆがみを局部に集中させるのではなく、全身に分散するように設計されている。重力のような直接的な力だけでなく、よりゆっくりと作用する、けがや身体の使用パターン

に対する代償作用の力は、「テンセグリティー」と呼ばれる特殊な幾何学を用いることで、最もよく理解できる。

　張力、圧迫、屈曲、せん断などへの対処は、技術者であれば日常茶飯事である。デカルト以来、われわれの身体は「軟らかい機械」と表現されてきた。骨は重荷を支える桁〈訳注：梁ともいう〉のような役割を果たし、筋はケーブルのようである。そして全体の構造はクレーンのようであり、ニュートンの運動の法則（さらに深いレベルでは熱力学）における滑車やレバーが集まった構造をしている。このような運動学への機械的アプローチは、われわれの動作の生体力学に関する理解を深めてくれた。しかし、そのような分析方法では、歩行のような単純な動作の仕組みさえも完全に理解することはできない。当然、われわれが本書で述べているような、損傷に対する全身での代償作用について理解することはできない。

　カオス数学やフラクタル方程式の出現や、生体がいかに複雑であるのかをより理解できたことが、人間の安定性・運動性ダイナミックの新たな理解につながった。身体を家や橋と同じように捉えるのではなく、「テンセグリティー」（張力「tension」と完全性「integrity」から生まれた新語）と呼ばれる独特な構造の例だと考えることができる。構造の完全性は、持続的な圧縮力ではなく、張力のバランスに依存する（Fuller & Applewhite 1982, Myers 2014, Scarr 2014）。

　芸術家であるKenneth Snelsonが考案し、デザイナーのBuckminster Fullerが発展させたテンセグリティー構造は、身体に関して、これまでとは対照的な見方を与えてくれている。骨格を、筋がくっ付いている頑丈な枠組みとして捉えるのではなく（明らかに頑丈ではない。教室の骨格模型でさえも、ワイヤーなどで結ばれて、台からつり下げられている）、身体を、骨の支柱が内部の軟部組織の中で「浮いている」、張力による1つの網状組織だと考えることができる（図1.7）。

　テンセグリティーを口頭で説明しようとしても、すぐに行き詰まってしまう。写真は役に立つが、これらの構造がどのように機能するかを理解する最良の方法は、テンセグリティー構造体を手で触れたり、作ってみるとよい（図1.8）。

　テンセグリティー構造はわれわれが通常比

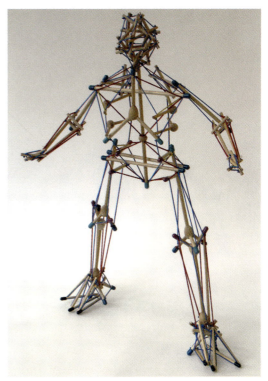

図1.7：人間構造の新たなモデル、テンセグリティー構造をみると、骨は軟部組織の海に「浮かんでいる」ように見える（模型と写真はTom Flemonsにより提供）。この構造体は、非常に興味深い方法により、人間のように振る舞う

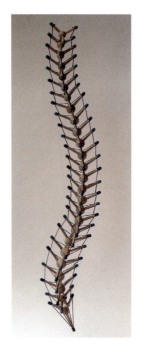

図1.8：テンセグリティー構造として作られた脊柱。明らかに、このシンプルな構造は、現代では脊柱の複雑さとは比べ物にならない。しかし、これらのモデルは動きの中で、私たちの運動をある程度模倣し、さらに機能的あるいは機能障害となった運動を再現することができる

べられるクレーンや機械よりも弾力性を有しており、人間の機能的モデルとしてふさわしいと思わせるような独特な特徴をいくつか示す。

1　内部の完全性

家やクレーンは逆さまの状態では機能しない。しかし人間を含めた動物は、木から逆さまにぶら下がっていても、逆立ちをしても、または、ダンサーが優雅に跳躍してスピンしたとしても、構造的完全性を保持することができる。内部の張力と圧縮のバランスによって、テンセグリティー構造は同様に、方向に関係なく、形状を維持することができる。

2　ゆがみの分散

テンセグリティー構造の伸縮性のあるバンドは連続しており、圧縮材（骨）は孤立して浮かんでいるため、すべての変形（骨を押すことで引き起こされたものや、1本のバンドの張力を変えることで引き起こされたもの）は、ゆがみを生むが、そのゆがみは構造全体へ均等に分散される。これにより、局部的に大きなゆがみを生じることなく、構造全体に小さなゆがみを生じさせる。

この現象は生物学的に立証されている（Huijing 2009）が、現在の医療においては過小評価されていると思う。つまり、すべてのけがは即時的に全身に形成される分散現象となるため、治療には全身の評価と治療が必要なのである。むち打ち損傷は、数日間は頸の問題であり、数週間は脊柱の問題であり、その後は、全身の問題になる。頸だけを治療し続けるのは、よくありがちな間違いである。

3　全方向への拡大と縮小

風船の中心を握りしめると、風船は長くなる。ロープを引っ張れば、張力が増すため、ロープは細くなる。しかし、分散させる性質を持っているテンセグリティー構造は異なる反応を示す（身体もしばしば同様）。テンセグリティー構造体をある方向に拡大すると、内部構造次第では、すべての方向に拡大することがある。圧縮すると、力の加わっている線上だけでなく、すべての面が圧縮して、より密になり、弾力性を増していく。

身体もこのような現象を示す。重傷を負った身体は、損傷した部位の軸だけでなく、すべての軸に沿って縮小し、後退する。一方、われわれが1つの方向に身体を広げると、身体はすべての方向に広がるように思える。より高くなり、より幅広く、より深くなる。

身体の正確な仕組みに関しては、最終的な結論がまだ出ていないが、テンセグリティーの観点から身体を見ることは、局部の治療の効率を大きく増加し、効果をずっと長続きさせる筋の通った全体的な戦略につながる。

われわれの身体は理想的なテンセグリティー構造ではなく、運動における回復力を持つ実用モデルであると考えられる。骨は軟部組織の海に浮かんでいるようであるが、実際には関節を介して機能している。Fullerの言葉を引用すると、身体の中にある支柱は『固定されたキス』のように一体となっている。関節の摩擦は重力やその他の外因の環境下で非常に小さく、身体のテンセグリティー構造の支柱である骨は予測可能な方向、特にある軟部組織の環境下においては弾性がある。

例えば、踵骨の外側部は歩行の立脚期の踵接地後に距骨が内側に滑走、回旋、傾斜が生じる。この運動は床反力を前脛骨筋や後脛骨筋、そしていくつかの筋筋膜のスリング＜訳注：つり革、つり包帯のこと＞に伝えられる。歩行や機能的な運動におけるこれらの筋筋膜の弾性変形や反跳の役割を理解することは、機能的運動に生じるバランスと統合に関するわれわれの探求という観点で、興奮すべき新しい発見であるといえる（Earls 2014）。

筋膜は、可塑性や弾力、伝達、全身に関わる性質など、われわれが述べてきた点において非常に重要である。しかし、当然ながら、筋膜は全体像ではない。筋膜の他に、循環系と神経系を加えることで、「線維の身体」を完成に近づけることができる。これらの2つのシステムは筋膜網よりも、幅広く理解されている。そして、明らかに筋は自らの機能のために、神経信号や栄養を送る血流とつながっている。それゆえに、ほとんどのロコモーションセラピーでは、細胞を出入りする液体の自由な流れや神経によりスムーズな動作を調整することに集中してきた（図1.9）（Still 1910, Palmer 2010）。

もちろん、途切れることのない神経筋筋膜

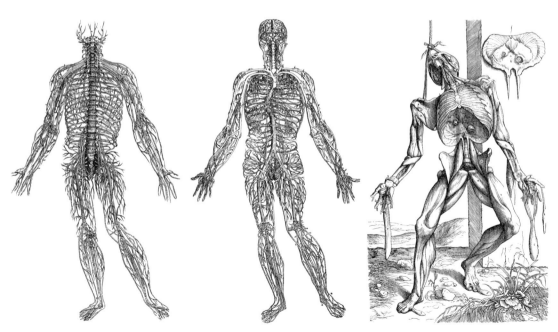

図1.9：上記に示す3つの全身網は、本書が出版されるよりはるか前の1548年にVesaliusが出版した本に収められている。この素晴らしい版画を見れば、いずれのネットワークも、全身の形状を示していることがわかる。3つの中では、筋膜網が最も発展していないが、450年以上経った今でも、その状況は変わらない

網への構造的効果は非常に重要である。そして現実には、完全に切り離すことができないものである。しかし、本書では、この神経筋筋膜網の中で、安定性と運動性の間でバランスをとっている筋膜網の特徴をテーマとしている。

　他のネットワークと比較すると、筋膜ネットワークの伝達速度は格段に速い。神経系の時速240kmに対して、筋膜の機械的情報伝達速度は時速1160kmである。しかし、反応自体は、神経系、脈管系よりも遅い。筋膜の矯正への反応は、数秒単位、数分単位ではなく、日単位や週単位で測られる。筋膜は外からの変化を受け入れるのに時間を要するが、一度起こった変化を保持する機能を持つ。このため、筋膜網は急性の症状ではなく、多くの慢性的な症状の原因となっている。もちろん、結合組織にも急性外傷は起こる。骨折や、腱の切断、靱帯捻挫などが当てはまる。しかし、このような外傷の効果は、組織網を通して伝わり、最初の外傷が治ってからも、長期間に渡り持続する傾向がある。

　腫れ上がり、損傷した組織に回復を促すタンパク質は、炎症反応として、最終的には線維化の増加、身体内部の動きの喪失、血流とリンパ液の流れを妨げる間質性の要素である「粘性」へとつながることがある。不適切に短縮した筋膜や弛緩によって引き起こされた慢性的な緊張は、神経筋トリガーポイントへとつながり、その逆も同等に真実である。不安や仕事上での乱用、不使用、酷使、過度の使用などによって筋膜の厚さが増すことがある（Stecco 2015）。

　つまり、多くのアプローチが神経筋筋膜網への治療介入において重要であり、構造的アンバランスに対する短期的、長期的治療の両方において、筋膜という要素を考慮する必然性があるという科学的根拠がそろっている（図1.10）。

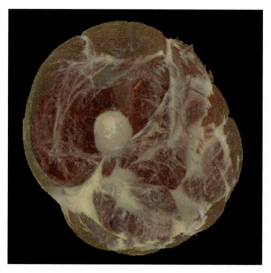

図1.10：Jeff LinnがVisible Human Data Projectにて作成した筋膜網のコンピューター画像。大腿部の筋膜網が描かれている。これは、完全に描くことのできる筋膜網の一部にすぎない。身体の筋膜網は、臓器やその周囲を覆う髄膜や深被覆筋膜、表層疎性層と皮層に囲まれた筋の筋外膜、筋内膜、筋間中隔などのすべてが含まれる

第 2 章
筋膜リリースと手技の発達

Chapter 2
Fascial Release and Developing Your Touch

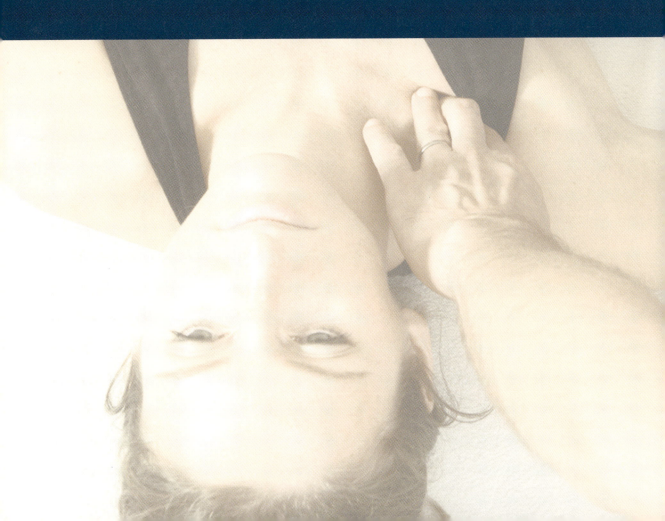

触れることは必要不可欠な行為であり、身体と心にとって欠かすことのできないものである。例えるなら「食べ物」のようなものである。われわれをリフレッシュさせ、安定させ、落ち着かせ、元気づけてくれる。触れるという行為は、われわれの多くにとっては仕事上必要であり、必要なコミュニケーション手段である。さまざまな触れ方に関する文献は多数あり、その効果に関しても多くの研究が行われてきた。しかし、筋膜組織に対して安全で、効果的で、大規模な治療のためのタッチをどのように身に付けるかを正確に記述した本は少ない。

本書はテクニックの羅列に終わらないように意図されている。願わくば、これまでとは異なるタッチを用いることで、組織にも新たな影響を与えられるようなアイデアを提示できればと思う。この点に関しては、後で詳しく説明したい。まずは、触れ方について説明し、さらに、われわれが行う行為を説明するためのボキャブラリー（言葉）を構築していく。触れ方も、命令的、報告的、愛情的、滋養的、虐待的、治癒的、沈静的、横柄的、誘惑的などさまざまである。できる限り幅広い範囲の触れ方を習得することで、われわれはより卓越した施術者へと成長できる。

Montagu（1986）は、代表著書の中で、触れる行為が持つ滋養効果について書いている。研究文献として十分立証されており、彼自身によって素晴らしい要約もされている。しかし、われわれの主な治療手段である手技の仕組みに関しては、ほとんど何も書かれていない。さまざまな著者や教育者は、それぞれの経験に基づいて、触れることの多様な側面を強調してきた。Chaitow（2006）は、「組織に溶け込む」という表現を使った。Hungerford（1999）は、「結合組織を見逃してはいけない」と警告し、Myers（1999）は、招待（Invitation）、意図（Intention）、情報（Information）の3つの「I」について語った。しかし、欠如しているのは、ストロークや治療介入における全要素を網羅する適応可能なモデルと言葉である。

われわれは、段階的モデルを用いることで、議論を促進するような言葉を作り出そうとしている。われわれが使用する多様な方法を表し説明するための言葉を共有することで、われわれは、1人の施術者として、専門家として、組織とその素晴らしい変化に精通するだけでなく、その途中のさまざまな段階をより意識し、触れることにより享受する情報の種類を意識するようになる。

卓越した施術者の手にかかれば、筋膜リリーステクニック（Fascial Release Technique：以下FRTと略す）は、患者にとって素晴らしいリリース効果を認識でき、時にはやりがいを感じさせ、喜ばしい経験になるであろう。しかし、多くの手段がそうであるように、未熟者が行うFRTは極めて不快となり得る。患者に不必要な不快感を味わわせないためにも、次にあげる5段階のステップに取り組んで、試してみてほしい。「結果を出す」ことだけが大切だと考えることはよくある間違いである。患者の立場に立った治療をしようと思えば、われわれが対象にしているのは、救いや治療、時には過剰に手技を求めている機能不全の組織の集まりではなく、人間なのだという事実を常に意識しておく責任がある。

5段階のステップ（DASIE）は次の通り。

発展（Development）
評価（Assessment）
戦略（Strategy）
治療介入（Intervention）
最終（Ending）

　このDASIEモデルは、駆け出しの施術者向けであるように思えるかもしれない。このプロセスは意図的に、あなたのスタイルが誤っている点、不十分な点、そして何かがストロークで強調されているせいで相手に害を及ぼしているという点を判断できるようにしている。卓越した施術者も、このモデルから得ることができる分析から恩恵を受けることが可能である。

　当初、このDASIEモデルはカウンセリング事例（Nelson-Jones 1995）として発達したものであるが、ここでは、ボディワークに応用した。

■ ステージ1　発展
　多くのボディワークのアプローチでは、組織の中に「溶け込む」や、「層に浸透する」といった表現が使われる。それはFRTも同様である。自分が超えていく層を意識しなければいけない。強引に進むのではなく、組織に道をあけてもらうのである。手や指、拳、または自分が使用している部位を、患者の身体の形に合わせていく。最初の抵抗がある層まで届くために、必要最低限の張力と圧迫を用いる。招待されるままに、ゆっくりと進む。

　この段階では組織との「ラポート（rapport）」＜訳注：「信頼」＞を構築しようとしている。これが最初の取り組みである。患者のエネルギーが及ぼす身体の一連の組織を通り抜けて、目的の構造までたどり着く旅と似ている。しか

し、それ以上の側面もあり、このプロセスには注意が必要となる。この段階ではエネルギーの移動（または施術者が感じるものすべて）にとても敏感であるべきである。そして施術者はその関係を感じ取り、招待される（Myers 2009）、またはスポンジへ吸収される感覚（Maupin 2015）を待つべきである。

　学校によっては、施術の際、患者に息を吐いてもらってもよいと教えている。難しくやりがいがある部位においては、この方法が役に立つことも多い。しかし、過剰に息を吐かせることは、治療の補助ではなく邪魔になってしまうこともある。その場合には、自分の呼吸を用いて、患者の組織にしみ込ませるように体重をかけることを試してみてほしい。重心を高くし、つま先立ちの姿勢を保つことで、治療部位に対して最適な位置に身体を持っていくことができる。息を吐き（静かに！）、重心を落としていく（上半身を低くしていく）。このほうが、患者にとっては施術者が力ずくで入ってくるよりは、格段に受け入れやすい。

　押すために必要な張力に対し、患者の組織は抵抗する。どんなに穏やかな施術者であっても、その戦いに勝利しなければならない。
　リラックスした接触を保つことは、施術中の部位における過度の緊張を避けることができるだけでなく、施術者は筋膜の変化により敏感になることができる。そして、治療に使用する四肢がリラックスすればするほど、患者の変化をより感じ取ることができる。

　これを達成するために、患者との接触部分から離れた筋から、できる限りの力を生み出すようにする。例えば、指先を使う場合は、指先に必要なのは層を通過するための必要最低

限の緊張だけである。力は、治療部位に体重をかけることで発生する。さらに深い層へと進む場合は、後ろ側の足の角度を調整することでさらに体重をかける。後ろ側の足の母趾の付け根に力を入れる（「腰を入れる」ことを忘れずに）。肩甲帯と腕を安定させ、肘と手関節を緩やかに固定する。指先で押すと患者に「窮屈」で不快な思いをさせてしまうため、極力避けなければいけない。

■ ステージ2　評価

「どこか」にたどり着いた時点で、確認すべきことが2つある。第1に、その場所が本当に目的の部位なのだろうか？　理由は何であれ、仮に腓骨筋を目指していたとして、たどり着いた筋が腓骨筋であるとどのように確認できるか？　第2に、目的の筋だと確認できたら、どのような感触なのか？　どのような治療が必要で、どの部位を使って治療すべきなのか？

指なのか、拳なのか、それとも肘なのか？

この段階では、質問し、情報を得ることが必要である。自動的、他動的な動きを駆使し、必要な情報を得ることができる。腓骨筋を探す際には患者に足を回旋させたり、足関節を動かしてもらうことで、ヒラメ筋と区別する手助けになる。動きの性質を感じ取ることで、筋のどの部分が緩みすぎているか、または全く動かないのかを評価することができる。それによって、集中すべき部位がわかってくる。それでは、どのようにすればいいのか？

Pick（1999, Chaitow & Fritz 2006もあり）は組織を、表層、治療層、拒絶層の3層に分けた。1層進むごとに徐々に深くなっていく。身体の明確な層ではなく、特定部位の機能不全や敏感さのレベルに対応している。表層は肌を表す場合が多い。治療層は、一般的にボディワークが行われる場所を指す。そして、拒絶層は、施術者によって抵抗が打ち消されたり、無視されたりする場所であり、患者が痛みを感じる場所である。施術者は、これらのどの層で治療を行いたいのか、または治療を行う必要があるのかを判断しなければいけない。拒絶層が対象となる場合は、患者とさらに話し合うべきであり、可能であれば、治療部位に準備させるためにも、より表層に近い部分から治療を始めるのが好ましい。これらの層の位置は、部位（組織の状態）、日常（食事状況、ストレス量）、そして人（ある患者の表層が別の患者の拒絶層であることもある）によって変化する。これらの層に照らし合わせて、自分がどの層にいるのかを特定して理解するよう、評価中は心がけておかなければいけない（図2.1）。

■ ステージ3　戦略

目的の部位にたどり着き、その部位の治療が必要だとする。その場合、どのように治療するかを決めなければいけない。それでは、どの方向に押せば最も高い治療効果が得られるだろうか。ストロークを容易にするために、患者にどのような動作をしてもらうのか？　治

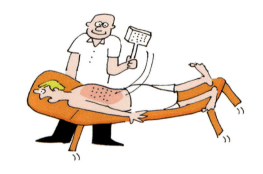

図2.1：時には「拒絶」層まで到達しなければいけないこともある。しかし、患者は、特に予想していなかった場合、すぐには受け入れられない

療に最適な部位（指、拳、前腕など）は何か？

　この段階は、集めた情報をもとに、論理的な戦略を立てていく段階である。

　施術者は、しばしば評価と戦略の2段階を飛ばしてしまう。これらの段階は個々として存在しているわけではなく、思考プロセスの一部に過ぎないからだろう。つまり、この段階は、機械的な治療ではなく、患者の必要性に応じた治療を保証するための注意深い決定プロセスの一部である。当然ながら、ある一定の手順は駆け出しの施術者にとって必要である。マッサージ師としての経験があったわれわれは、FRTを実践し始めて間もない時期を乗り越えていく一連の基本を身に付けていた。しかし、テクニックに慣れ、テクニックが個々の患者と組織パターンに与える影響をより意識するようになるにつれて、基本形を応用し、状況に応じた必要性に対応することを学んだ。FRTでは、1回のストロークごとに、調整する必要性に気づくであろう。

　経験を積むにつれて、より力のついてくるステージもある。患者を治療するたび、組織に触れるたびに、触れ方のボキャブラリー＜訳注：本来は「語彙」という意味だが、ここでは「手技のバリエーション」という意味で使用している＞を構築できるだろう。治療方針を決め、組織に触れ、そして再評価するたびに、触診による成功や失敗を知ることとなる。それぞれの状況において、どのようなスタイル、力の入れ具合、タッチがうまくいくのか（または、いかないのか）を理解する基礎が養われる。もしも戦略の段階を無視すると、ボキャブラリーを狭め、触れる能力を限定してしまい、結果として習慣的な治療法に縛られてしまうことになる。戦略を立てるた

めに立ち止まることは、より高度に（そして、非言語的な）参照ライブラリー＜訳注：「引き出し」のようなもの＞を構築するのに役立つ。しかし、このような参照ライブラリーを作るまでにかかる時間は、次の段階、治療介入のやり方によって左右されることとなる。

■ ステージ4　治療介入

　治療介入とは、実際に治療を行う段階である。治療部位に到達し、確認をし、どのように治療するかについて決めた。いよいよ治療である。戦略の段階で、どの部位を治療に使うかについても決めている。目的の層と部位にとどまっている状態で、ゆっくりと横に移動するか、または患者にも姿勢を変えてもらう。しかし、この段階で大切なのは、ストロークのやり方ではなく、その効果である。施術者は常に、接触部位の下や周囲で何が起こっているか、確かめる必要がある。組織はリリースされているのか？　適切な部位が、治療によって伸びているのか？　組織が持ち上がり、そして移動できるか？　患者は、施術者が与えた情報を受け取り、適切に処理できているのか？

　治療介入やストロークを通して、効果を評価するフィードバックループを構築する。治療を進めながら、最初に定めた目的達成を補助するために、どのような変化を作り出すことができるのか？　変化を起こすたびに、再評価が必要である（図2.2）。

　この段階で、施術者は患者とその組織の声を何とか聞こうとしており、われわれが時に「2つの知的システム間のコミュニケーション」と呼ぶものを準備している。戦略を念頭に置きながら、施術者は患者に情報を提供してい

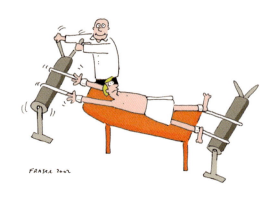

図2.2：より強い力を加えていくにつれて、施術者は多少のフィードバックを感じるはずである

る。組織に変化を与えることができるか、治療が筋の通ったものであるかを尋ねてみよう。手の下にある患者のシステムの声に耳を傾け、発せられるメッセージを広い心で聞くことで、治療において、患者の組織の能力に適応することができる。もちろん、組織が治療介入に反応して何かを知らせようとしている言葉を聞くことができればの話である。

Schwind（2006）は、このようなコミュニケーションを補助するために、できる限りもう一方の手も使うことを推奨している。添えているほうの手を、育む役割を持つ「母の手」として、または「聞き手」として使うことは、多くのボディワークで一般的である。しかし、最大限の恩恵を受けるには、このような会話段階に達する必要がある。患者の快適さや安心のためだけに、もう一方の手を使ってはいけない。本来2次元的であるストロークに、3次元目を取り入れるために使われるべきである。患者の動きに合わせて、両手で治療をすることは、片手で単純に「ストロークを行う」のと比べて数倍の治療効果を生み出す。

このように、さまざまな症状に触れ、発生する変化に耳を傾けることで、触れ方のボキャブラリーを増やしていく。Schleip（2003）は筋膜組織における多様な機械受容器を示してくれた。それぞれが周囲の線維における異なるストレスに対して反応する。それらはすべて異なる言語を使うため、われわれはそれぞれにどのように話しかけるかを学ばなければいけない。

患者間でも差は生じる。そして、同一患者の複数の部位の間でも差が生じる。機能不全のタイプもさまざまであり、筋膜層や構造もさまざまである。規則的なものもあれば、変則的なものもあり、密集しているものもあれば、緩いものもある。固定されているものもあれば、過剰に動くものもある。それぞれが異なる言語を持っている（少なくとも、方言といえる）。そのため、触れ方のボキャブラリーが多ければ多いほど、治療はより明確なものとなる。

■ ステージ5　最終

始めた時と同じように、仕上げをしなければいけない。時間をかけて患者の世話をし、手を沈み込ませ、組織の状態を感じ、治療に応じて変化するのを聞いていたのであれば、ゆっくり組織の外へと離れることで、患者と治療に敬意を払おう。施術者は時に、もう1人の人間を相手にしていることを忘れてしまうようである。目的のストレッチを最後まで終えたことに安心するあまり、急激に組織から出ていってしまうようである。それが間違いだとはいわないが、少し唐突すぎるし、患者に対して無礼である。もう一度、前足に体重をかけていく。すばやく上体を起こすために、患者を押してはいけない。体重を足に戻したら、組織が反発せずに、徐々になじんでいけるよ

うな時間を与えながら、手を持ち上げてもよい。

ゆっくりと施術者の肌を患者の肌から離しながら、らせん状に手を離していくほうが、患者にとってはより快適な場合もある（Aston 2006）。脇の下や、大腿部の内転筋周辺など肌がより敏感な部位を治療する場合は特にそうである。

これは1つのスタイルにすぎない。手の離し方も、目的の一部である。組織を驚かせることでさえも、反跳効果によって、または対象部位の緊張や意識を高めることで目的の反応を得ることができる。大切なことは、これが意識的に決定されていることであり、患者に変化を起こすための意図として一貫している点である。

これら細かい部分は患者には伝わっていないかもしれない。しかし、この細かい部分こそ、治療の経験において大きな効果を生む。FRTは困難な治療と思われるかもしれない。しかし、患者のためにできる限り快適にしてあげれば、それだけ患者も困難を受け入れ、恩恵に感謝するだろう。

直感を大切にしている施術者の多くにとっては、これらが型にはまったモデルに思えることは、われわれも承知している。しかしこれは意図的なものである。不思議にもわれわれを「適切な」層へと導き、どの方向に、どの部位を使って治療するかを知らせてくれるものの正体を、明確にし始めなければいけない。注意深い忍耐を持ってすれば、組織の必要性に対応する無意識の能力、つまりは増幅された敏感さから生まれる「直感」を構築することができる。われわれの心は徐々に組織

の言葉に合わさっていき、それほど意識することなく、素早くこれらの段階を踏んでいくだろう。

これまで説明してきたDASIEモデルの5つのステージは単なるテクニックではないし、触れ方のスタイルですらない。むしろ、患者の組織と触れ合うプロセスを説明する方法である。これによって、われわれの治療の3次元性に、より深みを与えることができればと願っている。すべての段階において、組織の声を聞くとともに、まず最初に、治療に意識的な方向性を採用できればと思っている。われわれの専門知識が深まるにつれ、これは意識下のプロセスになる。しかし機械的に、無意識的に行われる治療では決してない。われわれは常に、治療中は患者の全身と多くの層を意識していなければいけない。それぞれの層の必要性に応じ、触れることによって3次元的なコミュニケーションを発達させるように対処しなければいけない。

FRTの仕組み

どのように組織に入り、出てくるかを見たところで、次はFRTの仕組みに目を向ける必要がある。FRTのスタイルと意図は、他の多くのボディワークとは異なるためである。通常のマッサージであれば、施術者は神経筋の緊張に影響を与えるために組織を圧迫しながら、筋筋膜の上を横に移動する（図2.3）。

Engell（2016）による近年の研究により、施術者による圧迫やせん断力は、軟部組織の表層だけでなく、より深い構造に対しても同じベクトルのストレスとして働くことができる

と示した。カイロプラクティックの介入前の軟部組織を超音波装置を用いて観察すると、脊椎周囲における深部数cmの部位にも生理学的に関連するずれに対して十分な効果があることが認められている（図 2.4）。この研究で、マニュアルセラピーによる圧迫とせん断力は深部組織に影響を与えることが可能であり、圧迫部の下の組織を移動することにより組織間の疎性結合組織にも相対的せん断力を加え、適切な固有感覚受容器を刺激するという概念を支持している。

固有感覚器やメカノレセプター＜訳注：機械的受容器＞の一部で、接線せん断力＜訳注：接線方向の応用＞に特異的に反応するのが、ルフィニ受容器である。この受容器は靱帯、硬膜、関節包外周、密性結合組織細胞の中に存在する。接線せん断力によりルフィニ終末を刺激することにより、交感神経系を抑制し局所的および全身的なリラクゼーション効果をおよぼす。

手で結合組織をストレッチする場合には、施術者は異なる接触スタイルを使わなければいけない。最初に抵抗を感じる層まで下に向かって圧迫する。そして、接触部位の前面に波を作るように、指を倒す（図2.3）。作った波はストロークが終わるまで保っておく。ストロークはゆっくりと、使用している部位（母指、前腕、肘など）に合った表面の潤滑性を保ち、そして治療中に患者の組織が溶けてリリースされていくような、その相互関係によって決定されるスピードで行わなければいけない。この動きは、エレベーターに乗り、目的のフロアで降りるのに似ている。施術者の指をエレベーターとすると、目的のフロアに着いてドアから出ていく際、指の角度を浅くして、その角度を保持することにより、筋膜層に固定して、筋膜に生じている変化を感じ取るようにする。

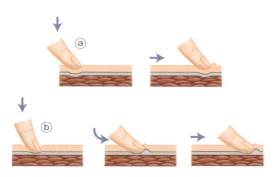

図2.3：圧迫するマッサージのストロークⓐはわれわれの筋膜組織に対する治療ⓑとは明らかに異なる

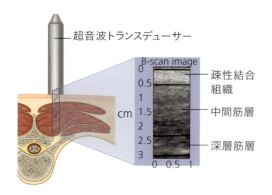

図2.4：超音波画像装置で、深部の組織に対するマニュアルセラピーによる圧迫とせん断力を確認することができる（Engellら2016より引用）

潤滑剤はさまざまなタイプを試してみてほしい。まずは自分の手の水分だけでやってみる。潤滑剤が少なすぎる場合は、組織上をガタガタと、または「軽くこすり」ながら進むことになり、滑らかなストロークにはならない。そのような場合には、手を水でぬらしてみよう。それでもうまくいかなかった場合にのみ、少量のモイスチャライザーや潤滑用ワックスを試すとよい。潤滑剤の使い過ぎやオイルを筆頭とするオイルローションは、組織を

つかむ能力を低下させる。それゆえに、FRT をより困難で、痛く、非効果的なものにしてしまう。できる限り少量から始めるようにしよう。使いすぎて、後から減らすよりも、足りずに増やしていく方が調整が容易となる。

■ 筋膜層

施術者による治療を受けていると、患者は徐々に引っ張られ、ヒリヒリするような感覚を覚えることがある。これは、施術者が筋膜内の基質を、目的部位の周囲や内部の結合組織をストレッチすることで、より液状になるように「溶か」（「ゲル」から「ゾル」への変化）そうとしているからである。

筋の周りを覆う筋膜に触ることに慣れていないのであれば、自分の前腕を使って筋膜を探ってみよう。利き手の指先を使って、まずは皮膚の表面を認識することから始める。まず圧迫に対する抵抗を感じよう。皮膚のこわばりが、自らの指先のわずかな重さに対して、確かな反応を示す。そして、皮膚の下にある脂肪の上を滑るように動かしてみよう。皮膚から下の層は分離したか？　動かしやすい方向はあるのか？

そして、脂肪層に入っていく。指先の感覚の性質の違いに注目しよう。「皮膚にいた時」とは、どのような違いがあるのか？　そこからさらに押すと、その脂肪層の下に別の張りのある層を感じることができるだろう。皮膚よりもこわばっていて、弾力性がある。この脂肪層の上で脂肪層をスライドさせることができるのか？　皮膚と脂肪がいかに簡単に一緒になって、筋膜の最初の層（深被覆筋膜）の上を滑るかを感じ取ろう。指を脂肪組織にとどめておくために、圧迫し続ける。たるみ

を生じさせないように肘の方向に向かって圧迫する。そして、ゆっくりと手関節を動かしてみる。皮膚が伸びるのが感じられるだろうか？　さらにグリップを強くし、大きく動かすことで、このような接触がどのように不快になり得るかを感じることができる。両手で相手の腕をにぎって、雑巾を絞るようにねじるいたずらと似た感覚である。

続いてもう一度、指先を深層へと進めていこう。今回は、深被覆筋膜の抵抗を乗り越えていく。すると筋腹を押しているのを感じるだろう。筋の状態を手がかりにして、指先がどの層に位置しているかを判断する。最初に触れる筋の「表層」に集中しなければいけない。ここでも手関節を動かすことで、指先が正しい層に到達しているかを確認できる。1度目と同様に接触部位の下の筋はストレッチしているか？　指先が周りの組織によって手関節に向かって引っ張られているか？

適切な層にいるのであれば、指を肘に向かって押して、組織を「ひっかけ」ながら、ゆっくりと手関節を動かすことにより、手関節伸筋群のFRTを始めることができる。2層が結合している場所にある組織の感覚の違いを意識する。正しいFRTができているならば、深いほうの層が焼けるような感覚を感じるはずである。そして、それは同時により心地よい感覚でもある。患者はそれを「よい痛み」として報告することがある。組織が、施術者のリリース、刺激、ストレッチを求めているからである。

DASIEモデル（p.16）に当てはめて考えると、施術者は組織に溶け込み（発展）、適切な層を感じ（評価）、どちらの方向に指先を固定

し、治療を行うかを決定し（戦略）、治療を行い（治療介入）、最後の仕上げとして、組織から溶け出すことで完了する（最終）。

　本書で紹介するすべてのテクニックに関して、同じプロセスが必要になる。つまり、すべてのテクニックは、注意深く、育みながら、耳を傾けながら行わなければいけない。すべての治療介入において、施術者は適切な層で治療し、フィードバックループに耳を傾け、そして臨機応変に対応していく。自分を実験台にして、表層（効果を生むには表面的すぎる）、拒絶層（痛い！　やめろ）、治療層（最適）のどの層にいるのかを感じてみよう。心地よく、やりがいがある経験になるだろう。毎回繰り返すことはないが、決して忘れないでほしい。施術者は患者とだけでなく、より直接的に患者の組織と常に関係を持っているべきである。そして、両方の声を聞く必要がある。修復不可能な大理石を彫る彫刻家の彫刻刀のような注意と心遣いを持って、一挙手一投足に気を配るべきである。

　この段階までくると、読者も前腕の筋組織を探検することができる。筋だけでなく、筋膜の表皮、すなわち筋外膜の状態の違いを触診しよう。屈筋コンパートメントを伸筋と比較して、筋と筋との間を隔てる筋間中隔を探ってみよう。橈側偏位と尺側偏位を組み合わせて、曲げて伸ばすことで、自分の正確な位置を知ろう。マッサージをしている手の下の張りにどのような変化が起こるのか？　特定の方向に動かすことで、組織によりよい困難を与えている気がするか？　定期的に実践することでテクニックを習得することにより、これらのすべてが、触れているのはどの部位なのか、その部位の状態、そしてどの部位に注

目すべきかなどの情報を与えてくれる。触れ方を微妙に調節すれば、治療の効果をさらに高めることができる。

　本質に気づいてくると、見返りとして、それぞれの層の質と感覚が組織の中のさまざまな動態に注意するよう気付かせてくれる。直接的な圧迫は、ストレスがかかる刺激の効果を逆転させることにより、筋膜組織の健康状態を改善することができる。それは、たぶん細胞質基質の一貫性を変更することにより達成できるのであろう（Chaitou 2014 の中のStecco らによる）。ある施術者たちは組織に対して深い、持続する、強い治療手技を行うが、私たちは感覚が研ぎ澄まされ、トレーニングされ、優しい治療により、患者に対してとても少ない不快感だけで、ほとんど同じような効果を達成することができると考えている。

　深部への圧力を、患者や施術者にとって快適に、効果的に、有効に加えることができるようになるためには、施術者のボディメカニクスに特別な注意を払う必要がある。いかなる手技においても、施術者の快適性として自分自身の身体にかかる過度のストレスを最小限にすることは、短期的にも長期的にも重要である。われわれは以下の内容が柔軟性を持たせ、施術者の感性を最大限になるようにいくつかの原理を示す。そして正しくFRTが実施できた際には、侵害性は最小限で、患者や施術者にとってほとんど負担にならないであろう。

身体の仕組み

　すでに見てきたように、筋膜にもさまざま

な種類がある。平行結合組織や交織結合組織の密な結合組織、脂肪、疎性結合組織などである。われわれは、体内においてさまざまな状態にあるそれらの組織を扱うこととなる。変化するさまざまな性質や能力を有しているそれらの組織は、独特な方法で圧迫に対して反応する。それが、組織内や身体の至るところで、多様な症状を生み出す。ここで明らかなのは、すべての筋膜が同じ方法で治療されてはいけないということである。つまり、治療対象の組織の性質や、目的に合わせて、触れ方のスタイルを変える必要がある。

例えば、筋膜線維を正しく広げ直すように筋膜面（交織結合組織）の一部を持ち上げて離してもよい。（媒介している疎性結合組織によって）くっついている筋間中隔を分離させることもできる。張りやこわばり（付着した平行結合組織）などをリリースしてもよい。これらは試行や試練となり得るが、身体のどこにでも生じることがある。それぞれの治療には、角度を変化させたり、接触面積を調整したり、圧迫の性質を変えるなどして、基本的なテクニックを応用する必要がある。

さまざまな状況に対して、置き換えや組み合わせが数多く存在している。そのすべてをここで示すことは不可能である。そのため、より技能を高めるために、ワークショップへの参加を勧める。またそのことを認識した上で、われわれは本書でアイデアを示している。本書は、ワークショップに参加した人たちにとっては覚書になればよい。また、すでに経験を積んだ施術者にとっては、少し異なる方向への指針となることを願っている。しかし、駆け出しの施術者が本書のテクニックの基盤となる基本的なスキルに自信を持つためには、こ

の治療スタイルの直接的な実地指導が必要になることが多い。

このような文脈内において、テクニックの仕組みだけでなく、治療を行う臨床的、構造的根拠（評価段階から治療方針を固める能力）について理解してもらうことができれば幸いである。しかし、すべての状況をカバーするには、本だけでは不可能であり、本書で紹介するアイデアは、読者に目的を達成するためのフレームワークを与える基盤として機能する。写真付きで説明したストロークの多くは、一般的なものである。しかし、そこからあまり一般的でない場合には、ストロークを逆転させたり、もしくは変更することは容易となるだろう。

筋膜のバリエーションの性質を理解すればするほどに、より目的に合うようにストロークを応用させることができる。腱膜や深被覆筋膜、筋外膜の組織の鞘は、内方向にも外方向にも動かすことができるし、持ち上げて、落としたり、下にある組織から分離することもできる。しかし、そのためには主に、より平面的で、大面積での接触が必要となる。例えば手のひらや尺骨を用いた接触方法である。束になった筋膜や、付着した筋膜のストレッチには、より正確な接触点が要求される。指や拳は、局部的なリリースやこわばった組織に沿って圧迫するには最適である。そして、より強引なアプローチがしばしば取り入れられる。疎性結合組織を筋間中隔内で開いて、分離させるには、付着構造の合間を避けて通るような細い部位を用いて、なだめながら、ほぐすような、そして、割り込ませるような触れ方が必要となる。

イメージをつかんでもらうために、ずれたテーブルクロスの位置を直す場合を想像してほしい。テーブル上で位置を調整する時には、広い面で触れるために両手を広げて使うほうが有利であるが、それはちょうど筋膜組織に対する治療の姿勢と類似することがある。たとえば、その布に何か粘着物のためにくっついてしまった部分があるとすると、付着した部分を剥がすために、より丁寧で正確な接触方法として、指先や拳を用いるはずである。そして、最終的には広い手掌部を用いて、リリースした筋膜組織を平坦化させることがある。

患者の治療には、腕力よりも体重を利用する。ある意味ではFRTはボディワークの「楽な」方法である。施術者の敏感さと患者の感覚の両方が、ストロークで最小限の力を使うことに有利だからである。力を抜くことは、患者に治療を快適と感じさせ、そして施術者の治療能力を引き出し、施術者としての寿命を長くするために重要な要素である。重力をうまく利用すればするほど、接触ポイントに掛かる負担は少なくなる。また、それにより、施術者は患者の組織の変化により敏感になり、患者に優しい接触を与えることができる。

後ろ側の足の使い方は重要なポイントである。真っすぐに伸ばし、踵は少し上げる。多くの学校では、力を加える際に姿勢を安定させやすいという理由から、踵をつけるように指導しているようである。しかし、われわれの経験からいえば、骨盤の位置を上げる（重心をかける）ことで、それほど「押す」必要はなくなり、目的の動作を達成できる。前側の足の力を抜くことで体重と重力の力を利用することができる。そして、後ろ側の足の踵を上下させることで、高さを調節できる。踵を上げれば、少し離れた部位に届くようになり、下げれば、接触角度を浅くすることができる。また、長いストロークに左右されずに、自分の脊柱を真っすぐに保つことができる（図2.5）。

前述したように、接触点に自分の体重をかけることは、患者の組織に自分を固定するために必要である。組織に沈み込む際には踵を高くし、角度を浅くして手の前に波を作る際には踵を少し下げることで、容易に達成できる。

患者の組織に触れた後は、その正しい姿勢を保つために上半身を優しく安定させる。これは、本能に逆らうようなやり方で行わなければいけない。初心者の多くは、患者の組織をできる限り強く圧迫したいと思い、手を固定し、患者にきつい感覚を与えてしまう。しかし、実際にはできる限り手の力を抜いて、最初は腰、そして骨盤の重心、つまりは、お腹から力を加えることで、柔らかな接触を保つことができる。できる限り患者から離れた場所から来る力を使う。施術者の、特に前側の足の大腿部が、体重の大部分をコントロールする。

そうすることで患者はより快適さを感じるだけでなく、患者の組織や治療によって起こる反応に対して、施術者はより敏感になることが可能となる。施術者の筋紡錘が常に緊張していると、緊張度合いの変化への反応に影響が出てしまう。施術者の手の緊張が少なければ少ないほど、より受容能力が上がり、そのため患者のわずかな変化に対して敏感になることができる。

■ 手の使用

手のひら全体、または手の付け根は、筋膜の広範囲を治療する際にとても役立つ。接触範囲が広いため、包括的に組織を握ることができる（図2.6）。

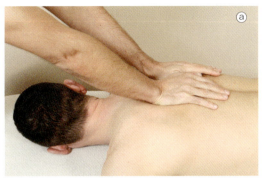

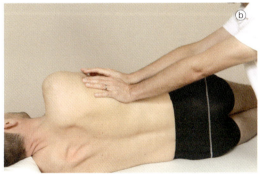

図2.6：ⓐ手、特に手掌基部は筋膜の表層を動かしたり、より狭く深い部位の治療に組織を備えさせるのにとても有効である。ⓑ関節や周囲の組織への負担を少なくするために、手関節をできる限り伸展させることで、前腕から手根骨を通して力を伝える

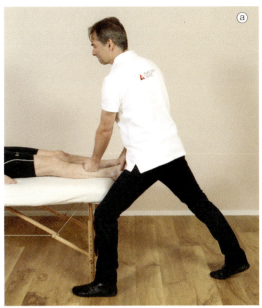

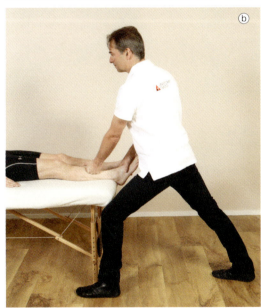

図2.5：ⓐ後ろ足を上げることで、接触部位に対して高い位置に身体を持っていくことができ、身体を沈めることができる。ⓑ踵を下げることで、ストロークを行うための前方への角度を作り、目的の層への接触を保つ

■ 指の使用

指は神経学的に見て最も敏感な部位であるが、機械的に見ると最も容易に酷使させてしまう部位である。指は伸展させてはいけない。自然な状態に、または少し曲げた状態にしておくことが非常に重要である。そうでないと、靱帯の統合性に負担をかけて、最終的には関節にも負担をかけることになる（最初のうちは、どうしても指を伸ばしすぎてしまうかもしれないが、できる限り早い段階で指の力を抜けるように努力しよう）。図2.7を見てほしい。手関節も自然な状態になっているのが理解できるだろう。力は肘から手根骨、中手骨を通って、指節骨へと真っすぐ伝わる。角度の調節は、後ろ側の足を上下に動かすことで肩の高さを変えて行う。

このタイプのストロークを実践すると、最初の数回は、爪の下の肌が引っ張られるような感じがすることもある。この感覚は、経験を積めば消えていく。消えない場合は、力の入れすぎを示していることがある。または、手が乾きすぎて抵抗が大きすぎるために、水やワックスを使用する必要があることを示している可能性もある。練習することにより、この感覚を最小限に抑える微調整を習得していく。

> **実践家の助言**
>
> 筋膜組織に対する組織の探索のあと、対側方向に表層組織をストロークしてみよう。そして皮膚と脂肪組織を深部にある組織に対してグライド＜訳注：「すべらせる」という意味に近い＞させることにより、次のことがわかるであろう。
>
> 1. 深部の治療層の感覚をすぐに感じ取ることができ、さらにその感覚の質を認識できるようになる。
> 2. 伸長方向と反対の部分の表層にたるみが生じることにより、目的とする組織に対してより快適に、正確なストロークができるようになる。
> 3. 指の腹の部分を使うようになると、多くの施術者は皮膚と爪との間の部分に不快感を訴えることがある。そのような場合には、対側方向にストロークすることにより指先の余った軟部組織がクッションとなり、指先の痛みを緩和させることになるため、よりリラックスして治療ができるようになる。

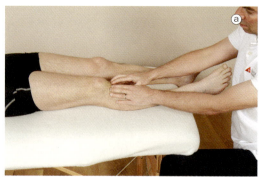

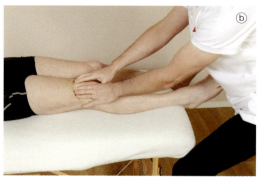

図2.7：ⓐとⓑの組織に触れる角度の違いに注目する。また、どちらの場合も、手と指はほんの少しだけ曲げたり伸ばしたりしている。自分のどの関節も過伸展させてはいけない

■ 拳の使用

拳はしばしば治療の使用部位として見落とされたり、過小評価されることがある。ただし使用されたとしても、緊張しすぎると、本来の敏感さを発揮できていないことが多い。

ここでも手関節は自然な状態にしておくこと。拳を使う場合に角度を変えるには、肩からすくい上げるようにするか、肘を曲げたり、肩の高さを変えたりする。

拳を作る際、指は拳の中に入れずに、優しく握る（図2.8）。パンチをする時のように、握り込む必要はない。そうすることで、患者の組織が施術者の指を押し返すことを可能にし、患者の身体の形に合わせる柔軟性を拳に与える。指を中で握ったままで固定しようとすると、施術者の前腕と手の筋を必要以上に使うこととなる。

拳を使う際、母指は前に向けておくことが大切である。指の関節を前面にして拳を使う間違いが多く見られる。この場合、手関節伸筋群にかなりの負担をかけてしまう。圧迫、体重、力は、示指と中指の中手指節関節に近い基節骨の基部に集中させるべきである。素早いストロークを行い、施術者の身体が接触ポイントの上を通過する時には、手のひらが前面を向く。

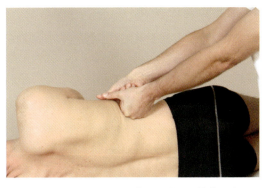

図2.8：胸部側面の比較的薄い組織や、敏感な肋骨を圧迫する際に、力を抜いた拳は非常に有効な道具である。できる限り力を抜いた状態で患者の身体に当てる。指は手のひらにそっとそえる感じで、強く握ることはしない。患者の身体が施術者の接触を形作るのであって、その逆ではない

■ 肘と前腕の使用

前腕は、結合組織層や大きな筋群を動かしてリリースすることができるので、背中や大腿部のような大きな部位を治療する際にとても役立つ部位である。

大腿部のような丸い部位に対しては、肘を曲げたり伸ばしたりすることで、接触ポイントを調整して治療部位を移動する（バイオリンのボウイングに似ている［図2.9］）。より制約がある部位に対しては、目的の組織に対してより快適に、的確に接触できる、肘の先端部近くの内側あるいは外側のいずれかを使うことで、正確に、容易に力が加えることができる（図2.9ⓐ）。

その一方、図2.9ⓑでは肘を使っている。どちらの写真も、支えるほうの手の異なる使用方法を示している。ⓐは患者の動きを導き、ⓑは正確さと安定性のために肘を導いている。どちらのケースでも、補助的な手は患者を安心させるのに役立っている。しかし、同時に患者がひるむのを感知し、周囲の組織のリラックス度合いに注意することで、患者がどのように感じているかを感じとる役割も果たす。

このテクニックを行う時は、肩はストロークの後方に位置させておくことが大切である。肩の力を使って患者の組織内で肘や前腕などの接触部位を引きずるというよりは、組織に沈み込むような感じである。

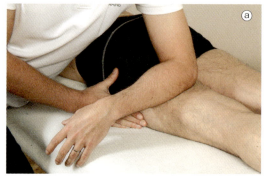

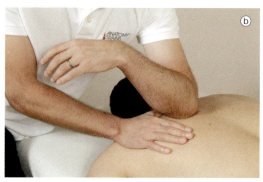

図2.9：前腕と肘を使う。ⓐでは、施術者が単に手関節を上下させて前腕の角度を変えることで、圧迫されている大腿四頭筋の部位がどのように変化するかに注目してほしい

■ 指節間関節の使用

指節間関節の強度と安定性を保つには、肩関節内旋運動や橈尺関節の回内運動によって小指を先頭に持ってくるとよい（拳のときと違い、母指ではない）。こうすることで示指と中指の基節骨、橈骨や尺骨（上腕骨を含める）をすべて一直線に並べることができ、2本の指を補助することができる。これにより最大限に骨の力を利用することができ、施術者の軟部組織に負担をかけず、最大限の敏感さを発揮するためにリラックスすることができる。短いストロークや難解な部位に対しては、指節間関節はさまざまなポジションで使用でき、多様な使い道がある。

拳を使う時と同じく、使っていない末節骨は、施術者が最初の角度で押しとどめるのではなく、患者の組織によって押し返されるものでもない。

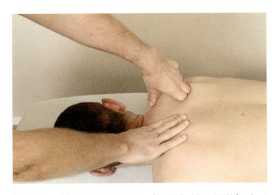

図2.10：肘から指の真ん中（近位指節間関節）まで一直線になっている状態。目的の組織に到達するために、いずれかの関節を曲げなければならなくなった時がストロークの終わりである。正しい姿勢を継続できるように自身の立ち位置を調整すること

方向の問題

FRTにより何ができるかに関しては、さまざまな意見がある。われわれは、組織を持ち上げて落としたり、内方向や外方向に移動させるという表現を使う。われわれは組織をリリースし、さまざまな方法で伸ばしたり、広げたりする。

多くの場合において、皮膚と脂肪層のすぐ下にある身体のストッキングともいえる深被覆筋膜内の関係を変えようと試みるのである。そのような層は筋筋膜内の特定の組織をリリースする場合とは、かなり異なる触れ方が必要となる。

大きな筋膜層を動かすには、より大規模で、柔らかい触れ方がしばしば必要であり、実際に皮膚の下にある組織をつかむようなイメージが求められる。われわれはその層へと沈み込んで、その部位全体を持ち上げたり、動かしたりする。深被覆筋膜や、時には筋外膜でも可能であるが、筋内ではほぼ不可能となる。施術者の手が表現しようとしているのは、彫り出し、再形成しようとする意図である。粘土から身体を作り直すかのように、時には育むように、そして時には励ますように、組織に変化を促す。

だが、このようなストロークは本書には含まれていない。患者の身体の形に応じて固有のものであるためであり、これもこの治療の芸術性の一部である。手の使用方法の概要は、前述の通りである。身体のいろいろな部分でこの種の触れ方を試してみてほしい。本書でこれから紹介する特定のテクニックの基盤となる手技であり、これを練習することはそれ

らの手技を学習する上で準備にもなるからである。

　図2.11では、筋膜面を比較することで、大腿部と胸骨の両方で、背面よりも前面のほうが低くなっていることがわかる。これらの部位の横断面図を取って、同じ解剖学的レベル（直線AとB）に保つのであれば、大腿部の前方への傾斜に合うように、断面図も下向きに傾けなければいけない。これは、骨盤の前方への傾斜を矯正する際に、股関節屈筋に施さなければいけない治療とはかなり異なる。それらの筋は伸長が必要であり、組織を両方向に引っ張ることでリリースできる。

　図2.12のモデルの外側の組織の緊張を解くには、肩を本来の場所に戻すようなイメージで、深被覆筋膜を持ち上げて、外に引っ張る方法がある。そうすることで、大胸筋と小胸筋が抱える問題を明らかにできることがある。

　より特定の組織を修復させるために指や手の広い面を使って平面的な動きから始める（図2.13ⓐⓑ）。しかし、より深い大胸筋の筋筋膜をターゲットとする場合には、少し鋭く、より局部的な部位を使う（図2.13ⓒⓓ）。この場合も指を使っているが、より深く胸筋組織に入り込むために角度を変えていることがわかるだろう。

　図2.13ⓒでは肩を外転させながら、組織が外方向にストレッチされている。われわれはこれを、「ストレッチをアシストする」と呼ぶ。患者の組織の動きと圧迫の力が同じ方向に働いていると、施術者のストロークと近位の付着の間の組織のストレッチによる効果を分離させる。これをストロークして外方向にスライドさせると、施術者がかける圧力が付着部分から外方向へ離れていくことで筋膜へのス

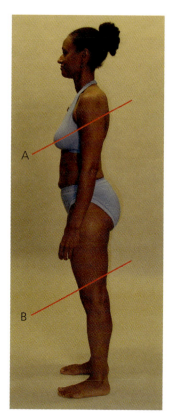

図2.11：身体の前面と背面で深被覆筋膜の関係に差があることを示す患者の側面像

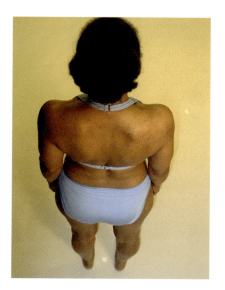

図2.12：図2.11と同じモデルを上から撮影した写真で、肩甲帯の内旋や前傾を示している

第2章　筋膜リリースと手技の発達

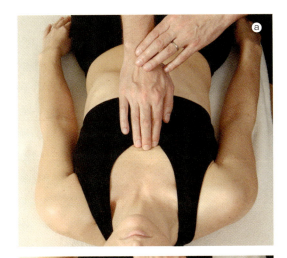
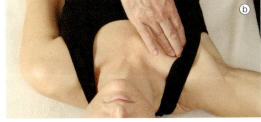
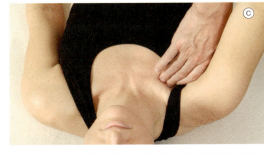
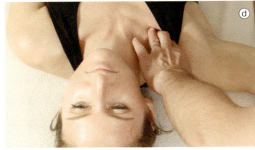

図2.13：さまざまな角度からの、胸筋筋膜を治療する方法

トレッチの力が多くの弾性組織に吸収されてしまうため、効果が弱まることがある。

　圧迫方向を変えて、患者の自動的なストレッチに抵抗して内方向へと圧迫すると（図2.13d）、接触点と上腕骨外側の付着部の間の組織のリリースができる。

　しばしば組織を鑑別する必要がある。体内の各層は、それぞれ1つ下の層の上を滑ることができるべきである。しかし、この性質は多くの理由により失われてしまうことがある。外傷や酷使などはすべて癒着の原因になり、隣接する疎性結合組織の柔軟な性質を制限してしまう。この現象が起こっている部位は、「ロックされた」感じがする。それゆえに、患者を治療する際には、できる限りの動きを利用すると良い。特定の部位では、組織を広げて、筋間中隔を再び開くことができる（「内転筋」p.153）。また、構造の間の隙間に入り込んで、制限のリリースを促すことができる（「ハムストリングス」p.115）。または、施術者の指を患者の部位に入れてロックした状態で、患者に対象組織を動かしてもらって、「フロス」効果を生んで結合組織をリリースし、スムーズな、個別な関係を取り戻すことができる（「足関節の支帯をほぐす」p.73）。

　すでに述べたように、われわれの触れ方は目的や治療対象の組織の性質に応じて変化する。アキレス腱の平行結合組織のストレッチは、筋間中隔へと沈み込んでいく時の、くしでとかすような、泳ぐような感覚とは大きく異なる。そして筋間中隔の密度の違いによっても、感覚は変わってくる。

　優秀な施術者は、組織の性質だけでなく、患

033

者の特徴や、どのような触れ方が目的の反応を生むかまでを読み取ることができる。触れ方に常に気を配り、瞬時に調整を加えていくことが、よいFRTの本質的要素である。

セッションを組み立てる

セッション＜訳注：1回の施術の流れを意味する＞には始まり、中間、そして終わりがあり、治療中にそれらの段階を自然に経ていくことで患者をリラックスさせることができる。また後述するように、セッションに含まれる中心的な治療に対しての準備と統合、及び解釈を可能にする。

本章の始めに、1回のストロークを行う上でのDASIEモデルについて説明した。このモデルをセッションにも応用することが可能である。まず施術者は患者との関係や親密さを発展（Development）させる（または再診患者と再び応対する）。その後で評価（Assessment）を行う。患者の病歴を調べたり、前回のセッションの後で何が起こったかを聞き出す。またはFRTの場合にはボディリーディング（姿勢評価）を行う。この評価から得た情報を基に、戦略（Strategy）や治療計画を立て、セッションでの施術者の目標を決める。治療介入（Intervention）の段階では、すべての介入が目標に適しているかを試し、部分的にでも目標の結果を達成することができるかを試してみる。その後で、セッションの最終（Ending）として、首や背中、仙骨などの部位をマッサージする。

患者の来院理由はさまざまであり、本書内のテクニックでは激しく損傷した組織の治療には対応できない場合もある。

構造的バランスの治療において、その枠組みの裏にある論理は、身体全体のバランスをよくすることで組織にかかる負担を減少させるというものである。この治療は筋骨格系の慢性痛を持つ人にとって理想的である。後述するように、ボディリーディングの際に鏡を見た患者は特に、素直にバランスが大事だという論理を受け入れてくれることがある。しかし、痛い部位とは全く違う部位を治療する理由を納得してもらうには、さらなる説得が必要な場合もある。

最初に、治療によって何ができるか、治療中に何が起こるかを話し合うことで、患者の目的を明確にさせておくとよい。患者自身に構造的問題を聞き、どのような形で問題を経験しているかを尋ね、施術者と患者が一緒になって目指すことのできる測定可能で達成可能な目標を設定することは、セッションに集中するために役立つ。セッションの間は、何度でも（できることなら複数回）自由に患者を治療台から下ろしてもよい。そうすることにより患者に治療を経験してもらい、変化を感じてもらうことができ、施術者にとっても、その時点までの進捗具合を再評価することができる。

■ セッションのつながり

セッションは通常、つながりを維持して進行する。デリケートに始まり、徐々に激しくなる。治療はどんどん深い層へ、より困難な部位へと進み、そして最後に滑らかな溶け込むような治療へと緩まる。最初に触れる部位が腰筋や恥骨筋だと、患者を驚かせてしまうことがあるので、より表面的で、気軽に触れ

ることができる部位や構造から始めよう。触れやすい部位や、触れられても患者の抵抗が少ない部位から始めることで、患者に心の準備をさせるのである。ほとんどの患者にとっては、手足や背中である。施術者は小胸筋や深外旋筋を治療したいと思っているとしよう。それらの部位は施術者にとっては馴染みのある部位かもしれない。しかし、患者はいきなりそれらの部位を治療される準備ができていないことがある。馴染みの患者に対しても、治療のつながりを意識すること。軽めで表面的な施術から始めて、徐々にセッションの中間段階へと進むべきである。

■ 最終（仕上げ）

最も激しい施術段階の後に、患者が自らの身体に対して、体内で起こったいくつかの変化を取り込むための時間を確保しておく。前述したように、このような「仕上げ」は通常、頚や背中をほぐしたり、骨盤を挙上したり、背中をストリッピングしたり、後頭部をリリースする治療からなる。骨盤挙上や後頭部リリースは、患者をリラックスさせて、落ち着かせる効果がある（そして一般的に、副交感神経を刺激する）。もちろん、セッションの構造的な目標と連動させて用いてもよい。これらの手技は、単なる気持ちのよいストローク以上の効果をもたらす。患者を座らせて行う治療は、少しだけ交感神経を刺激しやすい。患者が自らを支え、より積極的に参加しているためである。どちらの方法をとるか、どのような順番で行うかは、施術者が患者のために達成したいと願う、または達成する必要がある効果に応じて決めるとよい。患者のシステムが興奮状態にあり、落ち着かせる必要がある場合には、頚と骨盤に集中する。もし、セッションの後に車を運転しなければいけない患者で、意識が少しもうろうとしているならば、患者を座らせて治療することで意識を回復させる。

患者がセッションの終わりに満足していることは重要である。施術者は、セッションの進め方や、ストロークの終わり方を通して、患者の満足に貢献する。それぞれのセッションの目標は2つか3つに設定すること。1回のセッションですべての構造的な問題を解決しようとしてはいけない。患者の身体を肢部から肢部へ、上から下へ、そして背中へというように動き回ってはいけない。治療に一貫性を持たせるべきである。1つの層や部位を治療し、患者を立たせて、効果を感じさせる。それからさらに深く進んだり、バランスを取るためにもう一方の肢部を治療する。このようなプロセスを繰り返すべきである。患者に話しかけたり、治療台から下りてもらったりすることを恐れてはいけない。われわれの目的は、患者に自身の身体とのつながりを取り戻してもらうことであり、遠ざけることではないのである。

セッション終了後は、患者に歩いてもらったり、日常的な動作をしてもらったりする。患者が自分の身体に馴染むように促し、彼らのフィードバックに耳を傾けること。そして、目標を再評価する。達成されたのか、されていないのか？　されていない場合は、その原因は？

患者が治療効果を高めるために、同時にできることはあるか？　次のセッションまでの間に、患者はどのような動作やストレッチを行い、どのような心がけでいればいいのか？

紹介できる動作コーチや運動コーチ、ボディ

ワーカーのネットワークを構築しよう。紹介する際は、患者のニーズと関心にしっかりと注意を払うこと。皆がピラティスやヨガのクラスに行きたいとは限らない。「宿題」を出す時はしっかりと、提案する方法は患者が実際に行うことができる方法であるということを確認しなければいけない。

■ 治療の回数

美容整形中毒になった人々のフランケンシュタインのような写真を見たことがあるだろう。われわれの治療がそのような結果を生まないよう願っているが、これは「もう一度だけ治療したい」と考える患者への警告として捉えてほしい。多くの患者と施術者は、さらに先へ進んで、あれもこれもと完璧にしようとする。患者に自尊心をくすぐられたり、底をつこうとしている口座残高や予約のないスケジュール帳を見せられたりすると、患者に乗せられてしまいそうにもなるだろう。われわれは、構造矯正のセッションや患者との付き合いにも、始めと、中間と、終わりのアーチがあるべきだと強く信じている。いずれかは終わりがくるのである。そして、このプロセスに意識的に取り組むのが理想であると考える。構造を矯正するには、そのプロセスは一般的には10回か12回だが、3回になってもよいし、1回の時もあるだろう。

本書のテクニックは、同じ患者に際限なく使用するためのものではない。引き起こされる変化の多くは、成熟するのに時間を要する。それらが成熟すると信じ、患者にも信じるように促そう。患者に対して、過度の治療を行っていることを示す警告は次の通りである。

1：毎回のセッションが、代わり映えしなく

なってくる。同じ部位、同じストローク、同じ問題。

2：患者からの反応が先細りになってくる、最初ほど劇的とはいえないなど、いずれかに当てはまる場合には、その患者の治療を終える。再び治療を始めるまで半年から1年は、治療を吸収させるための期間だと考えよう。

基本的な3セッションシリーズのフォーマットが必要ならば、以下を参照してほしい。

1：骨盤と下肢のバランスを整える。
2：胸郭と上肢のバランスを整える。
3：脊柱のバランスを整える。

1回完結のセッションは、深刻な問題の治療を補充する意味において、非常に有益である。サポートできる部位にさらなる対称性をもたらすことで、余分な負担を軽減できる。患者に染み付いている代償パターンも解消することを覚えておこう。本書で説明するには複雑過ぎて、多様すぎる事例が含まれるが、対象の患者に関わる他の施術者と協力することで、目標が明確になってくるだろう。

1冊の参考書では説明しきれない患者と施術者の関係の側面があるため、構造の完全性の複雑さをすべて習得するには、本格的な訓練を受けていただきたい。

第 3 章
ボディリーディング

Chapter 3
BodyReading

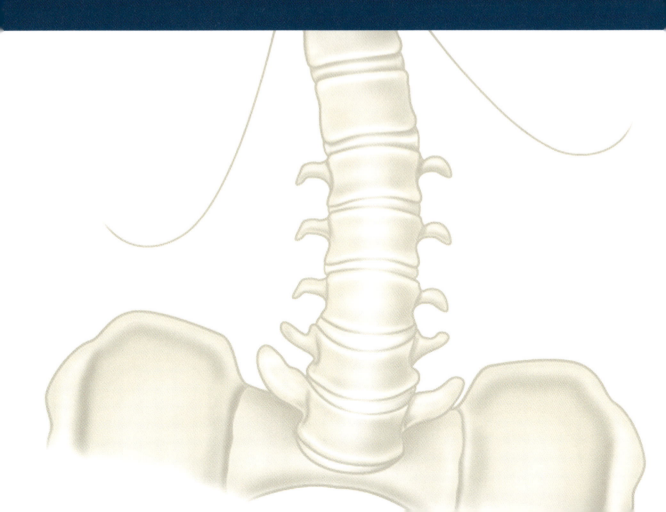

われわれは本書の初版において、視覚的な姿勢評価を非常に強調した。しかしその後、疼痛により構造的インバランスを修正することが難しい場合があるという理由によって、治療のための構造モデルはその不完全性を指摘され、批判を受けた（Ledermann 2015）。われわれは構造的分析を行うよい理由があることを信じている。それは、ボディリーディング（姿勢評価法の一つ）は単独で診断に用いられるわけではなく、そこから得られたものが問題点の要因として身体にどのような影響を与えているかを理解する初期段階に有効であると考えているからだ。時間と経験により、すべての質問はどのようにこの患者は立っているのかに始まり、どのようにこの患者は自身の姿勢を維持し、それはどのように運動に影響しているのか？ また彼らは自分たちの筋膜を正しく用いることはできているか、という見方に変わると考えている。

実際に誰かがずれ、傾斜、屈曲や回旋して立っているという事実は、例えば腰方形筋が短縮しているということを示唆しないばかりではなく、彼らの一側に他側に比べて疼痛や不快感があるということを予測することにはつながらないだろう。それはただ、彼らの立ち方がそのような姿勢であり、私達はその理由を考えるべきだということに過ぎないのである。それは組織が短縮しているからなのか、その患者がそのような姿勢を取る習慣があるのか、その筋膜の延長線上にある組織が引っ張っているのか、さまざまな可能性がある。われわれは、筋膜の継続性に関するTom＜訳注：Thomas W. Myersのこと＞による筋筋膜経線（Anatomy Trains: アナトミートレイン）について本章でとりあげる。

身体と感情の相互依存性についてWilliam Jamesはかつて次のように述べている。私は幸福であるからという理由では歌わない。つまり歌うから幸福なのである。本能的に誰かの感情がよいということはわかっていて理解している。彼らは気分がいいのだ。もし誰か、いつもよりも見かけがいい誰かと会った時、その相手をどのように表現するだろうか。それには、高揚していて、オープンで、背が高く、地に足が着いていて、バランスがよいというような表現が含まれているだろうか？ 他にはどのような表現が適しているだろうか？

認知の具現化はカリフォルニア大学バークリー校のGoerge Lakoff教授により再び脚光を浴びつつある。彼は1970年代に、「われわれは視覚系、運動系、そして神経の結合の一般的なメカニズムの詳細を理解しなければならない」と主張していた。Lakoffは、認知は脳に限ったことではなく、実社会における経験、つまり温かいカップを持ったり、ソフトボールを握ったり、将来について考えたり、過去について熟考したりすることにより、われわれは他人に対する感覚を変えることがあるという最近の研究による観点を支持している（McNerney 2011）。

身体の信号と内部の感情との関係について、Darwinが1872年に発表した『The Expression of the Emotions in Man and Animals』以来、研究されている（Darwin 1965）。研究分野は比較的新しいが、Darwinが示したとおり、われわれが生まれながらにして信号を解釈して、それとともに働く能力は、意識された人生の開始より備えられている。われわれの記述言語と感覚は、友人や敵からの信号を読み解く能力が必要であったために一緒になり、たぶん

生存するためのメカニズムの1つであると考えられる。

すべての筋膜が短縮し固定された組織になるのではなく、私の経験では中心がずれたり、バランスが崩れたり、ラインを外れたりして影響を受けやすい組織が、広域の情報を提供するストロークによって利益を得ることができるようである。JamesがTomから得た教訓は、軟部の影響を受けやすい組織に対して働く彫刻家のイメージである。広く密着した接触は患者の組織が休息できる新しい部位であると考えられ、ずれている組織あるいはメカノレセプターにおける新しいアルゴリズムを構築している可能性がある（Stecco 2009b）。

われわれのボディワークにおいて最も重要なものは、身体をバランスがとれた状態に戻すように努めるということである。ここでいうバランスとはバイオメカニクスの観点におけるバランスというだけではなく、Lakoffがいう深層心理におけるバランスの象徴をさしている。われわれが好んで自信を持ち断言する場合には、われわれ自身に内面のバランスに関する治療をした経験があり、自分たちの領域に立脚している。

われわれが患者を心理的に分析できる必要はない。それはわれわれの仕事ではなく、ほとんどの場合、われわれの業務の範疇を超越している。姿勢と感情のバランスのリンクにおける象徴について、信じなければならないことはない。それは単に、われわれのバイオメカニクスに基づく治療に付随する潜在的な効果であると捉えている。

患者の治療を始める最初の段階で、評価は始められるべきである。実際に治療を開始する段階までに、病歴をチェックし、患者から医学的、構造的な病歴に関する大量の情報を受け取っているはずである。また、われわれの治療がその患者にとって安全で適切かどうかを調べるべきである（禁忌は「付録2」p.305参照）。伝統的にFRTでは、患者を立たせた姿勢での視覚的な評価や単純な歩行分析を行う。歩行分析に関しては、クラスやビデオコースでのほうが学びやすい（「参考資料」p.318参照）。本章では、患者の骨格関係をつかむために、立たせた患者を四方から（そして時には上からも）見る診察方法を紹介する。

じっと立っているだけでは、見える範囲が限定されてしまうという議論はあるだろう。そしてそれは事実である。実際には、動作中の患者を診察することが可能であるし、そうするべきである。具体的には、問題がありそうな動作や、患者の生活スタイルの中で重要な動作ならばなんでもよい。視診のための基本的な動作は、歩いたり、かがんだり、手を伸ばしたりすることである。もちろん呼吸も含まれる。われわれは本書において一般的な運動評価を含めて、身体のアナトミートレインおよび局所的な相互関係について、よりよく理解できるようにした。多くの運動評価は、「本質的イベント」と呼ばれる患者の能力を検査するものである。

本質的イベントの概念（Earls 2014）は、運動の一連の可動域における連結と相互依存を意味している。簡単な例としては、一歩前に出る行為において、股関節屈筋群を伸長させ、足関節を背屈し、膝関節を伸展させ、脊椎や足趾を伸展させる必要がある（図3.1）。これらの組織を伸長させる能力があれば、筋に対

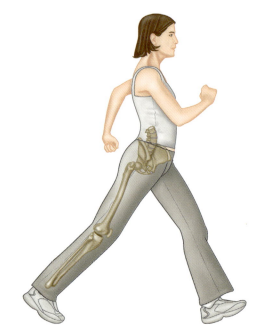

図3.1：長いストライドで歩く場合には、足関節は十分背屈し、足趾は伸展するとともに、股関節、膝関節、脊柱も伸展する。これらのどこかで可動域の制限があれば、その他の組織の伸長が制限される。これらは相互に関連し、相互に依存しているために、「本質的イベント」と呼ばれる。歩行などの機能的動作では、股関節を伸展する能力は足関節を伸展する能力が必要であり、その逆も同様であることが知られている

するわれわれの治療を減少させ、筋膜により捉えられ、蓄積された弾性エネルギーの使用を増加させることができる（Wakayama 2005）。

　動作の前にこれらの組織を伸長することは、われわれの運動方略の一部である。例えば、物を投げるときには目標とは反対側に身体を縮める必要があり、また垂直に飛ぶためには身体重心を下げる必要がある。これらの運動は弾性組織にエネルギーを蓄積させ、同時に筋線維レベルから筋膜を固くする。これらのダイナミクスは、弾性エネルギーにより筋収縮の効率を向上させ（それは筋収縮よりも経済的で）、身体を完全に固くする前、プレスティフニング（pre-stiffening：伸張前期）によ

り収縮に必要となる力の伝達の速度を増加させることができる。プレスティフニングと弾性負荷はわれわれヒトの運動系にとって重要な特性であり、Blazevich（2011）やKomi（2011）によるストレッチショートニングサイクルの一部を形成する。

　FRTの構造的アプローチの目的は、患者の軟部組織の長さや自由度を、身体のテンセグリティにしたがって調整することにより、患者の骨格の調整を助けることである。施術者であるわれわれは、患者がリラックスして身体を伸ばすことを願い、彼らの全身の構造システムを楽に伸ばせる部位を探す。そうすることにより、骨が組織内でより簡単に「浮いて」、関節の矯正や機能を補助し、筋挫傷や摩擦による擦り切れや裂け目を減少させる本質的イベントに到達する。

　テンセグリティーを基盤とする拡大されたバランス（Maupin 2005）を獲得すると同時に、細胞機能の有効化（Ingber 1998）と感情的、精神的バランスに構造的基質を与える（Maupin 2005）など、他の効果が得られる。

　本書で紹介するボディリーディングとは全身姿勢評価の方法であり、ある意味において、芸術であり、科学である。それを習熟するためには、時間と練習が必要とされる。本書で紹介する例は、比較的簡単で、明確なものになっている。次に述べる観察技術とボキャブラリーを、自然に使いこなせるようになるまで頻繁に練習してほしい。習得すると、長蛇の列や空港などの公共の場でも多くの人を観察できるようになり、通常であれば退屈な待ち時間が、観察技術のさらなる発展のための研究室に変化するだろう。

理想的には、ボディリーディングは数分間で完了すべきである。下着だけで数分間立っているのは望まれないだろう。姿勢分析は診断ではなく、質問の原点であり（時には答えである）、その後、触診や運動が必要となる場合がある。

ボディリーディングは短期あるいは長期に注目されることがあるが、われわれの仕事はその原因が局所的な組織によるものか、あるいは経線の延長にある筋挫傷によるものか、近位あるいは遠位にある組織におけるバランスを平衡や補償したものであるか、固定することである。したがって、われわれは後述するステージの3以降で物語を発展させ始めることにより、それを機能的連鎖の一部として捉えるのか、重心線により創造された挫傷とするのか、アナトミートレインにより引っ張られたものなのかを確かめる。

われわれは本書を通してFRTをより明確なものとし、読者の臨床における参考資源となることを期待している。

ボディリーディングにおける5つのステージ

われわれの姿勢評価のプロトコールは、以下の5つのステージより構成される。

1．発展〔表現〕（Development/Descrive）：骨格の関係を表現する。
2．評価（Assessment）：姿勢を形成し、保持する軟部組織の関係を評価する。
3．戦略（Strategy）：これらの要素が互いにどのように影響し、それはなぜなのかとい

う物語を発展させ、これらの要素が機能する順序に対する対策を形成する。
4．治療介入（Intervention）：これはほんの数回のストローク、1回の治療、あるいは複数回の治療となることがある。
5．最終（Ending/Evaluate）：いくつかの介入が完了し、評価および再評価が行われる。これは触診によることや患者を立位にさせること、いくつかの動作を行わせることによる。そしてこれらの治療が効果的であるか、もしそうであれば、次は何が必要か？　効果的でなかった場合、それはなぜか？　その領域に対するアプローチを変える必要があるか、あるいはその他の領域をまず治療するべきかについて考える必要がある。

■ 位置の用語

さまざまな治療分野において、骨のポジションを表す言葉が用いられているが、「傾斜」「屈曲」「回旋」「ずれ」の4語があれば十分である。最初はこれらの言葉が限定的であり、混乱を招くものだと感じるかもしれない。しかし、少し練習すれば、これらの言葉を使って、すばやく患者の構造を描くことができるだろう。それに加えて、最も詳細な体節間の分析にも適用することができるはずである。これらは左右、前後、内外、上下といった標準的な用語と組み合わせて用いる。

これらの「傾斜」「屈曲」「回旋」「ずれ」の4つの用語を使うことによって、医学用語を理解できない患者をひるませる長いラテン語を使わないようにする。背中の痛みが「回旋側弯症」によるものだというよりは「脊柱の回旋と屈曲」が原因だといったほうが、患者にとってはわかりやすいだろう。直感的に理

解される一般的な言葉を使うことで、われわれと患者の間の力関係の差をなくせるのである。この4語だけでも、われわれは幅広い分野で簡単に意思疎通ができる。

足部の回内、肩の前突などの一般的に使用されている専門用語は本来非常に大雑把であり、複数の関節をまたぐ複雑な骨の配列について正確な関係を明確に示していない。しかし、この4語を使うことで、われわれは正確に特定の骨と隣接する骨の位置関係を表現することができる。この方法は、患者のパターンの原因となっている軟部組織に何が起こっているかについて、より多くの情報をわれわれに与えてくれるだろう。「前突」は何とかうまくいくかもしれない一般的な治療手順につながるかもしれないが、「肩甲骨の前方傾斜と、上腕骨の外旋」は、正確な軟部組織のリリースにつながる。

あなたの表現において相対的という用語を使用することは、あなたがFRTを開始する上で良い習慣である。骨や骨のランドマークは、他の構造に対して相対的に捉えられ、われわれが表現している構造をどのように定義するかについて明確に気づいている必要がある。例えば、最も混乱する領域の1つは肩である。なぜなら肩はいくつかの関節で構成され、肩甲骨に対して上腕骨の位置（肩甲上腕関節）や胸郭に対する上腕の位置（上腕に対する胸椎の関係）を表現すれば、より正確にその構造を捉えることができる。これらの表現は有効であり、異なる評価となる可能性がある。肩甲上腕関節が外旋し、上腕は胸郭に対して外旋していると表現すれば、より理解しやすい可能性がある。また、ランドマークを用いて明確に位置関係を表現することにより、どの関節が相互に影響を及ぼし合い、どの組織が関与しているのか、三角筋後部、棘下筋、小円筋（肩甲上腕関節の外旋筋群）が最初の例であり、大胸筋や広背筋（肩甲上腕関節と肩甲胸郭関節の相互に影響する内旋筋群）が後半の例である。

■ 1. 発展（表現）

傾斜

傾斜の定義は垂直線からの逸脱である。傾いている一番上の部位が、どの方向に動いているか（左、右、前方、後方）によって名付けられる。例えば、頭部の右への傾斜、胸部の左への傾斜、骨盤の前方への傾斜などとして用いられる。図3.2のように、「肩甲帯の右への傾斜」は患者の左肩が高く、右肩が低くなっているため、肩甲帯が右方向に傾いていることを示している。

よくある事例のように、例えば骨盤が左に

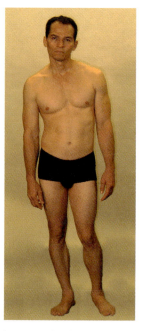

図3.2：やや意図的なポーズだが、胸郭が右に傾き、頭部が左に傾いている

傾いているとする（左の殿部が低い。図3.2）。通常は腰椎が右に傾くことで、残りの身体を真っすぐにしている。丘に生えている木に似ている。その場合、一番上の腰の椎骨（L1）が一番下の椎骨（L5）と比べて右に傾いているため、「腰椎の右への傾斜」と表現される。

屈曲

屈曲は、椎骨の一連の傾斜を表すための簡略表現として使われる。方向は、一番上部の傾斜が起こっている方向によって決められる。図3.3では、腰椎の右への屈曲（右側屈）が、実際は次々と連続している椎骨の傾斜であることがわかる。

回旋

すべての回旋は垂直軸を中心に起こる（身体を解剖学的位置で見た場合）。ある構造の前面が、他の部位に対して動いた方向を基準として回旋を名付ける。簡単にいえば、顔が左を向いているなら、頭は足に対して左回旋している。鼻と足を同じ方向に向けた状態で骨盤が右を向いているなら、骨盤が足に対して右回旋しており、胸郭は骨盤に対して左回旋している。紛らわしいと感じる場合は、少し時間をあけてから考えるとよいだろう。継続して結果を出すことのできる、正確な治療戦略を身に付けることができる。

上腕骨や大腿骨のようにペアになっている構造では、われわれはそれらが内方向に回旋、または外旋（外側への回旋）していると表すことができる。例えばバレリーナは、股関節を外旋させようとする（図3.4）。また、多くのボディビルダーは、肩甲骨の内旋（内側への回旋）を示す。

鉛直線とグリッドは通常、重力線からの脱線を測るために用いられる。重心のかかる足を知る際に便利であることは明らかであるが、そのような分析は正確な関節の関係を表すことにおいては限定的であり、有益な軟部組織に対する戦略に応用することはできない。

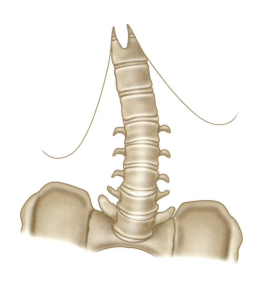

図3.3：隣接する椎骨の相互関係を示している腰椎の右側屈

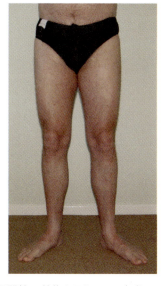

図3.4：股関節の外旋を示している患者

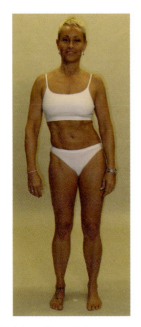

図3.5：胸郭が右にずれた患者

ずれ

ずれは、身体の一部の重心が、他の部位に対してずれている状態を表す。例えば、図3.5では、胸郭の重心が明らかに骨盤の右方向にずれているとわかる（同様に役立つとはいえないが、骨盤が胸郭の左にずれているという描写も同じく正確である）。ずれが生じている時は、他の構造で傾斜と屈曲が起こっているはずである（写真の女性は、腰椎の椎骨が左に屈曲〔左側屈〕し、それから右に屈曲〔右側屈〕しているために、このような激しいずれが生じている）。骨盤が、足に対して前方に傾斜しているというのは、よくある姿勢の症状であるが、必然的に脛骨か大腿骨、またはその両方に前方傾斜が生じている。

■ 2. 軟部組織の関係の評価

続いて、どの軟部組織が患者の身体のパターンと関係しているかを調べなければいけない。われわれが関心を持っているのは、隣接部位の間の軟部組織の関係であり、全体のパターンのバランスを取るためにそこをリリースしていく。

図3.6ⓐでは、骨盤が足に対してわずかに左にずれている。そして胸郭が右にずれ（骨盤と正中線に対して）、頭部は胸郭に対して再び左にずれて、骨盤に合わせている。写真では頭部と骨盤はお互いにほぼ整列しているが、われわれが胸郭と骨盤を整列させると、今度は頭部が左に大きくずれることが想像できるだろう。われわれの治療は、胸郭を骨盤に対して左に戻し、同時に頭部を胸郭に対して右に戻さなければいけない。それは、身体を足の上に、つまり重心に対して真っすぐに乗せるためである。

図3.6ⓑは、一連の前方へのずれを示している。足に対して骨盤、骨盤に対して胸郭、そして胸部に対して頭部、の順で評価する。これらの部位の間の軟部組織のねじれは、順番に対処していかなければいけない。

図3.6ⓒは一連の傾斜を示している。骨盤は左に傾斜し、胸郭は右に傾斜している。重要なのは、この2つの部位間の傾斜の差である。線は、水平線に対してではなく、それぞれの部位の相対的角度の差から、どのように関係を評価するのかを示すものである。この角度を知った上で、この患者の左下肢の問題の治療に取りかかる。左下肢を治せば骨盤とはバランスが取れるかもしれないが、（床に対しては）胸郭の傾斜を増幅させる可能性がある。そのため、右の胸郭の下の組織は、矯正が必要になるだろう。さらに、頸は自然に見えるが、右に傾いた胸郭が原因で、頭部と目を水平に保つために左に傾いている。

胸郭の傾斜を改善したら、次は頸の左側の軟部組織を伸ばしてあげなければいけない。そうしなければ目が傾いてしまい、患者は治療を「拒絶」する恐れがある。

すでにわかってもらえただろう。見るからに複雑ではあるが、われわれは身体を基準にボディリーディングを行わなければいけない。単に、幾何学的な基盤や、重力を元にした理想を基準にするのではない。骨盤の傾斜を理解する第6章（p.121）のように、それぞれの身体の部位を詳しく説明する際に、この基本的なコンセプトを適用させていく。

影響を受けた組織を特定するには、自問しよう。「お互いに近くなっている骨は？　その間にはどんな組織がある？」。それから、別の層や深さ、筋膜の関係などの詳細を加えていく。アナトミートレインラインが通っているかどうかもチェックする。複数のラインが通っているかもしれない。局部的な治療によって、治療部位を思い通りに治療できない場合は、このような運動連鎖が重要になり得る。そのような場合は、アナトミートレインラインの「筋筋膜経線」を頼りにして、より広範囲に目を向ける。

われわれは自分なりの「正しい」姿勢や、自らが「正しい」と思うことを患者に押し付けてはいけない。そうではなく、患者を個人として見なければいけない。神、自然、または遺伝子（読者の好みに合わせていずれかを選ぶか、組み合わせてほしい）が意図した状態から、けが、態度、しつけなどを患者に押し付けた姿となった原因を見つける。そうすることで、われわれは次の段階に進むことができる。

■ 3. 戦略

患者を、自身の理想的な状態から遠ざけたものは何なのか？　患者のこれまでの経験のどんな出来事が、彼らを形作ったのか？

現在の患者を形成するに至った習慣や、彼らが発達させてきた代償作用は何か？　そし

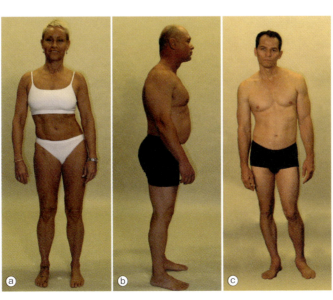

図3.6：骨の関係を明確にするための大げさな姿勢パターン3例

て、すべての問題はどのようにつながっているのか？　前方にずれている左の肩甲帯は、内側に傾いている踵骨と関係があるのか？　患者の身体全体のパターンを追うことができているか？　治療部位はアナトミートレインライン上に位置しているか？

代償がどのように身体を移動していくかを見抜くには、時間と練習が必要である。体内の一連の変化を説明するような物語をなるべく早い段階で作り出すことは、効率的な治療を選択する上で役に立つ。連鎖反応の先を見ることができれば、一次的影響と二次的影響の区別ができ、より効率的な治療方針を立てることができる。

もちろん、人生は長く、複雑であり、患者が示している構造的代償作用のすべてが一つの物語でつながるとは限らない。しかし、このいくぶん主観的ではあるが、非常に便利なステップを踏むことで、患者が示している特定のパターンに対応する際に、明確で順序立った戦略を立てることができる。

■ 4. 治療介入

本書に掲載されているテクニックにしたがって、戦略通りに組織を伸ばし、リリースする実際の治療を行う。しかし覚えておいてほしい。本書はテクニックの集まりではなく、「意図」を集めたものである。すべての手技は、具体的で、正確で、絶対的であるかのように紹介されている。しかし実際は、施術者の数と同じだけのバリエーションがある。さらに、どんな場合でも、患者の身体構造や、組織のタイプ、痛みのレベル、心理状況、身体に対する意識などのバリエーションに合わせて適応させなければいけない。

初心者は説明を頼りに治療を進めることに安心感を抱くだろう。一方、より経験豊かな施術者は説明を単に多様なアプローチの基盤として使い、新たな領域へと発展させるのである。

本書では、治療部位を明確にするために、筋名を使用している。すべての場合において、筋名は、筋だけでなく、筋を囲み、覆い、付随している筋膜を表していることを覚えておいていただきたい。本書において筋名は、特定部位の筋筋膜の「郵便番号」のようなものとして使われている。

■ 5. 最終

一連の治療介入が終わったら、これまでの手技、治療において、施術者は再評価をしなければいけない。患者に立ち上がって、動作をしてもらい、治療部位を動かしてもらう。その間、施術者は患者に変化が起こったかどうか、それがどんな変化であるかについて、偏見を持たずに観察する。この作業は、われわれの技術を築き、磨き上げるために不可欠であり、同時に、次に治療が必要な部位を特定するために重要である。

また、患者に休憩を与えることができる。患者は治療の後で改めて対象部位を動かし、身体の他の部位と比較する。または、単純に患者が適切だと感じるフィードバックを施術者に与えてもよい。一般的に、駆け出しの施術者と初診の患者は、より頻繁に再評価を行うと有益である。より経験を積んだ施術者、またはより「教養のある」患者の場合は、再評価の頻度は低くてもよい。

ボディリーディングのプロセス

通りすがりの人を見ながら、本の写真を見て、新しく学んだボキャブラリーを使ってみるのは全く問題ないだろう。しかし、いずれ次の段階へとジャンプしなければいけない時がくる（もしもまだ日常的に行っていないなら）。下着姿の患者を、目の前に立たせなければならない時がくる。これは、患者と施術者の両方にとって気が重くなる瞬間かもしれない。できるかぎり自然に、そして患者にも参加してもらえるような提案をいくつかしたい。

1. 姿勢鏡を用意し、患者のすぐ斜め後ろに立つ。患者と一緒に鏡を見ている状況を作る。こうすることで、施術者は患者と「同じ側」に立つことができる。ノートを取りながら患者と向き合うよりも、間接的である。患者と並んで立つことで、治療が施術者と患者の共同作業であると強調できる。

一緒に鏡に映った姿を見て、一緒に評価し、いろいろな動作を試してみることができるだろう。また、治療の目的や、患者が自分の身体のどの部分に満足していて、どの部分に不満なのか、また治療への要望などを話し合う機会にもなる。

2. 第一印象を大切にする。患者は多くのちょっとした情報を提供してくれることもしばしばある。それらの大部分に関しては、ほとんど意識することはないだろう。また、言葉でうまく表すこともできないことがある。しかし、しばしば第一印象はとても重要である（われわれは進化の歴史上、長きにわたって第一印象を基に行動してきた）。第一印象で得た印象は自分だけにとどめておき、後から参考

にするために、書き留めておこう。とても役に立つかもしれない。身体についてでも、精神面に関してでもいいし、どんなささいなことでもよい。施術者が抱いた印象であり、どんな側面でも役に立つことがあるかもしれない。治療を進める上で、われわれが訴えかけることのできる患者の本質を感じているのだろう。生真面目な性格や遊び心、激しい性格は、治療を成功させるために、利用できることがある（反対に、治療に専念するために、患者の性格の一面をコントロールしなければいけないことがある）。

3. ボディリーディングの詳細に入る前に、患者のよい面を少なくとも3つ見つけておこう（そして伝えよう）。われわれが暮らす社会では、人々の関心を引こうとするあまり、多くの時間やエネルギーがわれわれの欠点や失敗を探すことばかりに費やされている。それが原因で、われわれは自分がどこか「間違っていて」、「ずれている」という意識を強く持ちすぎている。われわれが指導する際に指摘しているように、身体にはうまく機能していない要素よりも「適切に」機能している要素のほうがはるかに多く存在している。それらを患者に教えてあげることにより、患者をより積極的に治療プロセスに参加させるだけでなく、「矯正が必要だ」とひっきりなしにいわれている患者を安心させてあげることができる。

患者のよい面に気付くことで、すでに効率的に機能し、患者の構造を容易にサポートしているために変わる必要がない部位にも注意を向けることができる。このプロセスにより、施術者は患者の安定している部位とつながり、それほど気をつけなくてもよい部位を知ることができる。そして、治療はより効率的にな

るだろう。患者の構造的バランスを保っている部位を見ることで、施術者は治療を通してどのように残りの部位をそれらの機能している部位に合わせるかを感じることができる。

これはワークショップにおいて参加者がパートナーにボディリーディングを行う際に、最も忘れてしまう点である。なぜなら、われわれは社会の中だけでなく、施術者としても欠点を見つけることに集中しているからだと思われる。社会によって、われわれは欠点を見つけるように教え込まれている。そして施術者としてわれわれは、関連性のある問題を特定することにおいて「正解しよう」と躍起になっている。よい面を見つけることは、「ニューエイジ的な」策略と思えるかもしれない。そしてしばしば、ボディリーディングのプロセスにおいて忘れられている。しかし、よい面に気付くことは、原則として忘れてはいけないし、実践においては、患者とのラポート（親密さ）を素早く築き、残りの治療プロセスをサポートしてくれることがある。

4. 視診した内容を説明する際は、前述した言葉を使う。それらの言葉は、意図的に中立的で、できる限り容易に理解されるように考えられたものである。こうすることで、最初の段階から患者の積極的なプロセスへの参加と正直なフィードバックを促す。最初の段階で、患者は鏡を使って情報を得ているため、その「昔の」イメージを覚えているはずである。そして、変化が起こるにつれて、「今の」自分と比較してもらえればと思う。

以降はテクニックを紹介しており、解剖学的な短い解説から始まる。マニュアルセラピー、動作、筋膜の配置に関係する必要な基本的知識を紹介するために設計されたものであり、包括的な解説ではない。補足的な知識を得るために、自分好みの解剖学参考書や、本書の参考文献を参照していただきたい。

■ モデルと症例経験の紹介

あなたが習得していこうとしている新しい用語を練習し、技能を発展させるプロセスを始めるために、2人のモデルを見ていこう（p.50～図3.7a,b）。彼らはいずれも活動的であり、3つのよいことを見つけることは容易であるが、以下の質問に沿ってみていこう。

見たことをノートに記載し、判断の思考プロセスを考える。そして、本を読み進めながら、規則的に自分たちの回答をチェックし、新しい部分に注目する。

一度に1人のモデルを取り上げ、素早くそれぞれの方向から確かめ、第一印象を記載する。その第一印象を検査する方法や、第一印象以上に考えすぎないようにする。何が第一印象となるだろうか。

彼らの身体構造で3つのよい点を発見できるか？ それらは何で、どのように表現するか。どのように表現するかを意識すること、言葉にせずに意味することは何であるかに気をつけること。そして、暗示的な用語や不真面目、不適切な言葉を使用しないこと。

最初にこのページにきた時には、主な特徴を見るようにすべきである。身体部位を見ていくと、多くの見るべき点があり、多くの身体部位を見れば見るほど、多くの疑問点が浮かんでくる。一度にすべてを見ようとしないこと。さもないと、自分の役割に麻痺したり、

圧倒されたりしてしまうから。すべてのこれらの疑問点に即座に答えられることを期待しないで、それぞれの章を読みながら心に留めておくこと。

　答えを見つけようとして読み飛ばしてしまうことが、たぶんあるだろうとわれわれは予測しているが、決して推奨されない。それぞれの章には基礎があり、要素を明らかにできるようになっている。したがって、それぞれの章を素早く読んで、再度深く読むことが推奨される。身体は相互に影響していて、一部を理解することで他の部分が明らかとなることもある。したがって、FRTを学ぶことは、循環型プロセスとなる。

　われわれは一度に身体の一部だけを見ていかなければならない。そして本書を有益なものとして、何度もこの循環型プロセスを繰り返すべきであり、そうすることにより、身体部位の相互関係が少しずつ理解できるようになる。そしてテンセグリティーが徐々にわかりやすくなる。

1．骨盤と足部、骨盤と大腿骨、骨盤と脛骨との関連は何か、ずれと傾斜の観点で考えなさい。
　・これらの身体部位に「相対的な」という言葉を加えることができるか？

　　下肢の力学を学ぶことは、多くの問題を解決する鍵となり、第4、5、6章では足部と骨盤の詳細を取り扱う。

2．骨盤に対する胸郭についてどのように説明するか？
　・脊柱に何が生じているかについて、説明できる可能性があるか？
　・骨盤の位置に対する胸郭について、何が影響していると考えるか？
　・骨盤、胸郭、頭部の位置がそれぞれどのように関連しているか？

　これらについては第7、8章で探索する。

3．何が肩と上肢に影響しているか？
　・胸郭の位置は、肩と頭部を支持するか？

　この領域は多くの関節により複雑になっている。第9章を読んだ後、自由に何度か読み直すとよい。

Chapter 3 BodyReading

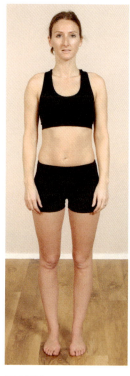
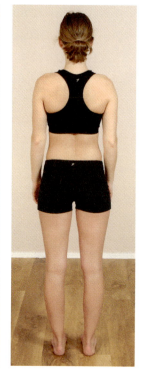
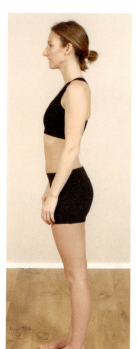
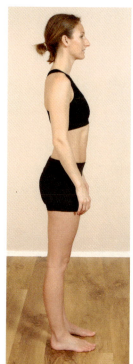

図3.7ⓐ

第3章　ボディリーディング

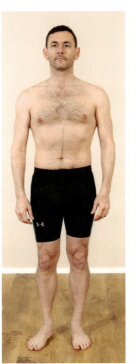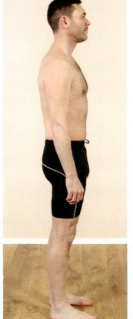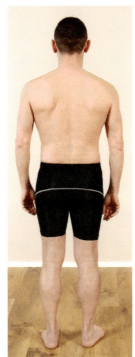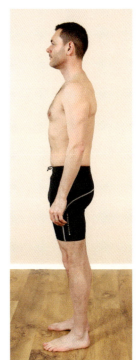

図3.7ⓑ

第 4 章
足と下腿

Chapter 4

The Foot and Lower Leg

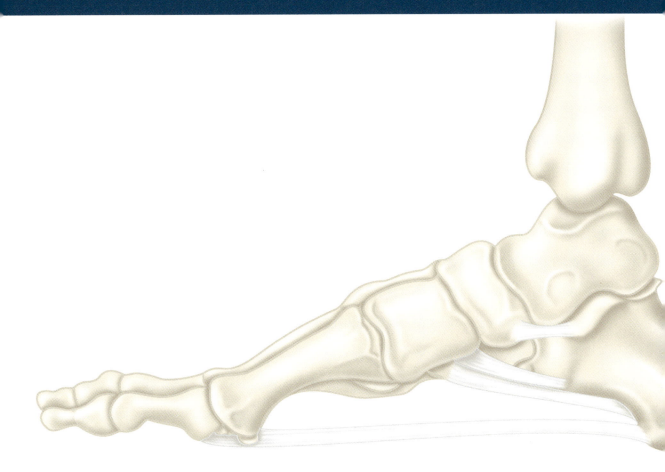

人間の足は独特であり、歩き走るため、踵が重要なサポート機能を果たしている。カンガルーは踵に体重をかけて休む特徴を持っている。しかしジャンプする時は、再び足先に重心を戻す。これは、われわれ人間にとって手と足の母指球で歩くことに相当し、身体に構造的な負荷がかかるとともに継続不可能な動作である。しかし、犬や馬など、4本足の哺乳動物の多くにとって、後ろ脚で立つこと自体が一時的な姿勢である（図4.1）。

これを達成するために、われわれの足の形は本質的に四面体、つまりは三角錐となっている。この三脚椅子が、われわれに「着地している」感覚を与えてくれる。しかし同時に、立つ動作は不安定になる。重心は高く、支えている部位は小さい。よって、楽に立つためには足と下腿部の筋のバランスが重要である。

そのため、足のアーチを「理解する」ことがわれわれの仕事となった。アーチのバランスが取れていれば、患者の着地している能力（少し地面をつかむように着地しながらも、弾力のある軽さを維持している能力）と即座に方向を変える能力の間の適切な力を発揮できる。

アーチを理解するには3つの要素が必要となる。骨の形、足底の組織の張り、ふくらはぎから下りてきている筋の「操り糸」の間のバランスである。この順にそれぞれの要素を見ていきたいと思う。しかし、まず、いくつかのより包括的な基礎を紹介する。

下肢骨：単純に1、2、3、4、5

下肢骨（そして上肢骨の構造も類似している）は、腰からつま先までの連続体として理解することができる（図4.2）。大腿部には骨が1本ある。大腿骨である。そして下腿部には2本の骨がある。脛骨と腓骨である。

2本のうち、脛骨が主に体重を支える働きをしている。上部は大腿骨の2つの顆を受けるために広がっている。下部は距骨の上に乗っており、内果を形成している。小さい腓骨は、まるで木の下で休んでいるかのように、上部が脛骨の下に刺さっている。下部は外果を形成し、足関節を形成している。

さらに、その下は3個の骨で構成されている。距骨、踵骨、舟状骨である。これらの骨は足の後方部に位置し、複雑につながっている。それに関しては、後述する。

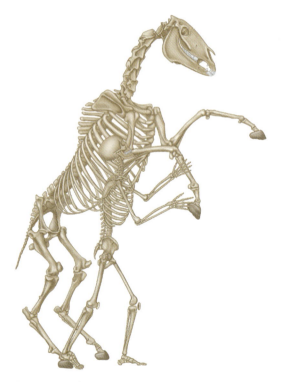

図4.1：馬と人間の骨は非常に類似しているが、移動に関与する構造は全く異なっている

その次は、後方横アーチを構成している4本の骨（3本の楔状骨と、1本の立方骨）である。そして、この腰からつま先へのつながりの最後にくるのが、5本の長い中足骨である。つま先はこの5本の中足骨から伸びている14本の骨で構成されている（母趾の先端には基節骨と末節骨2本しかなく、他の足趾には基節骨、中節骨、末節骨の3本）。

上から順に連続している複雑な構造を見ると、末梢へと向かうにつれて骨の適応性が増加しており、筋膜への依存が大きくなっていることが理解できる。この点に関しては、第6章で詳しく取り上げる。

関節：蝶番とらせん

下肢関節は、1方向への自由（蝶番運動を作り出す）と多方向への自由（回旋運動を可能にする）が交互に重なってできている。これは非常に興味深いことである。

足の先であるつま先のさまざまな趾骨の関節は、すべて蝶番構造であり、われわれが地面をつかめるようになっている。足の母趾球、5つの中足趾節関節は、つま先と中足骨頭の間で回旋運動が可能となっている。

四角い中足骨底は蝶番運動のみを行うこと

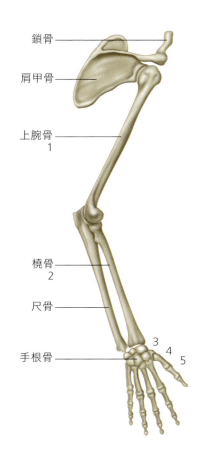
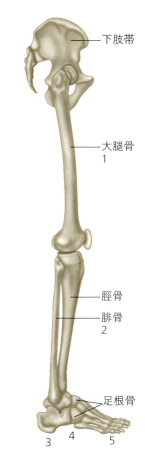

図4.2：足の骨（腕の骨も同様）は末梢に行くほどに番号が大きくなる。大腿部の1本の骨、2本の下腿部の骨、そして足の後方部の3本の骨、中間部の4本の骨、前方部の5本の骨と続いている

ができる（非常に小さいが、重要な役割を果たす）。この足の中間部の関節をほとんど動かさずに、強くて高いアーチを持ち、回外した足で歩く人を観察してみよう。足部のわずかな弾力性の欠如が、歩行時の腰と背中にどれほどの影響を与えるかがわかるだろう。

　足部でその次に重要な動きをしているのが、距骨下関節、または距踵舟関節である。この関節と、その上に位置する脛距関節は、一般的にまとめて足関節と呼ばれる。両方の関節は、関節包靱帯で覆われているため、捻挫して腫れを引き起こすと、両方の関節を動かすことができなくなる。しかし治療を行うという観点から見れば、われわれは距骨の上部の関節と、下部の関節を明確に区別しておかなければいけない。

　距骨下関節は距骨を足の残りの部分の上で回旋させる、またはその逆、の役割を果たす。つまり、回旋関節である。回旋軸は真っすぐではなく、母趾のつま先の根元あたりから、踵の外側あたりに走り、内返しと外返しの軸を形成している（p.64 図4.10）。

　足関節の上部の脛距関節はより真っすぐな蝶番構造となっている。距骨の上部は、ほぞ継ぎ構造＜訳注：ほぞとほぞ穴を作り、角材同士を接合する方法＞になっていて、脛骨と腓骨の底につながり、強力な線維状の靱帯結合によって「結び付け」られている。この関節は、背屈と底屈だけを可能にする。

　脛骨と腓骨は強力に結び付いているため、動きは限定的である上、そのほとんどは上部で起こる。この回旋運動（前腕の回内と回外に相当）は膝に影響している。それを実感する

には、膝を曲げて、踵の上に殿部をのせて、床に座る。その状態で踵を内方向と外方向に動かすと、膝が内側方向と外側方向に回旋するのが感じられるだろう。この運動は膝関節が屈曲している状態でのみ可能である。膝関節を伸展した状態では、靱帯がそのような運動を防いでいる（膝を伸ばした状態でも踵を内側と外側に向かって動かすことはできるが、この場合、股関節の運動による影響となる）。

　通常の膝関節の運動は、屈曲と伸展する蝶番運動である。そしてもちろん股関節は、どんな動きも可能にし、多方向に自由に動かすことのできる関節である。

　回旋運動と蝶番運動が交互に起こる構造は、同様に上肢や脊柱にも見られる。仙腸関節の限定的な蝶番運動、仙腰関節の回旋運動、脊椎の蝶番運動、胸部下部の回旋運動、胸部中間部の椎骨の蝶番運動、頚の回旋運動、そして第1頚椎と後頭部の間の蝶番運動である。

　蝶番運動に制限があることで、いくつかの筋は動作のエネルギーを局所的に使うことができる。つまり、もしも上肢や足の下部の関節がすべて回旋運動しかできなかったなら、それらの関節を安定させるためにはかなりの筋力が必要となるのである。そうすると、われわれは皆、ポパイ＜訳注：アメリカのコミック誌に登場する、ほうれん草を食べると超人的にパワーアップする男性＞のように筋が発達するだろう。蝶番運動（縦方向の動き）と回旋運動が交互に行えるような構造は、バレエのジャンプや空手のパンチのようならせん運動を作り出す（図4.3）。

「二次的カーブ」としてのアーチ

　アーチの詳細に入る前に、最後に1つ紹介しておきたい。アーチは本質的には二次的カーブである。一次的カーブ、二次的カーブという表現は通常、脊柱に対して使われる。一次的カーブとは、胎児や新生児の時にすでに存在している初期の弯曲から変わらず残っているカーブのことであり、例えば脊柱の胸部のカーブや仙尾のカーブである。二次的カーブは生後、筋の発達に伴って発生する。頚のカーブは、子どもが頭を持ち上げることができるようになるにつれて発達し、脊椎の二次的カーブはその少し後で、子どもが座るようになって脊柱起立筋下部と腰筋複合体の間のバランスを発展させることにより形成される。

　この考えを身体の「上部」へと拡大すると、胎芽の脊柱を形成する部分と同じところから発展する脳頭蓋も含めることができる。頭部のカーブは一次的カーブ、頚のカーブは二次的、胸部のカーブは一次的、腰椎は二次的、仙尾のカーブは一次的である。そこからさらに「下部」へと目を向ける。膝のカーブは二次的カーブ、踵のカーブは一次的、足のアーチは二次的である（もしさらに続けるのなら、足の母趾球は一次的である）。

　つま先から額まで交互に身体を上る一次的カーブと二次的カーブの波について考えてみると、この一連のカーブの波がスーパーフィシャルバックラインと呼ばれる筋筋膜の連続体によってつながっていることがわかるだろう（図4.4）。

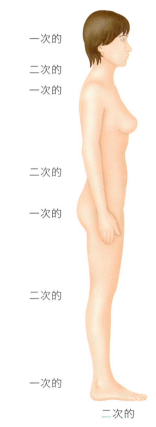

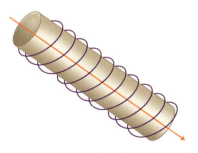

図4.3：膝や肘で見られる蝶番構造は、直線的で1方向への動きを作り出す。股関節や肩関節など、その他の関節は、回旋を可能にさせ、多方向への動きを可能にする。直線運動と回旋運動を組み合わせることにより、人間はダンスや格闘技でしばしばみられるような、らせん運動が可能となる

図4.4：足のアーチは、人間の身体の後ろ側に形成されている、一次的カーブと二次的カーブの連なりのうちの1つと考えることができる。これらの二次的カーブの形状（アーチも含めて）は、骨よりも、軟部組織のバランスによって決定される

足のアーチは、後方から見てへこんでいる、バネのような働きをする。そして二次的カーブは体内に向けて引っ張られることで形成し、軟部組織の緊張によって保持されている身体の他の二次的カーブといくつかの特徴を共有する。一方の一次的カーブは最初から存在していたもので、骨によって保持されているため、動作のためのより安定した基盤となる。

下肢のアーチを構成する骨

本章の本題に話を戻そう。安定性と弾力性のあるアーチを構成するために必要な3つの要素を見ていこう。まず最初は、それぞれのアーチの骨の形である（理解する上では必要であるが、マニュアルセラピーを通して影響を与えることはまずできない）。そして、足底の組織（これに関しては、いくつかのテクニックが使える）、最後は下腿から下りてきている筋腱のバランスである（これは多くの強力なアーチを保持し、マニュアルセラピーを強化する）。

足の12本の骨は、4つの識別可能なアーチを形成する。内側縦アーチ、外側縦アーチ、後方横アーチ、前方横アーチである（図4.5）。

外側縦アーチは踵骨、立方骨、そして第4、5足趾の中足骨からなる。これらの骨は組み

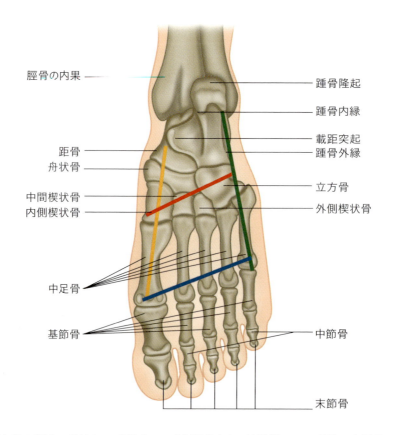

図4.5：正常な足の12本の骨は4つの明確なアーチを形成する。外側縦アーチ（緑）、内側縦アーチ（黄）、後方横アーチ（赤）、前方横アーチ（青）

合わせにより、きれいな半円形のアーチを形成する。立方骨は、立方体というよりは要石のような形であるため（上部よりも下部の方が小さい）、より簡単にその位置にとどまっていることができる。ダンサーは、この外側縦アーチを「ヒールフット」と呼ぶ。立っている状態では、かなりの体重を支えていることは明らかであるが、動いている時、この複合体のもう1つの役割を果たす。内側縦アーチを「カヌー」に例えるなら、外側縦アーチは「パドル」として機能する。

この機能は、両足の母趾球で立ってみればすぐに実感できる。体重が主に第1～3中足骨に支えられていることがわかる。一方、外側の部分には、はるかに少ない体重しかかかっていない。しかし、外側の部分が常に微調整を行うことで、身体を空中で支えている。今度は重心を足の外側に持っていって、外側縦アーチで体重を支えて立ってみよう。バランスを取るはずの部位が体重を支えるために安定してしまうと、どれだけすぐにバランスを失うかを確認してほしい。

内側縦アーチは外側縦アーチよりも高い。距骨から始まり、丸みのある距骨頭は舟状骨につながっている。その後に3本の楔状骨、そして付随する第1～3中足骨が続いている。このアーチは身体の体重の大部分を支えるが、骨の工学的な観点では、内側縦アーチは外側縦アーチほど巧妙ではない。特に、内側楔状骨は下部の幅が上部よりもわずかに広い構造をしている（歩行のために必要であるが、サポートの面では力不足である）。距骨の先端が丸くなっており、楔状骨はわずかに不安定なため、内側縦アーチは外側縦アーチよりもつぶれやすい。つまり「崩壊」しやすいのである（図4.6）。

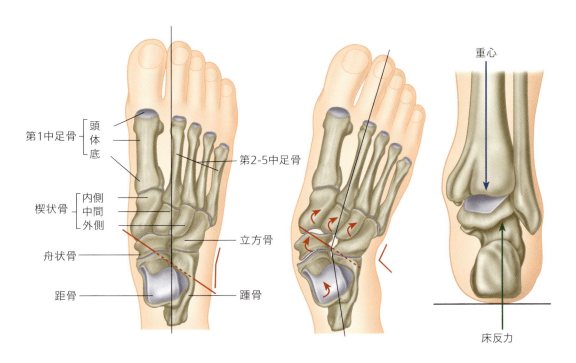

図4.6：踵骨上の距骨のオフセットは、足部の骨をアンロックさせ、軟部組織により衝撃を吸収させる

後方横アーチは外側縦アーチのように、骨の形状からいえば非常に巧妙に作られており、3個の楔状骨と立方骨からなる。楔状骨という名前が示しているように、楔状骨はくさび形をしており、上部の幅が広い。これらの骨の底は靱帯でしっかり束ねられており、このアーチは、大きな交通事故に巻き込まれたり、パラシュートなしに飛行機から飛び降りでもしなければ、つぶれることはないだろう。

そして最後は5本の中足骨の間を走る前方横アーチである。このアーチでは、骨の役割は皆無といってよい。中足骨の丸くなっている先端部分は靱帯で緩くつながっているだけであり、アーチを形成するようには配置されていない。このアーチが機能している時は、母趾と小趾の趾球の下あたりが最も飛び出しており、このアーチが機能していない時は、第2～3中足骨頭の下部付近が飛び出している。このアーチは、完全に軟部組織の力で維持されている。特に母趾内転筋によってである。これは、われわれが取り上げる次の要素につながる。これらのアーチの下にある軟部組織である。

■ ハーフドーム

これらの4つのアーチは一側の足部におけるハーフドーム（天蓋）、あるいは両側の足部で、ドームを形成していると考えられている（McKenzie 1955, McKeon 2015）。このハーフドームは本質的に足部を90度方向転換させる役割がある。距骨から踵までの後足部が足部に対して垂直となり、前足部が水平となり中足骨頭が床面に並ぶようになる。この足部における回転がハーフドームを形成している。

このハーフドームは歩行の力に関して静的ではなく、動的に上から体重と床反力が作用

する（足部の詳細な検討については、Earls 2014を参照すること）。足関節のこれらのアーチにより、歩行における踵接地、立脚期ボールロッカー＜訳注：前足部ロッカー機能の意味＞による跳ね返り、足趾離地が生じるが、アーチ自体の構造と役割からは、わずかな影響しか与えていない。これらの歩行周期において、足部の骨の一部はわずかな動きが生じている。

踵接地直後には、距骨は傾斜および内旋するとともに他の骨が運動し始める。つまり、踵骨も傾斜とともに内旋し、前足部は内側に傾斜し外旋する。この運動はスーパーフィシャルフロントライン、スパイラルライン、ディープフロントラインの弾性成分を緊張させる。そしてこの弾性エネルギーは、短時間に軟部組織より足部のテンセグリティーに伝えられ、足部を持ち上げながら、より回外してロックした位置となる（図4.6）。

足底の組織

これまで半円形アーチとして、足のアーチを見てきた。このようなアーチは当然、どちらか一方の端が安定した何かに結び付いている必要がある。われわれの足は自立構造であり、可動構造でもある。そのためアーチは、元々は骨の形状によって形作られたものだが、足の外部から保持されているわけではなく、上下の軟部組織によって保持されている。

まずは「下」から見ていこう。足底の組織は弓の弦のように機能してアーチを支えている（図4.7）。後方横アーチの場合には、軟部組織の構成要素は、最初の楔状骨から立方骨

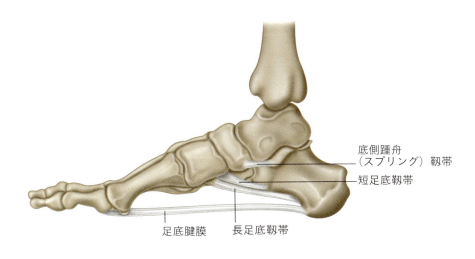

図4.7：足底の筋膜はトランポリンや弓の弦のように機能し、アーチを保持するのを助けている。また、荷重により骨が広がることを防いでいる

まで横切っている靱帯である。これらの靱帯は治療の際、触れにくい場所にあるだけでなく、どんな場合においてもストレッチをさせないほうがよい。後方横アーチが高すぎるような場合は、まずないだろう。回外した足や、「ハイアーチ」と呼ばれるような他の症状がある場合は、他の3つのアーチや下腿部を治療するだけで十分である。

対照的に、前方横アーチは5本の中足骨の上部を走る軟部組織にほぼ完全に依存している。これらの組織を開くための徒手技術が必要な場合もあるが、このアーチを主に支えているのは母趾内転筋である。この筋はアーチを支えるために強力でなければいけない。鍛えるための一般的な方法として挙げられるのは、つま先でタオルを握ることや小さな物を拾い上げることである。これらのエクササイズによって、このアーチをサポートする筋を強化できる。

外側縦アーチは足底筋膜の外側の一束によってサポートされている。さらには踵骨の外側の底から第5中足骨の付け根まで並んで走る小趾外転筋にサポートされている（図4.8）。「落ちたアーチ」では、この組織は短縮しており、深刻な場合には、見た目もまさに「落ちて」しまっている。

内側縦アーチは、踵骨の前面から第1〜5中足骨の頭まで、三角形のトランポリンのように広がっている足底筋膜の本体、または足底腱膜によってサポートされている。つま先を過伸展してみれば、足の底にこの構造を感じることができる。足の趾球付近では幅が広いのに対して、踵の前方に到達するほうでは、約2cm程になっていることに注目してほしい。

短趾屈筋群はそのトランポリンの上で、足底腱膜の深部に付着するために、足趾を屈曲させるとともに一時的な足底腱膜を牽引するように作用する。それらの上には、長足底靱帯があり、踵の前から楔状骨と足根中足関節まで連結している。短足底靱帯は、長足底靱

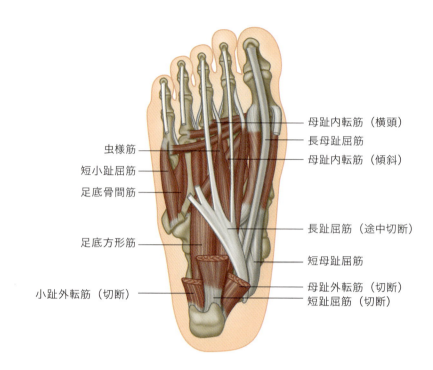

図4.8：足部を下方（足底）から見た図で、外転筋と内転筋を示している

帯の上にあり、踵骨の前から側方の短い距離を楔状骨まで連結している。これらの靭帯は、骨間筋とともに、長軸方向に足根骨が広がるのを防ぎ、中足部を安定化させアーチ構造をサポートしている。

徒手理学療法では届かないが、足部の深部には短くてとても強力なバネとして踵舟靭帯がある。歩行のステップごとに、体重の衝撃が距骨を通じて足部を崩壊させることを防いでいる。

これらの構造は足部の運動を許すとともに、過度の運動を制御している。靭帯が伸長されていると、足部が回内してアーチを緩ませ、有効に機能しない。また靭帯が短縮していると、足部を回外した位置でロックさせ、アーチに対しては無力となる。

これらの軟部組織の構造は足の4面体構造で浮遊している骨と相互に作用し、体重と床反力という力に対して反応する動的なスプリングを形成し、遊脚となり、これらの力が取り除かれた時に元の形状に戻る。これが本書、つまり効果的なバイオメカニクスの基礎となる前提であり、力は身体を通じて分散されるのである。

美術館を歩くようにゆっくり歩行している時に、私たちの足部がとても疲労するのは、引き伸ばされた後にもとに戻ることで発揮できるコラーゲン線維の弾性力をうまく使用できないからである。

足部は日常的な歩行の中で大きな力を受けるので、これらの力の一部は身体の上方で吸収され、姿勢や動きを助ける。主要なメカニ

ズムは筋筋膜による伝達であり、それを媒介するのは下腿部から上方へと繋がる筋である。これらの筋についてみていこう。

下腿部の筋

アーチ構造における最後の要素であり、われわれが行う筋膜の治療が最も影響を与える要素は、下腿部の筋の引っ張る力によって支持性を高めている。これらの筋は脛骨と腓骨の2重構造や、それらを結合させる骨間膜周囲に配置されている。

これらの筋は容易に4つのコンパートメント（区画）に分類することができる。それぞれのグループは2つか3つの筋で構成される（図4.9）。それぞれのコンパートメントを紹介し、それらがどのように2つの足関節を動かし、3つのアーチをサポートしている（またはしていない）のかを見ていきたい。

浅後部コンパートメントは腓腹筋、ヒラメ筋、足底筋からなる。腓腹筋と（非常に弱い）足底筋は、膝につながり、影響を与えている唯一の下腿部の筋である。それらは膝関節屈曲にはわずかな役割しか担っていないが、主に足を固定させる役割がある。足底筋は小さな筋で、足関節の屈曲を助ける機能はわずかであるが、神経的にはアキレス腱の張りを評価して調整するという重要な役割を持っている。これら3つの筋はすべて踵の上部につながっていて、足関節の底屈を可能にする強力な筋であり、背屈を防いでくれてもいる。ヒラメ筋は脛骨と腓骨の両方の上部に広範囲に付着しており、足関節の崩壊を防いでいる中心的な姿勢筋である。足という小さな三脚のはるか上の方で、われわれが手や腕を動かす時も、ヒラメ筋が足を安定させてくれている。

前部コンパートメントは、2つの趾伸筋を含む。この筋は、身体の上部の動きを調節する役割を担っているが、アーチとの関連性はないといえる。しかしながら、3つめの、このコンパートメントで最も大きな筋はアーチ

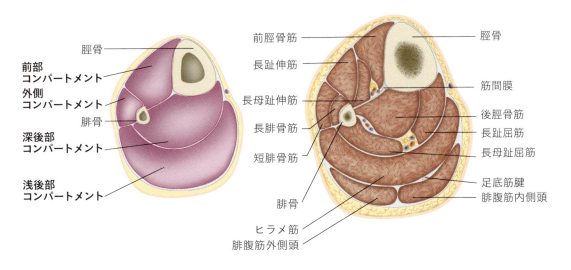

図4.9：足関節に影響を与える11個の筋は、筋膜筋間中隔によって4つの区画に分類される

と関係している。前脛骨筋は脛骨の表面を走り、内側縦アーチの緩いリンクである第1楔状骨と第1中足骨の間の関節に付着している。

これらのすべての筋は、足関節を通過する際に、支帯と呼ばれる深被覆筋膜の厚みによって押さえつけられている。通常、解剖学書では独立した一般的な構造として紹介されているが、実際は非常にユニークで個人差がある、下肢の「長いソックス」に似た構造の一部なのである。

外側コンパートメントは、腓骨の外側に位置している。2つの強力な筋膜の中隔によって束ねられ、長腓骨筋と短腓骨筋の2つの筋を含む（図4.10）。2つの筋はともに外果を滑車のように使用して、その後方を足へと下りる。短腓骨筋は足の外側の第5中足骨頭まで伸びており、第5中足骨を立方骨に向かって強く引くことで、外側縦アーチをしっかりと維持している。長腓骨筋は立方骨の下（外側縦アーチをサポート）、足根骨の裏側を覆い、第1中足骨と内側楔状骨の間の関節に到達する。そのため、長腓骨筋は足を回外させながら、内側縦アーチを下に押し付ける傾向がある。実際、これらの筋は足関節を屈曲して外返しする役割があり、それゆえに内反を防ぎ、足関節捻挫を予防している。

下腿部の最後のコンパートメントは、深後部コンパートメントである。大きなヒラメ筋と骨間膜の間に位置している。このコンパートメントを構成する3つの筋は長趾屈筋と長母趾屈筋の2つの長い趾屈筋、治療介入が非常に難しいがとても重要な後脛骨筋である。

下腿や上肢の筋の多くはとても興味深く、特に深後部コンパートメントの筋は羽状に配列

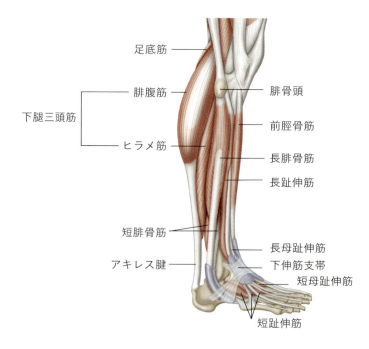

図4.10：横からは、3つのコンパートメントを見ることができる。下腿三頭筋を含む浅後部コンパートメント、腓骨筋を含む外側コンパートメント、そして長趾伸筋、前脛骨筋を含む前部コンパートメントである

され、筋線維が筋の走行に対して角度が生じている。これは、これらの筋がサイズの割にとても強靭であるが、一方で小さな可動域しかないことを意味している。したがってこれらの筋は次のようにして作用する。求心性収縮により、筋は足趾の小さな可動域を足部のプーリー＜訳注：滑車＞の周りを介して大きくしている。歩行時やジャンプからの着地、反対側の下肢がキックをする時に荷重側の下腿に見られるように、体重の動きを減速させる遠心性収縮をする。

これら3つの筋はすべて足関節の内果の後ろを通る。しかし、後脛骨筋だけが内果を滑車として活用し、内側縦アーチの下を通過し、距骨以外の足根骨まで到達している。このように、後脛骨筋は前脛骨筋と協力し、足部内側を床から持ち上げ、回外を維持し、回内を防いでいる。

長趾屈筋と長母趾屈筋は、つま先まで到達する間に交差している。そのためつま先を曲げると、2つの筋は近づくことになる。これはおそらく、人間が木を上るために足を使っていた頃の名残だろう。つま先を持ち上げれば、長趾屈筋と長母趾屈筋は離れる。そしてつま先を曲げると、物をつかむための屈筋の角度が原因で近づく。同じ現象は手の指でも起こる。

長母趾屈筋は、さらに内側縦アーチのサポートにも非常に重要な役割を果たしている。母趾を過伸展すると、足底にて足底筋膜の内側の端に沿って明確に長母趾屈筋腱が走っているのがわかる。施術者の母指をアキレス腱と足関節の後方内側の間にできたくぼみに入れて、下部脛骨の後ろに向かって押してみる。そ

の状態でつま先の屈伸を行うと、長母趾屈筋腱が足関節の後ろで動いているのがわかるはずである（注意：脛骨神経も位置しているため、優しく）。

図4.11を見れば、長母趾屈筋腱が脛骨の後ろから、距骨の後ろ、そして距骨の載距突起の下に入って踵骨の一部の下を通っているのがわかる（p.58図4.5も参照）。このように、この腱は身体の体重が主にかかる部位の下を走っている。足が地面から離れる瞬間は、内側縦アーチにかかる負担が最も大きくなるので、それをサポートするために長母趾屈筋腱が使用され、強く張る。

これらの筋を組み合わせることで、人間は、小さなサポート部分にかなりの体重がかかるにも関わらず、いくつかのユニークな方法でアーチを支えている。これらの組み合わせは

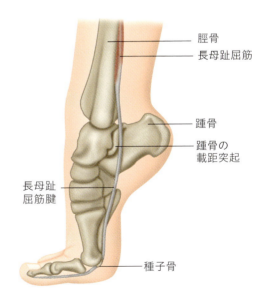

図4.11：長母趾屈筋は長趾屈筋よりもはるかに重要である。母趾の付け根にある種子骨を通っているため、腱膜瘤に含まれており、脛距関節の下を通る。特に歩行時に足が地面から離れる時には、内側縦アーチの張りを調整する弦のような役割を果たす

アーチをサポートするために、随時収縮したり、緩んだりしている。

スリング＜訳注：串り具＞：前脛骨筋と長腓骨筋は一緒になって内側縦アーチと外側縦アーチの下にスリングを形成する。このスリングの緊張がこれらのアーチをサポートし、後方横アーチをもサポートしている。このスリングはよく知られており、重要である。両方の筋とスリングはアナトミートレイン・マップのスパイラルライン（p.299）に含まれている。もしも、前脛骨筋が短すぎて長腓骨筋が過伸長していると、回外して高いアーチの原因となることがある。

アイストング＜訳注：氷つかみ＞：前脛骨筋と短腓骨筋はそれぞれ第1中足骨と第5中足骨の付け根の下部に付着しており、前者は後方、上方、外側、後者は後方、上方、内側へ引っ張っている。そしてこの2つの中足骨を足関節の方向に引っ張っており、足根骨がバラバラになるのを防いでいる。

ファイヤーマンズ・キャリー＜訳注：消防士などが人を担ぎ上げて運ぶ方法から生まれた格闘技の技＞（左右へのバランスのとれた緊張）：後脛骨筋は、足の内側から外側までほぼ到達している。長腓骨筋は足の外側から内側まで到達している。この2つの筋は外側と内側をお互いに引っ張っており、後方横アーチ、そして両方の縦アーチをサポートしている。

上記3つはすべて個々の筋の働きを補助している。それぞれ、外側縦アーチをサポートする腓骨筋群の働き、内側縦アーチをサポートする脛骨筋群の働き、そして内側縦アーチをサポートする長母趾屈筋の働きを担ってい

る。

■ 筋の働き

続いて、下腿部の筋の一般的な動作について見ていこう。これらの動作は、筋が下腿のどの部分で起始するか、または足のどの部分まで停止しているかにはほとんど左右されず、足関節を通過する正確なポイントによって左右される。前述したように、足関節は、背屈と底屈をする上部の距腿関節と、内返しと外返しをする下部の距骨下関節の2つの関節より構成されている。

これらの2つの動きの軸は図4.12で示されている。そしてほとんどの腱の配置も同様に示されている。距腿関節の軸の後ろに位置しているすべての腱は底屈のために、軸の前に位置しているすべての腱は背屈のために機能している。軸の内側にあるすべての腱は内返しのために機能し、外側の腱は外返しのために機能する。動きの軸からより離れたところにある腱は、より強力に外返しとして機能する。

外返しと内返しの軸は、足に対して厳密に縦に走っているわけではない。これにより、下腿三頭筋の踵骨への停止部が内返し軸にしっかりと固定される。これらの強力な筋はリラックスしている状態でも緊張を保持している。治療台に横になった患者の足は、内返しとなる現象が起こる。そのため、足の姿勢を観察するには、患者に膝をリラックスさせた状態で立ってもらうほうが、治療台であおむけになってもらうよりもよい。

最後に、われわれはすべての筋に対して起始から停止、あるいは停止から起始のいずれの方向にもリリースすることができる。多く

第4章　足と下腿

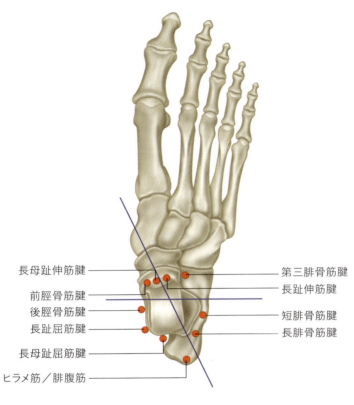

図4.12：足関節周辺の腱の配置によって、背屈と底屈、内返しと外返しにおける動きが決まる。腱の距離が軸から遠ければ遠いほど、動作においてはより強力に機能する。そのため、前脛骨筋腱は強力に内返しと背屈を補助するが、長母趾伸筋腱は背屈を補助していても、内返しはほとんど補助していない

の筋は、その名前や主な説明が近位から遠位の作用を強調しているが、それによって筋の両端からの筋機能の評価に悪影響を与えるべきではない。

　これは特に、下腿部においていえる。下腿部によって足を動かすだけでなく、より多くの場合においては、足の筋は足につながっている下腿部の安定に役立っている。約11個の筋は足から上に伸びて、下腿部のさまざまな側面を安定させている。背屈筋は「底屈を防ぐ筋」、そして内返し筋は「外返しを防ぐ筋」となる。患者を安定させて、しっかりと立たせたい場合は、このような筋の逆の動きを頭

足と下腿部の ボディリーディング

すでに述べたように、足は身体の残りのバランスをかなり左右する土台となる構造である。多くの関節がどのように整列しているかを見て、アーチへの、またはアーチからのサポートをチェックすることで、その関係をサポートできる。理想の足は、自由で、適応性があり、世界を動き回るわれわれの体重を自らの構造を通して地面に伝えることができる。

患者の足を見てみよう。骨盤に対して、どの方向を向いているだろうか。内側に回旋しているか、それとも外側に回旋しているか？
回旋している場合は、膝に視線を移してみよう。同じ方向を向いているだろうか。膝が捻転している場合もあるだろう。大腿骨が、脛骨と腓骨とは逆の方向を向いている（これに関しては第5章で取り上げるが、この時点で見ておくことは大切である）。もし大腿骨と脛骨と足がすべて同じ方向、同じ角度に回旋しているならば、問題の部位は股関節である可能性が高い。しかし、われわれはすべての関節を順番に見ていくことで問題の根源を見つけなければいけない。

回旋や「通常」とは違う変化の要素を見つけるために、しっかりと患者をチェックする必要がある。もしも足が回旋しているのを見て、すぐに股関節を回旋して矯正しなければいけないと考えるようならば、明らかに大きな絵が見えていないといえる。脛骨に対して足が外側に回旋している場合では、第5中足

骨の付け根が踵骨に向かって引っ張られているため、腓骨筋（特に短腓骨筋）や足底筋膜の外側の治療を考えなければいけない。さらには、小趾外転筋の組織も、外側へと引っ張られている前足の調整のために伸ばしてあげる必要があるかもしれない。

足の外旋は、しばしば内側縦アーチが弱まることで発生する。足の内側が統合性を失うと、内側の組織を過伸長するため、外側が相対的に短くなる。足部の回内は、踵骨の内側傾斜、下腿の内旋、足底内側の緊張などいくつかの要因によって生じるが、回内運動が組織を緊張させることはないので、回内運動自体が悪影響を生じさせることはないだろう。

アーチを見る時は、どの骨が傾いているかを明確にしなければいけない。アーチが低くなっている場合は、踵骨が内側に傾いているのかもしれない。さらに先に目を向けてみると、距骨や内側楔状骨が傾いている可能性もあるだろう。中足骨さえも傾くことがある。さまざまなパターンに合わせて戦略も変えていく必要がある。次に見ていくように、パターンによって関連する筋膜サポートも変わってくるからである。

アーチの統合性の感覚をつかむには、患者を立たせるだけでなく、関節の追従性を見て、少し膝を曲げてもらうのがよい。これはアーチがどのように動きに適応するかを見るためである。最終的には患者に歩いてもらうことで多くの情報を得ることができるが、すべてが素早く起こるため、仕組みにおいて何が起こっているかを見るには練習が必要となる。最初は情報を得る手段の1つとして始めて、時間をかけて練習してみるとよいだろう。徐々

第4章　足と下腿

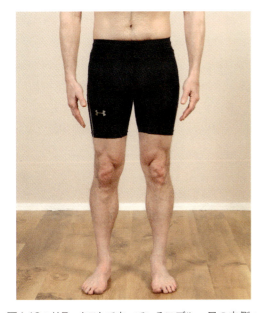

図4.13：リラックスして立っているモデル。足の内側への傾斜によって、一連の回旋が発生している。アーチのバランスは脚長差や、膝関節や足関節における回旋、骨盤の捻転や傾斜につながる可能性がある。これによってさらに上部に、骨盤の右方向への傾斜のような変化を起こすことがある。左右の足に均等に体重がかかっており、アーチは安定し、バランスが取れており、つま先は少しだけ外側に向き、脛骨粗面が第2中足骨のほうを向いている状態が理想的といえる

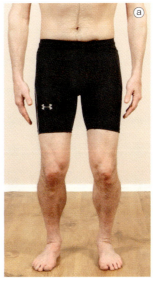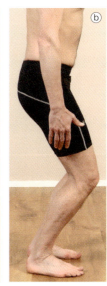

図4.14：ⓐ膝関節を屈曲した時、右膝が内側にドリフトしていて、それと同時に右足部の内側傾斜が増加している。ⓑ側方から見ると、右膝が左膝よりも前に出ていて、両足関節の背屈は制限されている。右足関節がより制限されていて、右足部はより回内している。足関節底屈筋群は、左足の足底の組織による治療により、左足部の回内に適応し足部が広がり、この問題の改善が得られる可能性がある

に小さな点がより明確にわかるようになると信じながら、何かしらを読み取るようにしよう。足が空中にある時や、踵が地面に着く時に何が起こるかに注目し、どのように足が進み、地面を離れるかを観察しながら、過剰な傾斜や回旋があるかを探してみよう。足はどのように膝と関連しているだろうか？　膝は内側に向かって振られているのか、外側か、それともまっすぐなのか？　そして次に、これらの動きをコントロールする筋腱のうち、何が筋膜の観点から短縮しているといえるのか、筋の観点から弱くなっているといえるのかを理解して、戦略を立てる。

　患者の足の上にあなたの手をのせて、内側アーチの下であなたの指を軽く曲げながら、患者にはフォワードランジを前後にさせると、足部がどのように重力と床反力に反応しているかがわかるだろう（Earls 2014と足部の該当部分）。

　写真のモデルを見てみよう（図4.13）。右足の内側縦アーチのサポートが左足よりも弱いのがわかるだろう。足全体が内側に向かって傾いている。右足は、左足よりも外旋している。これは、骨盤が右に傾斜している原因の1つだといえる。骨盤の右側は左側よりも低くなってしまっている。また、膝には捻転が見られ、大腿骨は脛骨に対して内旋している。

069

このモデルに膝関節を大きく屈曲させると、これらの症状がどのように身体を伝わるかがわかる（図4.14）。特に右膝は内側に向かって軌跡を描き、両方の脛骨粗面が第2中足骨の線上というよりも母趾の上に位置している。また、足関節の軌跡がどのような影響を受けているかもわかるだろう。

われわれはそれを基に、戦略を立て、どの組織が縮んでいるのか、伸びているのか、どちらの方向に治療を行えばいいのかを考える。前脛骨筋と後脛骨筋は弱く、そして長くなると、これらの組織は下方向に落ちて、相対的に短くなった長腓骨筋が内側縦アーチをさらに下に牽引し、短腓骨筋が第5中足骨の根元を外側に牽引する。アーチが高く、外側に傾斜している足の場合は、これとは逆のプロセスをたどる。

側方から見てみると、後足部の外側に制限を見つけることができる。足部のハーフドームを犠牲にしたため足部に対する脛骨のアライメントが崩れ、さらに右足関節の背屈可動域はまだ制限があるが、わずかに改善している。左足部はアライメントの崩れは少ないものの可動域はより低下している。

このように両側の足部が異なることは興味深いが、さらに足部の回内外を評価してみる。足部に生じている力を確かめるにはいくつもの方法があり（図4.15）、有効な情報が得られる。わずかに左右の足部を離したスプリットスタンスの位置で、踵を上げて後足部を床から離すように指示する。そうすることにより、前足部にかかる体重が増え、以下のような前足部および下腿に運動が生じる。

後足部を挙上させると、前方にある下肢の重心は踵から床に伝わるようになる。本章の最初の部分で記述したように、距骨と踵骨の位置がずれている場合には、踵骨は傾斜し、距骨は載距突起の方向にずれる。このほぞ穴とほぞの関係は距骨と脛骨および腓骨によるものであり、距骨の回旋は下腿骨および大腿骨にまで影響を及ぼす。足部には多くの組織が関係し、その関係については以降のテクニックのところでもいくつか紹介する。

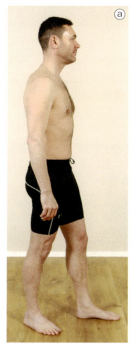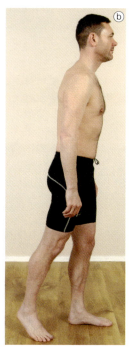

図4.15：立位回内検査。足部を前後に開き、体重を前足部に移動させることにより予測できるイベントが起こるかを確かめる。上半身をまっすぐ前方に移動させ、体幹の左右への回旋が下肢の動きに影響を与えることに注意しなければならない。ここで生じるのは、ほぞ穴とほぞにより生じるカップリング運動である。距骨の回旋は、脛骨と腓骨に同側方向の回旋を生じる。したがって、上半身を左右に回旋させることにより下肢の運動がどのようになるかをチェックするとよいが、ここで注意すべきは、この運動はトップダウンの反応であり、歩行時の踵接地時に生じるボトムアップの反応とは異なることを認識する必要がある

足と下腿部のテクニック

■ 足部を開く

　患者からの情報を最大限にするために、彼らが動いている間に触診を実施する（図4.16）。この方法はマニュアルセラピーの専門家にとって新しい経験となり、ボディリーディングを始めたばかりの方にとっては、明らかになることはほとんどないかもしれない。リラックスして一度に1つのことだけに注目する。体重が踵骨にかかる時には、踵骨の傾斜だけに注目し、そして足部のハーフドームの開きに適応する。距骨は内旋し、下肢の他の関節はそれにより運動が生じる。踵骨、前足部、脛骨、大腿骨の上に次々に手を当てて、それぞれの骨の位置関係とリズムを感じなさい。距骨は脛骨と腓骨よりも多く回旋し、また脛骨と腓骨は大腿骨よりも回旋する。そして、この順序での運動のバリエーションについて確かめること。患者が運動を正しく行わないことや、関節に問題がある場合、そして運動をコントロールする能力に問題がある場合がある。

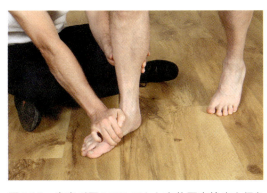

図4.16：患者が図4.15に示した立位回内検査を行う時、足部の上に手を当てて、踵骨、距骨、脛骨、大腿骨の動きを感じること。踵骨が筋膜の中で内部に動き、ハーフドームが開くにしたがい、足底組織のスプリングと適応を感じること。そして、踵骨の傾斜と距骨関節のカップリングにより、足部から上方に一連の回旋が生じることを確かめること

もしそれぞれの運動量について不確かであれば、適切な指標を持つようにするとよい。

　新しい患者にこの評価を行うことにより、徐々に自信は膨らむとともに、ほとんど動きが生じない関節の運動制限を感じられるようになる。そして、この運動制限を改善するような動作や運動の技術があれば、その適切な筋力強化を行うことになるだろう。しかし、それについては本書の範囲を超えている。

　運動を触診することは全身の運動の感覚を得るとても良い方法であり、身体の運動とその対策を理解するための多くの扉を開くことになる。あなたは踵骨が筋膜の袋のようなものの中で内側に動くのを感じることができるか？　その動きを足部が邪魔をしていないか？　足底の組織はどのように過度の体重を受け入れているか？

　これらのそれぞれの質問は次に行われるべき技術の潜在的な回答となるだろうが、それに加えて何も感じない部位におけるわずかな動きを探索すべきある。この時に、あなたができることはあくまでも患者の許容する範囲であり、加齢、外傷、バランスやその他の問題のために弾性が低下している時には、立位や足部の関節を動かす能力に制限がある可能性がある。さらに、重力はかなり強力であるので、治療台の上での評価や治療に比べてより多くのエネルギーが身体に付加されるために、少しずつ休みながら行うことは安全のために必要な原則である。

　足と下腿に対する治療に近づいた時、足部を両手で掴んで運動を確かめておくこと。関節、つまり距骨や距骨下において、それぞれ

の運動をさせてみること。回内から回外、底屈から背屈を行うことにより相対的な抵抗を感じ、それぞれの中足骨にどのように運動が生じるかも確かめること。これは知的なプロセスではなく、足部に運動を生じさせ、その力に対する反応を感じることである。患者の組織の状態を知ることになり、関係を発展させ、そして理解させることになる。

初めて行う時には、患者への自己紹介以上の何ものでもないかもしれない。しかし、これを数人の患者に対して繰り返すようになると徐々に得られる情報は多くなり、抵抗や制限がどこにあるのか評価できるようになり、より実践的で正確で、直接的で、より実のある介入に導いてくれるだろう。

このプロセスを繰り返すことにより、関節からの情報が明らかとなり、患者はよりリラックスできるようになる。ただしやりすぎに注意すること（図4.17）。この部分は本書のすべてのセッションにおいて共通であるが反復することはしないので、心に留めておいてほしい。もし考えることができなければ、次に何をすべきであるかに迷った時には、新しい情報を集める機会（あるいは、患者に対して何らかの評価や治療として満足されることを行う）となるだろう。

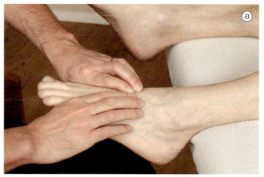

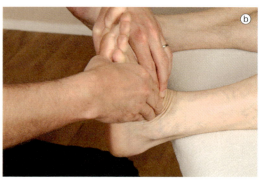

図4.17a,b：両手でしっかりと足を握り、施術者の母指で足底をコントロールすることで、足の関節や、さらには股関節のような身体の上部の部位までをも評価することができる。足が動く方向、動かない方向のわずかな変化に「耳を傾けながら」、足をゆっくりとさまざまな方向に動かしてみる

第4章　足と下腿

■ 足関節の支帯をほぐす（スーパーフィシャルフロントライン）

すでに、支帯が下肢の「長いソックス」の一部であるという話はした（図4.18）。この「ソックス」こそ、深被覆筋膜であり、3層目の皮膚、つまり筋膜の容器、そして、サポート構造である。

足関節の前面を通過している腱は、しばしば支帯の後方のひだに固定されて、自由な動きが制限されてしまうことがある。リリースするには、施術者は支帯が含まれている深被覆筋膜に働きかける。患者が足の下の腱を動かすために、底屈や背屈運動に合わせて、深被覆筋膜を上部に持ち上げるようにする（図4.19）。つま先の付け根から足関節の数センチ上の位置まで働きかける。

身体のすべての部位が効率的に機能するためには、それぞれの層が自由で、独立していなければいけない。しかし、足と足関節には多くの負担がかかることになるため、これらの部位は特に固まってしまう可能性が高い。それぞれの層を「ほぐす」のに時間を割くことは、手術後や捻挫によって固定化した部位に対し、非常に有効である。この部分の腱を囲んでいる腱滑膜鞘の層にまで、動きが限定されることに加えて、患者が腱を動かすのと同時に鞘をロックすることで、ある種のフロス効果が生まれて、固定化を解消できることがある。

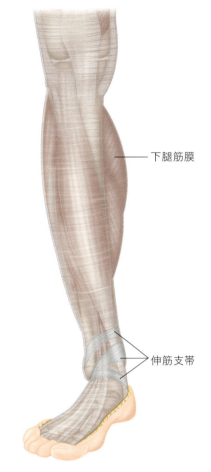

図4.18：支帯はしばしば、一連の独立した構造として示される。しかし実際は深被覆筋膜内の厚くなった部分である。これは身体の周りにある連続したカバーであり、異なる場所により異なる名称が付けられている。下肢では、下腿筋膜という

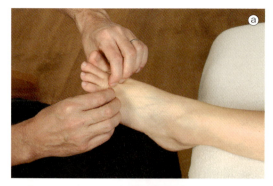

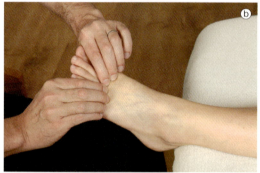

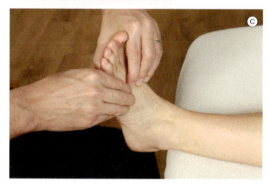

図4.19：ここは深被覆筋膜の触診を練習するのに理想的な部位である。層を1枚ずつ越えていこう。押圧によって脂肪層に入り込んでいくにつれて、異なる質感を感じられる。そして深被覆筋膜に到達した際の抵抗を感じ取ろう。足の甲でこれらの層のそれぞれに指先をロックする。組織の質の違いだけでなく、それぞれの層を動く際、施術者は患者の足やつま先に対して持つコントロールの違いも感じることができる。ボディワークの経験がある人や、敏感な患者を相手にする場合は、特異性や技術の構築のため、フィードバックをもらおう

テクニカルヒント

　1つの対策は、表層の自然な運動を用いることでそれらを遠位に伸ばすことである（図4.19）。これによりスムーズになり、より深層の表面を感じられるようになる。まず、その中に指を沈め近位方向に移動させよう。対側にある皮膚と脂肪が緩むため、これらの組織に対する抵抗が少なくなり、目的とする組織との接触が簡単にコントロールできる。この方法は患者の正しい層への触診を改善させるのに有効であり、より正確に層と接触でき、患者にとってもより快適となる。われわれはこの接触の方法を確立すること、つまり最初に表層を対側方向に動かすことは、よい習慣であると推奨する。

■ 5本の中足骨を感じる

足の21本の骨は、歩く面や靴に応じて変化し、適応性を持つように設計されている。固形で靴底が硬く、足に合っていない靴、けがや損傷、または単に主に不毛の土地を歩いてばかりいると、この能力を失ってしまうかもしれない。

足への導入として、中足骨頭付近を持って、前後に1本ずつ動かしてみる（図4.20）。相対的な自由度を比較してみよう。第4、5中足骨が最も容易に動かせるはずである。第3、4中足骨、第2、3中足骨と進むにつれて徐々に制限が大きくなり、第1、2中足骨の間はわずかしか動かすことができないだろう。評価段階で、他の部位と比べて動きが少し硬い部分に関しては、同じ方向に優しく動かすとよい。より深い層に働きかけるには、指先を間に沈めて、影響を受けている虫様筋と骨間筋をリリースする（図4.21）。

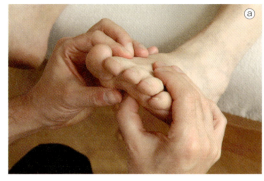
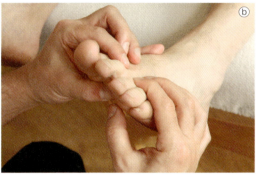

図4.20：それぞれの中足骨を順番に持つ。交互に前後に動かし、骨同士の関係を調べる

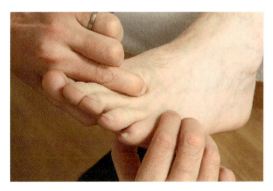

図4.21：中足骨の間に働きかけて、虫様筋をリリースする

■ 足底筋膜(スーパーフィシャルバックライン)

この厚みがあり、重要な結合組織は、しばしば踵骨をリリースし、明らかに高すぎるアーチを修正するために治療する必要がある。しかし、足底筋膜のゆがみは、異常がある足のほぼすべての場合において起こっているといってよい。当然ながら、この部分は神経が集中している部分でもあるため、痛みを伴う可能性がある。気を付けながら、身体の構造の十分な知識を持って治療することにより、患者と良好な関係を保つことができる。

患者は背臥位か腹臥位で、足が治療台の端から出る姿勢とし、自由に底屈と背屈ができるようにする。施術者は治療台の端に膝を付けて座り、拳を使って、組織に沿って治療する。施術者の肩と肘、そして接触点がすべて垂直平面にくるようにして、骨を通して直接的に体重を伝えることで、軟部組織への負担を軽減する。

治療は、肩と肘、そして手関節を固定して、体重を前に、患者の足底の組織へ向けてかける。それから肩を持ち上げて、拳が下に向くように角度をつける（図4.22）。肩だけを持ち上げるのではなく、体重を反対側の坐骨結節へと移すことで肩を持ち上げる。このような身体の使い方（拳で押すのではなく、身体の上の方で安定した力を生み出す）をすることで、ストロークがより優しくなり、患者にとっては通常であれば軟らかくて敏感な部位に対するストロークを受け入れやすくなる（図4.23）。できる限り、このテクニックを試してみよう。患者を助けるだけでなく、施術者の身体にとっても最大限、行いやすい治療であるといえる。

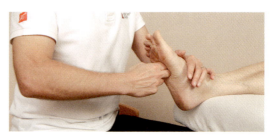

図4.22：接触点と手関節、肘、そして肩が同一平面上に一列に並んでいる。これにより、簡単に患者の組織に体重を伝えることができる

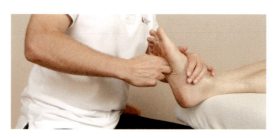

図4.23：体幹を持ち上げることによって肩を挙上すると、拳を下に向けることができ、負担のない接触を保つことができる

わずかにラインをずらしながら、2、3回のストロークで対象部位を治療する。中足骨頭に付着しているそれぞれのラインを見逃さないように気をつける。組織をリリースし、変化を教え込むために、患者に底屈、背屈を行ってもらう（図4.24）。身体を上から被せるようにして、下に向かって押すほうが、組織を引っ張り上げるより、体重を利用するので簡単である。次に、患者を腹臥位にさせることで、治療の方向を変えて、身体に楽に治療を行うことができる。

第4章　足と下腿

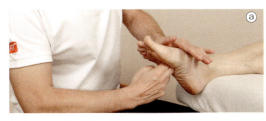
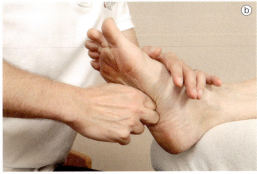

図4.24：足底組織の深い層に到達するために、足関節をやや底屈させて、表層組織を緩め、そして足関節を背屈させる

■ 足底筋膜の外側索（ラテラルライン、スーパーフィシャルバックライン）

踵骨から第5中足骨を走り、これら2つのランドマークを保持している側索は、足の外返しと、アーチの崩壊の両方に関連する。この足底腱膜の側索は、踵骨と第5中足骨を互いに近い位置に保持している。

距骨と踵骨に対する前足部の外返しは、本章の前の部分で説明した通り、ハーフドームを開く運動と連動している。左足の踵接地はいくつかの問題の原因となる可能性がある。足底腱膜は足部の骨構造からほとんど支持されないし、床反力は異なる角度で身体に作用し、膝関節により外反力として作用し、股関節や仙腸関節のメカニクスを変化させることがある。

患者を側臥位にして、治療する足部を上にする。1本の指節間関節を使って、すぐに見つけることのできる踵骨と、第5中足骨の付け根のちょうど間を走っているこの組織を治

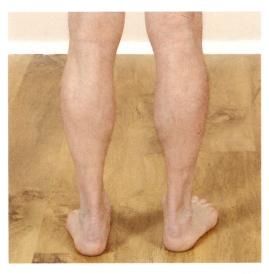

図4.25：参考。踵骨が内側に傾斜すると、脛骨に対して足部は相対的に外側に回旋する

療する（図4.26）。これらの骨は、ベッドから1〜2cm浮いている。踵の下のベッドが硬すぎると、治療が難しくなることがある。

　もしもスペースがあるならば、両手を使って、両手の拳を合わせて、示指の近位指節間関節を左右に引き離す（図4.27）。短腓骨筋も第5中足骨の付け根に付着している。そのため、これにより前述したように短腓骨筋と踵骨外側の間を伸長させることができる。

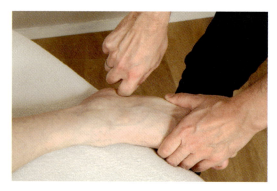

図4.26：片手による足底腱膜外側索の伸長方法

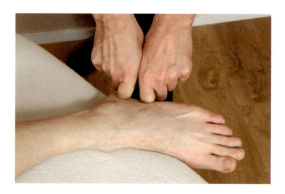

図4.27：両手による足底腱膜外側索の伸長方法。拳の側方を当てながら傾けることにより、両拳を離しながら伸長させる

第4章　足と下腿

■ 踵を解放する（スーパーフィシャル
バックライン）

　患者の体重のほとんどが外果よりも前に乗っている状態だと、踵骨の後ろを通る組織に余分な張りを与えてしまう可能性がある（図4.28）。そしてこれこそ、スーパーフィシャルバックラインの一部として、足底筋膜がアキレス腱につながっている構造である。これにより、踵が前方に向かって押され、足の前方部分と比較して明らかに踵が短い現象が起こる。踵骨が弓矢だとすると、その後ろを通過するピンと張った組織が弓の働きをして、足の前方に向かって「発射」している現象に類似している。

　足をサポートする三脚（前方アーチと踵からなる）の中心に重心をうまく戻したいのであれば、まずは後方部のサポートを強化しなければいけない。そうでなければ、より安定しているように思われる前方に傾斜している姿勢に戻ってしまう。

　足底筋膜の伸長は1つの方法である。組織が少しずつでもリリースされるように待ちながら、踵骨の前方部を時間をかけて押圧してもよい（図4.29）。しかし、踵骨の周囲の組織にも触れておきたい。

　足関節の両側のいずれかを押す際、示指の指節間関節を使って、アキレス腱から下りてきて、外果から、あるいは足の前方から踵にアプローチしている組織の制限を解く（図4.30、4.31、4.32）。施術者が押すたびに、患者は踵を下方に伸ばして、この部位を広げることができる。

　踵が完全に後方に戻る前に、その他にもリリースしなければいけない組織がある。腓腹筋、ヒラメ筋、ハムストリングス、そして仙結節靭帯、または脊柱起立筋でさえも対象となる。つまりは、スーパーフィシャルバックラインでつながるすべての要素である。骨盤がより平行に足の上に乗るように、身体の前面の筋筋膜を持ち上げてやる必要があるかもしれない。踵が少し解放し、後方に移動するだけでも、足が身体全体に提供しているサポート力に大きな変化が生まれる。

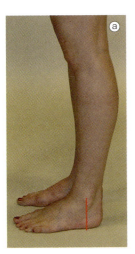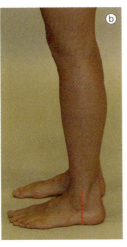

図4.28：短い踵ⓐと 通常の踵ⓑの拡大比較

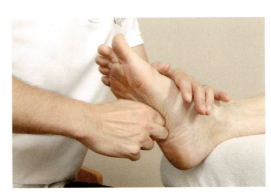

図4.29：踵骨の前面を指節間関節で押圧する。「軟らかい指節間関節」を使って、踵骨の前方を押しながら、その周囲のサポート組織が踵骨を後方に向かってリリースするのを待つ

Chapter 4　The Foot and Lower Leg

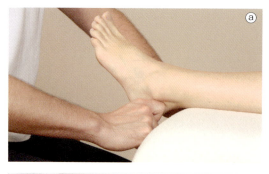

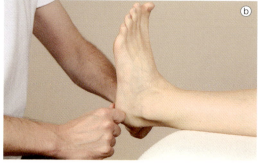

図4.30：アキレス腱の前方の組織を把持して、下方向へ引く。ストロークは踵骨の下方まで到達する。脂肪の部位までではなく、踵骨の下まで行う

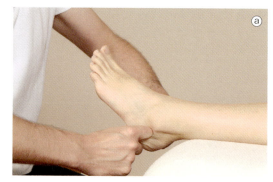

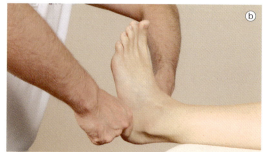

図4.31：外果のわずかに下から始めて、踵骨に向かって後下方に引く

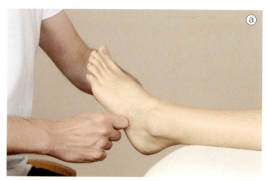

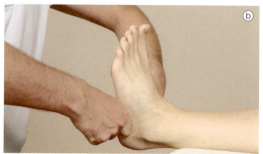

図4.32：踵方向より0度、45度、90度の角度で引く

■ ボディリーディング、さらに1歩進めて

これまでいくつかのテクニックについて見てきたので、それらの背後にあるわれわれの機能的意図ついて理解が深まったのではないかと思う。

ボディリーディングでは、足部の回内について評価したので、ここでは回外について評価する。足部の回外は距骨の外旋に伴い前足部が閉じるようになり、足関節が背屈し、足趾を伸展させることにともない、いくつかの足関節底屈筋群の緊張が増加する。われわれは足部の回外に関するいくつかの観点について、対側下肢を足部の前にステップさせることにより、足部の回外について評価することができる（図4.33）。対側下肢のステップにより骨盤を回旋させ、距骨までの立脚を外旋させ、立脚足部の回外に繋がる。

図4.33a,bをよく見ると、図4.26と4.27（共にp.78）で見た足底腱膜外側索が長くなり、前足部の姿勢がとれている。もしこの組織がタイトで制限があると、足部が歩行の遊脚にて回外に戻る能力が制限されるだろう。回内位で足趾が床から離れることは患者の足趾、足底腱膜、あるいは膝関節のアライメントの問題と関連がある可能性がある。

図4.33のモデルは左足部の回内で可動性が低下している。それほど重症ではないが、下肢の柔軟性を回復させるために、踵骨を緩め、足底腱膜外側索、足関節底屈筋群、そして特に足部の内側と外側に付着する腓骨筋群、さらに次に話題となる短腓骨筋に着目して治療を行うとよい。

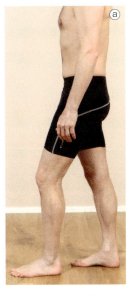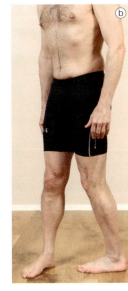

図4.33：立位回外検査。評価する前足部を前にして患者を立たせて、他側の下肢を前から横切るようにステップさせる。この図では右下肢のステップは骨盤を左に回旋させ、左脚の大腿は外旋し、それにともない脛骨と腓骨も外旋し、ほぞ穴とほぞの関係により、距骨は外旋して足部のハーフドームの同じ方向への運動を助ける。足関節が背屈することにより、施術者が足関節後方と踵骨、足底腱膜外側索を評価することが可能となる。この患者の左足部の回外能力が低下していることが、ⓐとⓑにおいて足部外側がほとんど変化していない点から推察できる。足部の回外が不足している時に、上記のような問題が生じ、膝が回旋しなくなる。もし足部で回内と回外が適切にできていなければ、例えばシューズや装具などその他の問題により制限されていれば、下肢の回旋は特に大腿骨と脛骨の連結部に生じ、その部分における回旋機能が注目されることになるだろう

■ 足の「操り糸」の治療

図4.12（p.67）は足関節の2つの面（背屈・底屈／外返し・内返し）を越える際の足の腱の各配置を示している。2つの面が操り人形を支えるような役割を果たし、腱が足という操り人形を動かす糸であると考えることができる。

片方を持ち上げることで、もう一方が下がることがわかるだろうか？　足底屈筋は背屈筋を中和し、回内筋は回外筋を中和する。このイメージを覚えておくと、特にアーチと距骨下関節の動作のバランスを取るという意味において、1回1回のストロークの意図を思い浮かべることができるだろう。例えば、内側縦アーチが低くなっている場合に、距骨下関節の内側面の筋を持ち上げて強化して、外側の回外筋を下げて、緩める。適切な方向に組織を治療することで、このような効果を生むことができる。

この図によって、回内と回外の運動と足部の踵接地から生じる下方からの運動と、骨盤の回旋による上方からの運動による反応について思い出すだろう。また、足部の回内は前脛骨筋を伸長することにより生じ、回外が生じるためには、足関節底屈筋群と外側コンパートメントによる十分な領域を確保する必要がある。

足の筋筋膜のグループごとに、標準的なアプローチを次に示す。しかし、それぞれの患者が示すパターンに応じて、治療の方向や集中的に治療を行う部位を変える必要がある。

■ 前部コンパートメントのリリース（スーパーフィシャルフロントライン）

より深い組織に潜る前に表面的な組織をほぐすという一般的なパターンに従って、われわれは最初に前部コンパートメントの3つの筋を含む筋筋膜を開いて、評価したい。外側の手の拳を使って、前部コンパートメントの組織に働きかける。この部分に対しては、持ち上げて、足の内側に真っすぐに引き上げて、内側縦アーチのアシストが必要な場合がしばしばある。それゆえに、ストロークの方向は頭に向かって、上方向である。

もう一方の手の拳を同時に使って、脛骨の前面の治療と組み合わせてもよい。この組み合わせを試みるなら、深被覆筋膜にのみ働きかけ、骨を覆う骨膜を押さないように気をつけ、患者にとって不愉快とならないようにする。

片手と両手を使うテクニックの両方共、足関節の上から始めて、下腿筋膜の層に集中して支帯を押し、支帯とその下の腱の間の自由度に耳を傾ける。患者に足がベッドからはみ出すように横になってもらい（図4.34、4.35）、ゆっくりと底屈、背屈をしてもらうことで治療が楽になる。特に患者に一定のパターンを保ってもらいたい場合には、患者の関節を回外や回内とならないように、できるだけ中立な動きになるように、一方の手で動きを誘導してもよい。

次に下腿の前面を脛骨上部の少し下、脛骨粗面の高さ周辺までストロークする。骨が浅い部位に近づく際には、圧迫や結合の深さを調整すること。

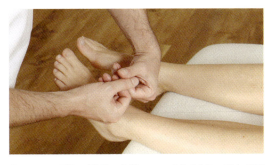

図4.34：下腿の前面の曲線にマッチするように手を「屋根」のような形にする

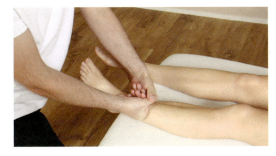

図4.35：拳を柔らかくして、脛骨前面と前部コンパートメントの両方の組織を押す

■ 前脛骨筋、長母趾伸筋、長趾伸筋（スーパーフィシャルフロントライン）

これらの筋のより深くに入り込み、より狭い特定の部位の治療を行うには、指や指節間関節を使う（図4.36）。これらの部位の組織の密度のため、より安定している指節間関節や可能であれば肘の使用も推奨される。

下腿筋膜沿いの最初のストロークで得た情報を用いて、筋の全体の長さに集中しながら、制限や不自然な密度を感じた部位に注目する。回内させた前腕の尺側を用いて、組織の全体の長さに沿った治療が可能である。周囲の軟部組織に対してリリースされていない筋に対処するには、指節間関節か指先を用いる。

患者が行う動きは、この場合も背屈と底屈である。前脛骨筋の一部に対しては、内返し運動や外返し運動が有効だろう。もしも患者の動きに合わせて、接触部位の下で組織がどのようにリリースされているかを感じ取れば、補助的役割の手を使って、収縮している組織を最も引き伸ばす方向に患者の足を導くことができる。

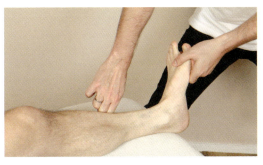

図4.36：前腕を回内させて、上腕、前腕、手関節を通して力を伝える。指関節を使うことによって、より深い接触が可能となる

方向について：前脛骨筋は筋膜の中でいくつかの方向に治療を行うべき筋の1つであると考えている。前脛骨筋の上方への治療により内側アーチを上昇させ、足部の回内がスムーズに行えない場合には下方への治療が有効である。

この部位でチェックすべき重要な点は、前脛骨筋と脛骨の間に隙間があるか、ないかである。下腿に痛みを訴える患者はしばしば、筋が骨にはさまった状態になっており、2つの構造の間にある程度の独立性を確保するために引き離さなくてはいけない。短期的には非常に大きな恩恵があるように思えるが、再発を繰り返す症状がある場合には、アーチや足関節が問題であることが多い。そのため、患者の歩行を確実に評価する必要がある。したがって、きちんと評価できる施術者を紹介するとよいだろう。

■ 外側コンパートメントと腓骨筋（ラテラルライン）

外側コンパートメントに含まれる構造的な2つの治療部位とその目的は、内側縦アーチのバランスを回復させることと腓骨筋群とヒラメ筋の間の筋膜の中隔を解放することである（図4.37）。前脛骨筋に対して行った治療の意図と連続性を保ちながら、長腓骨筋を治療することにより、ほとんどの場合において内側縦アーチを持ち上げる。または稀に、アーチを下げる。

これらに付随して、筋膜の中隔の後方において腓骨筋群とヒラメ筋、前方において腓骨筋群と前方コンパートメント、そして短腓骨筋と深後方コンパートメントに対する治療を行う。

これらの筋は針金のように強靭であるため、正確で、施術者の思い通りにコントロールされた接触が要求される。特に腓骨神経を避けるように注意する。押圧により、神経痛を引き起こすような場合には、すぐにやめる。また、腓骨筋への集中を維持するために、外果と腓骨頭の間の真っすぐなラインに沿って治療する。

患者は、足関節を背屈、底屈し、足部を内返し、外返しなどをしてもよい。

方向について：長腓骨筋に対する最も一般的な方略は前脛骨筋に対して選択した治療方向と反対方向にすることである。これら2つの筋は足部の下でスパイラルラインの一部としてスリングを形成し、距骨下関節の回内と回外のバランスを助けている。

■ 短腓骨筋（ラテラルライン）

短腓骨筋は長腓骨筋に比べて短く深層にある筋である。アナトミートレインでは急行列車（expresses：多関節筋）に対して、普通列車（locals：単関節筋）と表現され、より厄介で制限因子となりやすい。この深部にある筋に対して接触をより限局して、筋膜の中隔で長腓骨筋のどちらかの側に指先を入れていき、圧搾することにより、指先で筋腹を深く把持する。筋膜を上方に持ち上げ、患者にゆっくりと足関節を背屈させ、足部を内返しさせる（図4.38）。

方向について：この治療は両方向に行われる。組織の深部では長い連続したストローク

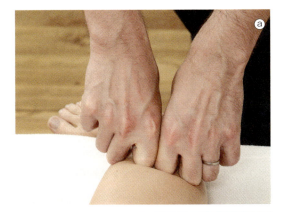
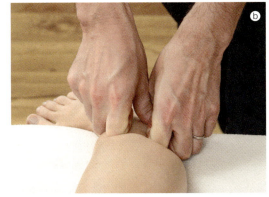
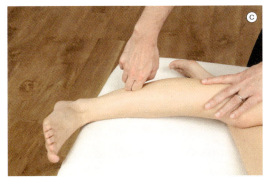

図4.37：ⓐⓑ指節間関節や指を使い、腓骨筋沿いにストロークを行うことにより、前方コンパートメントと後方コンパートメントを分離し、その間にある筋膜の中隔を治療する。ⓒそして、長腓骨筋に対する治療として、患者の足部の形状を参考に足関節方向あるいは腓骨頭方向にストロークを行う

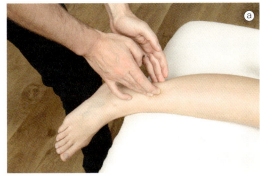
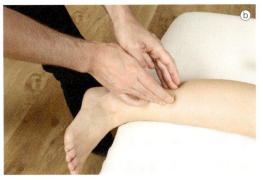

図4.38：患者の足関節が背屈し、足部が内返ししている場合には、長腓骨筋の周りに指先を沈めて、短腓骨筋を上方に伸長する。外果の数センチ上から下腿のおおよそ真ん中まで、いくつかのストロークを用いて反復する

が不可能であり、限局したストレッチが行われる。上方にロックさせる運動により遠位の組織と固有感覚受容器は刺激され、下方にロックされる（図はない）ことにより、表層の筋に対する治療を行う。このような方法により、筋膜の両端に注目し、リリースするように努める。

■ 浅後部コンパートメント：腓腹筋とヒラメ筋（スーパーフィシャルバックライン）

下腿の浅後部コンパートメントにはヒラメ筋と腓腹筋の両方が含まれる。腓腹筋はより表層に位置し、より長い筋膜を持っており、足関節や膝関節を越えて広がる。これらの筋は、不良姿勢から影響を受ける。施術時に力を加える方向は、上でも下でも問題はないが、FRTにおいてより一般的なのは、踵方向、すなわち下方向である（図4.39）。この組織を上方向にストロークする場合には、患者の足元に立って、同様の手順、同様の手の形を用いる。

表層組織に働きかけるテクニックでは、軽く握った両手の拳を用いる。患者の下腿中央部を押す近位指節間関節の真ん中に体重をかけるのではなく、中手指節関節側（患者の下腿側面）にかける。そのほうが、施術者の手指伸筋にかかる負担が少ない。下腿筋膜へと沈み込んで、そこからさらに深くに沈み込ませる。患者の下腿後面を押圧しながら、患者にゆっくりと足を底屈、背屈してもらう。

治療中、さらに深層に孤立していて硬い組織を見つけることがある。そのような部位に

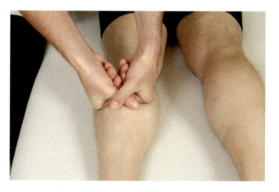

図4.39：後方コンパートメントに対して、片手または両手の拳を使う（肘や前腕で容易に代用可能）

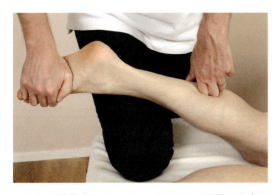

図4.40：浅後部コンパートメントのさらに深層を治療する際には、患者の膝関節を屈曲させるように補助して、腓腹筋をリラックスさせる。近位指節間関節を使って、制限されている部位を特定する。背屈は、これらの部位をリリースする手段として使える。この肢位で、自動的あるいは他動的な背屈を加えてもよい

集中するためには、患者の下腿を施術者の大腿部や補助枕などで支えるとよい。そうすることで、患者は自由に足を動かすことができる。さらに、腓腹筋をリラックスさせ、筋長を短くさせることにより、より快適に深部の組織へと入っていくことができる。そして、近位指節間関節や指先を目的の組織に固定しながら、患者は治療部位に負荷を加えるために、足関節を自動的あるいは他動的に動かす（図4.40）。

■ 深後部コンパートメント：後脛骨筋、長母趾屈筋、長趾屈筋（ディープフロントライン）

　下腿の筋の中で最も深くに位置するこれらの筋は、脛骨の後ろにある。骨の裏側と骨間膜に付着しているため、施術者にとっては届きにくい位置にある。これらの筋の腱は、内果を通過する直前の遠位端付近では、簡単に触れることができる。しかし、筋外膜がより自由で柔軟な近位のほうが、はるかに大きなリリース効果が期待できる。

　深後部コンパートメントの近位部位に到達するには、脛骨の内側面から指でアプローチする（図4.41）。そのための最善の方法は、指で押すのではなく、補助するほうの手を使って、患者の下腿を施術者の手指に向かって押す方法である。こうすることで指の力を抜くことができ、患者に取っては受け入れやすくなる。

　ストロークの方向は一般的には上方向とな

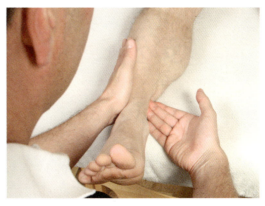

図4.41：患者の下腿外側に当たる手（左手）で、下腿内側の手指（右手）に向かって押す。こうすることで、深後部コンパートメントの組織への接触がよりリラックスしたものになり、この部分に入りやすくなる。写真のポジションは、組織を上方向へ持っていくのに最適である

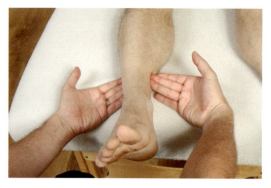

図4.42：内側の手指（右手）を脛骨の後方に、外側の手指（左手）を腓骨筋群とヒラメ筋の間の中隔に当てることで、深後部コンパートメントの両側に働きかけることができる

る。このコンパートメントの組織を持ち上げて、落ちてしまったアーチをサポートする。下腿をサポートしながら、患者に足関節を底屈、背屈させることにより、自然な運動軌跡を取り戻すことができるだろう。

さらに深部へのストロークを行うには、コンパートメントの両側から両手で同時に力を加えるとよい（図4.42）。先程と同様に、内側の手指は脛骨後側を、外側の手指は腓骨筋群とヒラメ筋の間の中隔をストロークする。施術者の手指をこれらの筋の間で十分深くまで入れると、患者の下腿の両側から当てている両手の指の間に、大きな深後部コンパートメントを感じることができる。この部位が特に開いている患者でなければ、接触は筋に直接的ではなく、深被覆筋膜や筋群の周りにある筋外膜に制限される。そして、この深さでも、前述の方法により治療が可能である。

方向について：深後部コンパートメントを上方あるいは下方に治療する方向は、その治療部位と足部に対する影響により決定される。足部が内側に傾斜し、回内に伴い外旋する場合には、上方に治療を行い、甲高の場合にはその反対方向に対して治療を行う。施術者は足部がやや扁平になっているにもかかわらず回内しない足を治療する場合もあり、時折構造パターンあるいは機能的傾向のいずれかにより治療方法を決定することがある。このような足部の場合には衝撃吸収能が低下しているため、足部だけでなく下肢や骨盤、さらにはそれよりも上方の身体にもストレスとなることがある。選択が必要となる場合には、患者の全体像を考慮し、どちらがより大きな問題であり、どの程度の期間治療することができるかという要素も影響する。一般には1回の治療で長期効果を得ることは難しく、上方への治療はサポートされるという感覚が得られるので安全策であるが、患者の感覚も重要な要素であり、両方に短いストロークによる治療を行い判断することも重要である。これらのことは患者の身体像に対する意識にもある程度影響を受ける（図4.43、4.44）。

治療を行う際は、手関節を真っすぐに保っておくことが重要である。アプローチするための角度を考えれば、この部位に対して体重を利用することは困難である。そのため、上半身の力がある程度は必要となる。肘を広げて、接触点のわずかに後ろに置いておくことで、最大限に身体を前屈させて、上方向へのストロークができる。

■ 膝のトラッキング：統合性の補助と再教育

股関節や膝関節、足関節に対して有益な再教育を行うには、まず患者を立たせ、最初に膝関節を屈曲した際に、膝関節が第2中足骨の上を通るかどうかにより評価する（図4.45）。患者の個々の構造により、膝は内側か外側にずれる場合が多い。第一に、患者の足の位置を第2中足骨が平行になっているように立たせることが重要である。また、膝関節を屈曲する時には、骨盤が前後に傾斜せずに、中間位にとどまっていなければいけない。

ボディリーディングを行っている時には、施術者は患者の膝蓋骨のすぐ上の大腿部に両手を当てる。大腿の外側から指を大腿後面に伸ばして、ハムストリングスの腱を保持し、コントロールする。そして患者に、先程のように膝関節を屈曲してもらう。施術者が患者の膝の周囲や上部の組織をコントロールして、膝蓋骨が第2中足骨の上を通過するようにする（図4.46）。通常、この操作は容易である。難

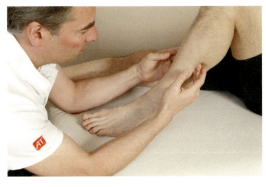

図4.43：下腿部への施術の代替法。大腿部については、さらに安定させる必要がある

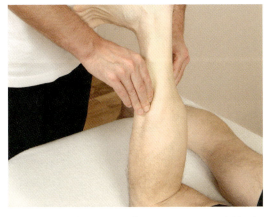

図4.44：腹臥位は、上方向へのストロークを容易に行うことができる。しかし、背臥位に比べると、足関節の動きが分離される

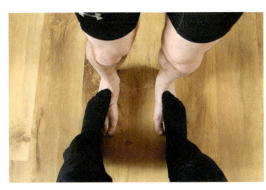

図4.45：患者を目の前で立たせる。患者の姿勢を安定させるために、施術者が患者の足を固定させてもよい

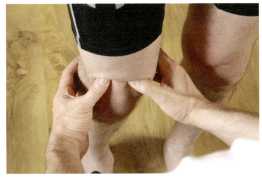

図4.46：膝のトラッキングは第2中足骨の内側か外側にずれている場合がある。手を使って、患者の第2中足骨の上を通るように導く

しいのは、膝関節を伸展させる際である。膝関節が回転するのを防がなければいけない。大腿をつかんで、膝が回施せずに、真っすぐ伸びるようにする。また、局部的なストレッチを行うために、ハムストリングスの腱の周りの組織に働きかけてもよい（図4.47）。

上記のプロセスを、両足で繰り返す。次に、補助なしで、正しいアライメントを維持させながら膝関節を屈伸させる。患者の股関節や膝関節のアライメント（またはその両方）が改善した場合には、患者にこのエクササイズをホームワークとして与えてもよい。

アーチが落ちてしまっている患者に対しては、このテクニックを補足する便利な手技がある。患者を立たせた状態で、後脛骨筋の停止部に接触する（図4.48）。わずかな刺激を与えて、患者のアーチを持ち上げよう。施術者の意図は、筋に刺激を与え、患者に弱くなった筋を認識してもらい、強さを取り戻してもらう。当然、これらのすべての手技は、日々の動作や意識、場合によっては治療のための運動によりサポートされる必要がある。

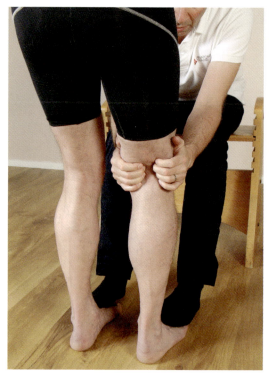

図4.47：指は膝関節の後方に当てて、ハムストリングスの腱を押さえる。特に患者が膝を伸ばす時には力を加えてアライメントを整える

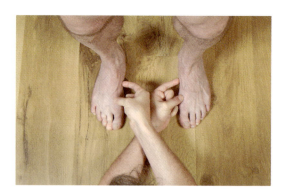

図4.48：内側に傾斜しているアーチを持つ患者に対して、膝のトラッキングエクササイズ（膝蓋骨が第2中足骨を保持させながら膝関節の屈伸運動）をさらに補助するために、後脛骨筋の停止部分を押して意識させる。そして、膝関節を屈曲させる間も、患者にアーチを上げたままにさせる

ボディリーディング上級編

われわれはこれまでの講習会や講義の中で、評価と治療を学ぶためにその両者を相互に入れ替えることがボディリーディングを学習する上で有効であることを経験してきた。身体の全体と局所がどのように相互に影響するか、そして運動と治療を交互に行き来して、あなたと患者を含めたいくつかの画像を見比べることは重要なプロセスである。そのためには、できるだけ多くのアライメントパターンを経験しておくことは重要である。

一度に1つの領域を読むと、その部分の理解は深まるが、何度もいくつもの章を行ったり来たりしながら読むと、本書全体への理解が深める重要なプロセスになる。どうして骨盤はここで、足はそこにあるのか、それは複数の章の内容を理解する必要があるからである。いずれにしても骨格と軟部組織の正常と異常の観点で考える必要がある。

それでは、もう一人のモデルBについてみていこう（図4.49～4.53）。

1. 本章では、足部と足関節の位置と可動性の評価と治療について説明してきた。本章で説明した治療技術に関して多くの質問があると考えるが、構造評価から始めよう。他の骨に対する骨の位置はどうなっているか、2次元の画像から読み取れるできるだけ多くの要素を考えてみよう。

2. 彼女の踵の長さをどのように表現するか。またその踵の長さは骨盤に影響しているだろうか。たぶんこの質問は、第6章をま

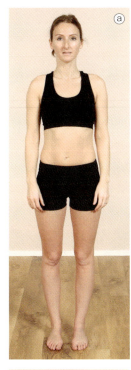
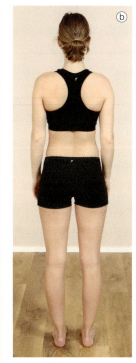
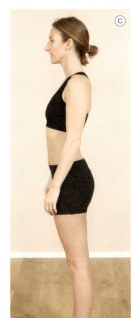
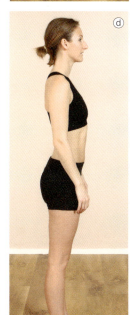

図4.49：前後左右の方向から見た姿勢を確かめることにより、下から上方向への技術や表現を高めることにつながる。さらに、上方向から下方向についても同様の能力を高めることを期待する

だ読んでいない方には不公平な質問かもしれない。

3. この足の機能から期待することは、どんなことか。また、検査により組織の適応性について、あなたが期待することと期待しないことはどんなことか。例えば、彼女の身体全体は一貫性があるだろうか。すべてが同じ要素からなり、それに対する結果であるといえるだろうか。構造的検査と機能的検査の結果は一致するか。

4. 足の内側あるいは外側への傾斜は、回内検査の結果やわずかな足関節背屈制限と一致するだろうか。これはいくらか難しい問題なので、すぐに回答できるとは期待していない。ただし、これらの回答は次頁に記載した。

5. どのような治療手技が適切で、どの方向に治療を行うべきか。

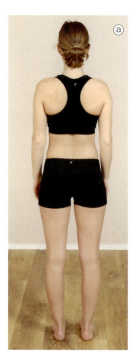
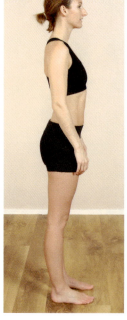

図4.50：踵の長さを確認した時に、短いと考えるだろうか。理想的な比率は1:3ともいわれているが、図4.48を見ながら考えることは、この踵はそれよりも上部の骨格に対して適切であるかという観点である

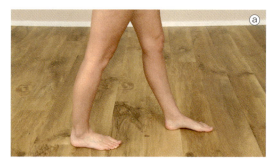
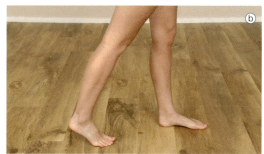
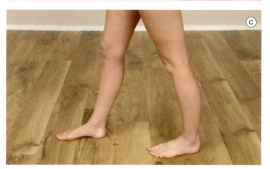
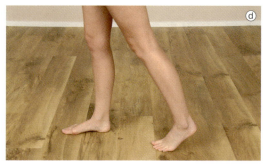

図4.51：左足部に対する立位回内検査（ⓐⓑ）。右足部に対する立位回内検査（ⓒⓓ）

第4章 足と下腿

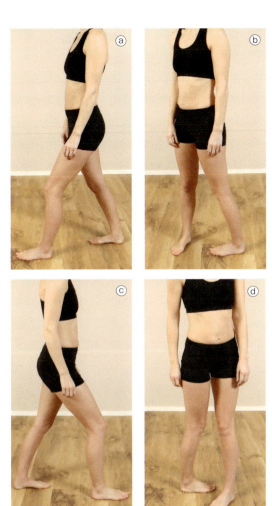
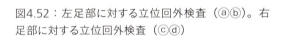
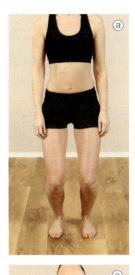
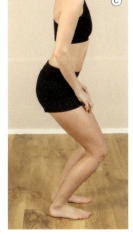
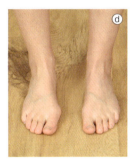

図4.52：左足部に対する立位回外検査（ⓐⓑ）。右足部に対する立位回外検査（ⓒⓓ）

図4.53：モデルBのスクリーニング、特に回外検査における回旋能力を確認した後、彼女の足関節背屈角度を想像できるか（ⓐⓑⓒ）？　どの要素が右足の外反母趾に影響を及ぼしているか？

■ 回答

1. あなたは陽性から始めることを覚えているだろうか。画像から読み取れる彼女の構造評価として、少なくとも次に挙げる3点について評価する。

   まずは、健康状態。彼女は明らかに太り過ぎや痩せすぎではなく、筋の付き方や皮膚の色などから普通の体格で健康そうに見える。

   左右のバランスもとても良いといえる。前後の画像からは骨盤、胸郭、頭部もほぼ正中にある。

   身長は普通と考えられるが、まっすぐに立つことができ、彼女の頚部は胸郭から完全に伸びているように見える。彼女とは対照的なこの部分の姿勢として、より自信が見られない姿勢では、前かがみになったり、携帯電話などでメールやメッセージを打つようなテキストネック<訳注:日本では「スマホ首」として知られている>やダランとした姿勢になったりする。

   前から見ると、脛骨が少し外側に傾斜し、大腿骨に対しては外旋している。左に比べて右がやや強くなっている。

   側方から見ると、足部に対して相対的に下腿は後方に傾斜している。つまり、足関節は相対的に底屈し、大腿骨は脛骨に対して非常に強く前傾している。後半のポイントでは、大腿骨が鉛直<訳注:重力の方向>に対して前方に傾斜し、脛骨高原が後方に傾斜しているのは、膝関節がとても過伸展しているということを強調したい。

   足部と下肢に関連する詳細について見ていくと、後足部に対して前足部が外側に傾斜している。これは両側において、大腿骨に対して脛骨が外旋しているからだと考えている。

2. モデルは踵が短く、前足部は外側に傾斜している。この踵は骨盤や上部身体を支持しているだろうかと考えなければならない。骨盤は足部に対して前方にずれているために、先程の答えは「いいえ」となる。骨盤を足部の上で後方に戻すと大腿骨大転子部は外果の少し前となり、関節軸の後方の支持がなくなるために姿勢が不安定となるかもしれない。

3. 脛骨の外側への傾斜と回旋は、彼女の足部の外側傾斜と回外パターンと関連がある。特に最初のモデルと比較すると明らかである(p.70図4.15)。彼女の右足は左に比べて回内していない、そして左足は回内しているかもしれないが、わずかであるということである。

   彼女の両側の高いドームがなんとか地面に適応して開いているのは、荷重したパターンで少し動かなくなった可能性がある。

   立位回外検査はこの推論を支持し、彼女の足部は脛骨と腓骨の外旋に対してほとんど運動できないことが判明した。このことは組織、骨、筋膜は回外に対してほとんど適応できる可動性がないことを示している。われわれのモデルは構造お

よび機能検査において一致した結果を示したが、彼女の足部の組織が適応することが可能であれば、足部はやや回外位から中間位になり、回内することができるであろう。われわれはモデルBの足部について、ロックして短縮していると表現する。

4. 膝を前方に屈曲させるという明らかな行為は必然的に一連の異なるイベントを引き起こす。明らかにすべての足関節底屈筋群(すべて後方、深後方、外側コンポーネント)が伸長される必要があり、アキレス腱から足底腱膜および足底腱膜外側索が伸長され、足部の多くの関節が適応する。距骨が屈曲すると足部は回内し、前足部をアンロックさせ、過度の運動が生じる。次のことを自分自身に対してやってみよう。まず、膝のトラッキング検査をして膝関節を母趾より内側に屈曲させてみなさい。そして膝を第5趾へ屈曲させる運動を反復しなさい。前者の運動では、大腿骨がどれだけ回内に影響されていて、膝をさらに前方に動かすことができ、後者の運動が足部を回外方向に閉じて全体の可動性を減少させることがわかるであろう。この回内と回外のメカニズムは、足部の骨に生じる内旋と外旋によりコントロールされている。もし脛骨が内旋し外旋することが感じられないのであれば、この動作を反復してみるとよい。

　全体の目的は、多くの場合、踵骨をリリースすることになる。そしてこのことは踵を伸展させ、骨盤の下に位置させることになる。踵骨と足部は一般的に開いて、より回内するようになる。

　体重が移動できるように足部を開くことができるか評価するところから始まり、その評価を通して最初にどの部位から治療をすべきかなどの情報を得る。この方略をまとめると足底腱膜と後方コンパートメント（スーパーフィッシャルバックライン）を伸長させ、踵をリリースし、前脛骨筋と深後部コンパートメント（ドーム内部の支持）が下がるように伸長し、長腓骨筋が上がるように施術する。

　骨盤の前方傾斜に対しては、全体の構造に対して新しい姿勢を学習させるために、身体の前方にある深部の組織を上方に施術する。そして異なる層における組織の問題を探求し続けることを覚えておいてほしい。

　足底の深部組織を緩め、足部の骨の可動性を回復させるために時間を要する。患者に立位での回内検査を再度実施することにより、介入の効果を評価するとともに、われわれの治療による新しい姿勢に対する再教育を補助する。

第 5 章
膝関節と大腿

Chapter 5

The Knee and Thigh

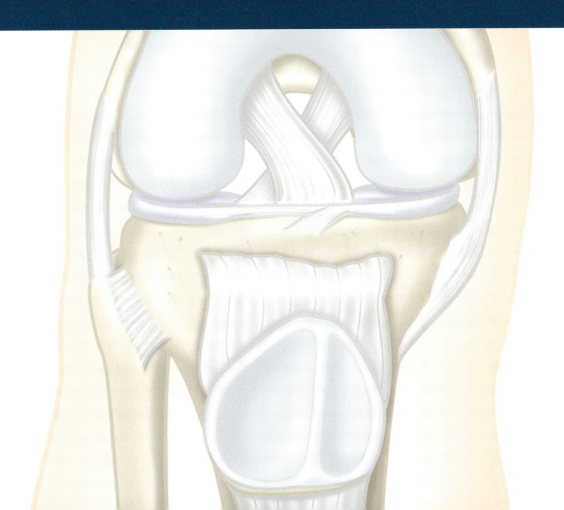

下腿は、筋膜や機能の観点から見れば他のすべての部位とつながっていて、筋の観点から見ると、ある程度は自己収容型の部位だといえる。下腿の筋で膝関節を越えるのは3筋だけであり、腓腹筋と足底筋は踵に停止があるが、短い膝窩筋は完全伸展した膝関節の固定と、伸展解除の機能を持つ。

　ここより先は、身体の部位をより人工的に分類していく。それは、多関節筋が多くなることで、身体の部位の境界線が曖昧になり、本書における分類も曖昧になってしまうからである。さらに、われわれは「取捨選択」を行い、すばらしいほどの複雑さを持つ身体の数多くの部位から、特に注目したい数カ所の解剖学的部位を選択する。

　本章では、膝関節（図5.1）について話をしていく。そして、大腿骨を横断し、膝関節と股関節の両方に影響を与える長くて大きな筋について説明する。これらの筋により、われわれは走ること、物を持ち上げることができる。そして、基盤となる足と、上半身の脊柱を連動させている。第6章では、股関節とその大部分を占める内在筋をより詳しく見ていく。

膝関節

　「膝は肘に似たデザインである」と、ある機知に富む者がいった。膝関節は、大腿骨と脛骨という身体で最もレバーアームが長い2本の骨の間にあり、スポーツ中はさまざまな膝関節角度にて、体重の大部分を受け止めている。大腿骨と脛骨の間に位置し、体重の大部分が上からかかっている（スポーツ中はさまざまな角度からかかっている）。

　一見すると、膝関節はそのように巨大でダイナミックな力を扱うための十分な設計がされていないように思える。そもそも、互いの骨はしっかりと組み合わさっていない。大腿骨の下部先端は、丸みを帯びた2つの顆になっており、一方の脛骨の上部は「プラトー」と呼ばれ、大腿骨と関節を形成する比較的平らな平面である（図5.2）。そのため膝には、ある程度はスライドし、横に動き、回旋する余裕がある。これにより、膝関節には必要な調節機能があるが、安定性の面ではそれほど優れてはいない。本書の冒頭で述べたように、すべての命は妥協の産物なのである。

　膝関節の靱帯は、妥協を最小限に抑える上で非常に役立っている。内側側副靱帯（MCL）と外側側副靱帯（LCL）は、大腿骨と脛骨の側方への移動（内方向、外方向）を最小限に抑えている。外側側副靱帯は腸脛靱帯の下に

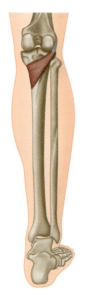

図5.1：立位では、小さな膝窩筋は脛骨に対して大腿骨を屈曲させ、外旋させる

あり、大腿骨から発生し、脛骨プラトーの下にある腓骨頭へと続いている（図5.3）。この外側側副靱帯は膝関節包の一部ではなく、非常に丈夫であり、損傷することは稀である。

内側側副靱帯（MCL）は膝関節包の一部であるため、外科用メスを当てて、「この部位は内側側副靱帯であるが、少し横のこの部分は内側側副靱帯ではない」といえるほど、明確

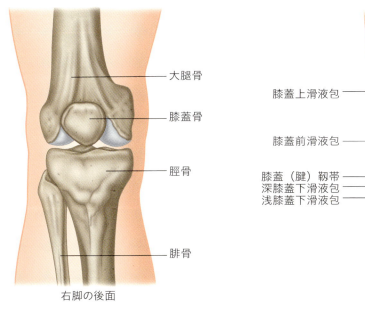
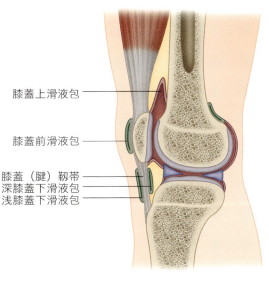

図5.2：膝関節は、身体で最も長い2本の骨である大腿骨と、脛骨の間の力を調整している

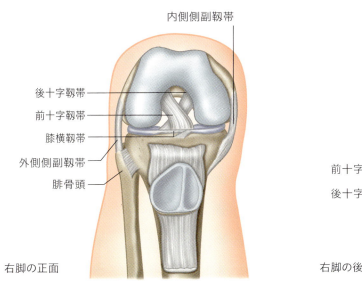
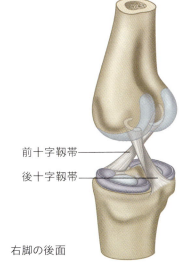

図5.3：膝の4つの主要靱帯（内側側副靱帯、外側側副靱帯、前十字靱帯、後十字靱帯）は大腿骨と脛骨のずれをしっかりと制限し、前後への動きも制限する。十字靱帯は、膝関節を固定して過伸展を防ぐ

には分類できない部位である。内側側副靱帯は丈夫ではあるが、外側側副靱帯ほどの強さはなく、より損傷しやすい。これは、若い女性のアスリートに特に当てはまる（平均的に）。より広い股関節と運動が組み合わさることにより、膝関節の内側にさらに負担がかかる。内側側副靱帯は一度弱くなると、一生を通して問題の部位になるため、頻繁に手術が行われる部位である。

もう1つの「重要な」膝関節の靱帯は十字靱帯（前十字靱帯、後十字靱帯）である。膝関節の中央で交差しているために、このように名付けられた。関節中に位置しているように見えるが、両方の十字靱帯は、内側側副靱帯と同様に、複雑な膝関節包の単純で丈夫な（厚くて強靱な）部分である。

前十字靱帯（ACL）と後十字靱帯（PCL）は膝関節の過伸展を防ぐとともに、大腿骨が脛骨の上で前後に滑り過ぎるのを防いでくれる。膝関節に関与する骨や膝蓋骨で、膝関節が反対に曲がるのを防ぐ役割を果たす部位は、前十字靱帯と後十字靱帯を除いてはない。立っている時に持続的な過伸展を続けることにより、前十字靱帯や後十字靱帯は緩くなり、伸び過ぎたりする。

十字靱帯の損傷、特に前十字靱帯の断裂や分離は、サッカー選手にしばしば起こりやすい。実際、Moshe Feldenkraisはこの治療を探求した。「間違った」方向に曲がっている膝を見ると、気持ちが悪いものであろう。膝を安定させるには、骨ではなく、靱帯に目を向けなければいけない。

前十字靱帯と後十字靱帯に関して、最後に

1つ述べたい。2本の十字靱帯は、脛骨が大腿骨に対して外旋した場合は緩まり、脛骨が内旋、または大腿骨が固定された脛骨の上で外旋した場合には緊張する。膝の損傷の多くは、足や下腿部が地面に固定された状態で、上半身が膝に対して回旋ストレスを与えることで起こる。例えば、スキーの最中に下方向に転落した時や、テニスで足が着地した瞬間に身体をひねりながらバックハンドを決めた時かもしれない。

膝の両面は、厚い軟骨で覆われている。さらに、脛骨と大腿骨の間をぴったりと合わせるために、2つの軟骨組織である関節半月が非常に役立っている。軟骨は、しっかりと関節に付着している（それでも、十字靱帯や内側ハムストリングスの腱とつながっている）。C型の軟骨の「リング」は膝関節が伸展している時に開く。そして大腿骨のより平らな末梢部が脛骨の上にくる。膝関節が屈曲している時は閉じて、より丸みのある大腿骨の顆の後ろの部分が脛骨の上に載る。

このような配置は、機能している時は非常に効果的である。しかし前述したように、これらの軟骨は酷使することですり切れたり、衝撃による損傷により断裂したり、ひびが入ったりする。ひねり過ぎてしまうと、関節の中で、折り重なってしまうことさえもある。

この部位の筋筋膜構造に話を移す前に、触れておくべき膝関節のユニークな要素がもう1つある。人間の身体が、どれほどすばらしく設計されているかを示している例である。膝関節包は、関節軟骨や半月を包含するだけでなく、2つの「くぼみ」を持っている（図5.2）。1つは前面、膝蓋骨の下を上に向かって走り、

もう1つは関節の後ろ側から出て、腓腹筋頭の下へと走っている。膝関節包は、すでに紹介したように窮屈な側副靱帯に制限されているため、両サイドに動くことはできない。

この膝関節包にはどのような機能があるだろうか。脚を前に出す時、人は大腿四頭筋を収縮させる。これにより、膝蓋骨を圧迫し、その下の「くぼみ」にある滑液が、最初、膝蓋骨の衝撃を和らげる。その後、滑液は関節を通って、後ろの「くぼみ」へと押し出される。数秒後、足で地面を蹴る時には、腓腹筋が収縮する。この衝撃も滑液が和らげる。そして、この腓腹筋の収縮が再び滑液を膝蓋骨の下へと押し戻すのである。このように、非常に効率的に関節の両側に潤滑作用が生まれている。そして、この部位の軟骨の大部分が、栄養を含んだ滑液で洗い流されて、リフレッシュされる。

この膝関節包の滑液による潤滑作用のメカニズムは、歩いている時に最も効率的に機能する。走っている時はそうはいかない。膝を自然にケアし、栄養を与える最適な方法として、禁忌でないならば歩行すべきである。歩行は、軟骨を回復させて、補修する。歩行は、治療の方法として、400万年の実地訓練を積んできた。われわれを回復させる強固で確実な例である。

大腿の単関節筋と二関節筋

数え方に応じて、膝関節を越える筋は15個あるともいえる。下腿部から上方向へ膝関節を越える筋に関しては、すでに紹介した通り、腓腹筋、足底筋、膝窩筋である。大腿部から下方向に伸びて、膝関節に影響を与えている長い筋の多くは二関節筋であり、股関節と膝関節の両方をまたいでいる。大腿の筋を見ていく際、筋がこのように分布されている理由に注目していきたい。

大腿は5つに分類できる。中でも群を抜いて大きいのが大腿四頭筋である。前面に位置しているが、両サイドにはみ出しており、後部にはハムストリングス、外側には外転筋群があり、腸脛靱帯につながっている。内側には内転筋群があり、その表層には、膝関節内側で鵞足として付着している、奇妙で小さな筋群がある。これらの分類に従い、順番に一般的な解剖学の説明を行い、その後で単関節筋と多関節筋の間のバランスについて述べていきたい。

それぞれのグループの詳細な紹介の前に、説明しておくべきことがある。もしもローストビーフのように、大腿骨から筋を剥がし取ったら、これらの筋が規則的なパターンを持っていることに気付くだろう。膝の前と後ろの筋は、上部の付着部分は非常に狭く、下部ではより広くなっている。一方、大腿の内側と外側の筋は、股関節の周りの上部の付着部では幅が広く、膝下では非常に狭くなって付着している。

この事実により、前方と後方の筋群（大腿四頭筋とハムストリングス）が、安定した股関節（骨盤）から働きかけることで、膝関節に対してより大きな影響力を持っていることがわかる。内側と外側の筋群（外転筋群と内転筋群、そして鵞足に結合している筋群）は、膝関節を主に安定させている一方、股関節を

動かすために、より積極的な役割を果たしている。本章では、大腿四頭筋、ハムストリングス、そして鵞足に結合する筋群に焦点を当てる。外転筋群と内転筋群に関しては、第6章で、股関節に関連させて詳しく説明する。

大腿四頭筋は起始として4つの頭を持ち、1つの停止という形状から成り立っている（図5.4）。すべての腱は膝の近くで結合し、膝蓋骨と膝蓋骨を取り囲んで含んでいる筋膜の束へとつながっている。その束は、脛骨の前面全体に付着している。しかし、最も中央の部位は、膝蓋骨から脛骨粗面に走る筋膜の束に集約する。これによって生じる突起を、脛骨の前面上部で容易に触診することができる。大腿四頭筋はこの筋膜の束を使い、膝蓋骨を通して膝関節を伸展し、下腿部で蹴る動作を実行する。

この筋膜の束について、膝蓋靱帯あるいは膝蓋腱のいずれで呼ぶべきであろうか。大腿四頭筋が脛骨に停止する最終的な部分なので、膝蓋腱と呼ぶべきだという意見がある一方、膝蓋骨から脛骨を結ぶ強力なバンドであるため、膝蓋靱帯と呼ぶべきだという意見がある。

手を下腿に置き、上腕骨を内旋させて、肘が手関節の上にくるように側方からみると、肘関節と膝関節、尺骨肘頭と下肢の膝蓋骨がそれぞれ平行になる。このことから、膝蓋骨と脛骨を結合する筋膜の束は、靱帯構造と呼ぶことがふさわしいとわかる。つまり、膝蓋骨は脛骨の「離れた」部位であり、明らかに下腿部に属しているのである。そのため、膝蓋骨と脛骨を結合する筋膜の束は、明らかに構造としては靱帯だといえる。

このような議論は膝関節の理解のためには有益であろう。しかし、誰が人間を作ったにせよ、その人物は、われわれの解剖学的な命

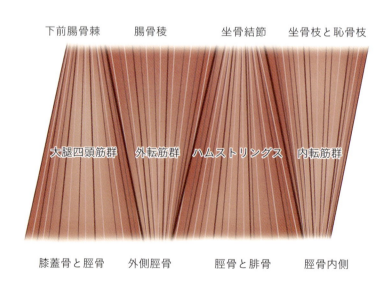

図5.4：大腿部の4つの筋群。上部で幅が広く、下部で幅が狭い筋と、その逆が交互に配置されている。内側と外側の筋は上部で幅が広い。前と後ろの筋は下部で幅が広い

名に関してはほとんど関心がないという事実以外に、明確な答えはない。命名は人間が行ったことであり、人間の身体は、そのような厳密なルールに従って組み立てられたものではないのであろう。われわれの身体を形作るルールは、自然淘汰という、はるかにタフで時間のかかるルールなのである。

大腿四頭筋に話を戻そう。大腿四頭筋は、下肢で最も大きな筋である。3つの広筋は膝関節を越え、そのサイズのため膝関節の伸展を制限し、屈曲に対して抵抗する力を持つ（図5.5）。中間広筋は、大腿骨の前面を走り、その全面に付着している。さらに内側広筋と外側広筋は、中間広筋の両側に位置し、大腿骨を包んで、後面の粗線の近くに付着している。

大腿直筋は、二関節筋である。股関節を越えて、骨盤に付着している。そのため膝関節を伸展するだけでなく、股関節を屈曲する役割を持つ。個人差があるが、下前腸骨棘（AIIS）が主要な起始である。股関節の端の上で曲がり反転した起始を持っている人もいる。このような場合には、起始の触診は不可能である。また、大腿四頭筋から上前腸骨棘（ASIS）へ、明確に筋膜が付着している人もいる。患者がこのような構造を持っている場合には、容易に触診が可能となる。

大腿四頭筋の中のすべての筋線維は、羽状に膝蓋骨に向かっている。当然ながら、これらは、われわれがスクワットをし、膝関節を伸展するエクササイズをする際に主に使用する筋である。

大腿四頭筋に関して、説明しておかなければいけないことがある。多くのジムには、座った状態で、下腿でバーやウエイトを持ち上げることで大腿四頭筋を鍛えるトレーニングマシンが設置されている。このトレーニングが大腿四頭筋をより強く、たくましくするのは間違いない。しかし、このようなアプローチが身体全体を強くしているのか、弱くしているのかは不明である。

かわいい孫を膝に乗せて、上下に動かす動作でもしない限り、このような方法で大腿四頭筋を使うことはほとんどない。大腿四頭筋は、歩いたり、走ったり、蹴ったりする時に使用される筋であり、ほとんどが立った状態で行う運動である。両足でのジャンプは別として、これらの行為を効率的に行うためには、反対の股関節が梨状筋やその他の深部の外旋筋によって安定されていなければいけない。

座った状態で大腿四頭筋のエクササイズをすることで、大腿四頭筋は強くなるが、反対側の股関節の安定性に関与する神経的結合は弱くなる。このような方法で大腿四頭筋を鍛えている人々は、結果として仙腸関節に問題

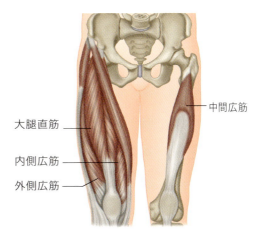

図5.5：大腿四頭筋は、膝関節の主要な伸筋であり、遠心性収縮により膝関節屈曲をコントロールする

を抱えることになるだろう。十分なスポーツをせず、神経的な結合を強く保つための他のエクササイズをしていなければ、特に利き足とは逆の下肢に問題が現れる。このような仙腸関節の痛みや機能不全を「治す」には、カイロプラクティックやオステオパシー、軟部組織の治療では、役不足となる。大腿四頭筋の強さと、反対側の股関節の安定性に関与するバランスを整えるためのトレーニングが必要となる。

大腿の前面に手を当てれば、必ず大腿四頭筋を感じることができるだろう。まずは、脛骨粗面を見つけて、それと膝蓋骨の間にある膝蓋腱を探す。膝蓋骨の両側を触診する。同時に、患者は膝関節を最大限伸展して、膝蓋骨を囲み、含んでいる結合組織の束を感じる。

膝蓋骨の上部では、大腿直筋は、大腿の前面を上へと走る独立した筋として触診することができる。上端では、大腿直筋は、(上前腸骨棘へと到達している)大腿筋膜張筋と縫工筋の下に入り込み、下前腸骨棘へと到達している。前述のように、解剖学書でどのように記述されていようとも、上前腸骨棘に付着している大腿直筋もある。

外側広筋は、大腿の外側部に感じることができる。腸脛靭帯の後ろに位置している。外側広筋の収縮は、腸脛靭帯を圧迫し、この靭帯の緊張を高める。この点に関しては、後から補足説明する。

内側広筋は、膝関節の近くで、大腿直筋の内側に感じることができる。しかし、上に行くにしたがい、深部を走る内転筋群に覆われる。そのため、直接的に触診することはより困難になる。第6章では、これら2つの筋群の間の複雑な筋間中隔の触診を取り上げる。

最後に、中間広筋は、大腿直筋と大腿骨の間で触診が可能である。指先を優しく大腿直筋の中へ沈めていくと、指と骨の間により密な筋の層を感じるだろう。これが、中間広筋である。

続いて、大腿の後方のハムストリングスの筋筋膜構造体に目を向ける。従来の解剖学では、ハムストリングスは3つに分類される。しかし、本書では、医療的目的から4つに分けたい。

まずは一般的な3つに分ける。半腱様筋と半膜様筋、そして大腿二頭筋である。これらはすべて二関節筋である。骨盤の後方の坐骨結節に起始し、膝関節の下で下腿部に停止している。そのため、すべての筋は股関節を伸展して膝関節を屈曲する役割を持つ(図5.6)。

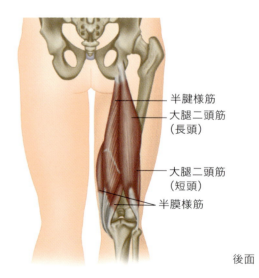

図5.6:二関節筋である3つのハムストリングス(大腿二頭筋、半腱様筋、半膜様筋)は、大腿の後方にある。ハムストリングスは股関節を伸展し、膝関節を屈曲する

加えて、膝関節が十分に屈曲している場合、膝関節の内側に向かって走る半腱様筋と半膜様筋は、大腿骨に対して脛骨を内旋させ、膝関節外側の腓骨頭に付着している大腿二頭筋は、膝関節屈曲時に下腿を外旋させる。しかし、ハムストリングスは、かなり頻繁に身体を安定させる役割を果たしているため、われわれは常に、ハムストリングスの機能として、膝関節の回旋や伸展、股関節の屈曲を防ぎ、コントロールする遠心性の役割も意識しなければいけない。

これらの筋の一般的な起始部を見つけるには、患者に腹臥位で寝てもらう。それから、手のひらを大腿の後面に当てて、指先を殿溝の内側部分に置く。この位置から、上方向に手を動かすと坐骨結節を見つけることができる。患者に膝関節を屈曲させ、踵を施術者の肩や、その他の抵抗に当てることにより、ハムストリングスが緊張するのがわかるはずである。そして、ハムストリングスが筋群として、坐骨結節の後部に起始していることが明確に感じられる。患者の許可を得ることができれば、坐骨結節から上に伸びる仙結節靱帯へとつながる筋膜を感じることができるだろう。

遠位側では、膝関節の後方の膝窩の内側に半腱様筋と半膜様筋の腱を感じることができる。一方、大腿二頭筋の強靱な腱を外側に感じることができるだろう。また、大腿部のどの高さまで内側ハムストリングスと外側ハムストリングスが独立して機能できるかを触診するのも興味深い。2組の腱の間の膝窩から、指先を上方向に動かしてみよう。筋は密集してくるが、それでも2つの間に指先を入れることはできるだろう。

さまざまな患者を比較すると、大腿の中央以上まで独立を保っている人もいれば、膝の6cmほど上で内側ハムストリングスと外側ハムストリングスが筋膜でつながっている人もいる。スキー選手やサッカー選手、アフリカンダンスのダンサーなど、横から横への動きを頻繁に行う人々は、通常、内側ハムストリングスと外側ハムストリングスが独立している（独立していない場合は、その恩恵を受けることもある）。それに対して、ランナーなど常にハムストリングスをセットで使う人々は、そのような独立性をあまり必要としない。

名前が示しているように、これらの筋の中には多数の筋膜の糸（ストリング）やシートがある。また、われわれが暮らす急テンポな世界においては、慢性的に張っている人が多い筋である。これらのすべては、テクニックの部分で示す通り、熟練した手技によって、ほぐすことができる。

次に、「第4のハムストリングス」を見ていく。腓骨頭から大腿骨の後ろ側の粗線下部へと走る大腿二頭筋短頭がそれである。実際、短頭は長頭から完全には独立していない。

しかし、個別に考えれば、大腿二頭筋の短頭は膝関節を屈曲させる単関節筋である。それでも完全には独立していない。大内転筋の中間部分が粗線の下部まで下りてきており、大腿二頭筋短頭と結合して、他の3つのハムストリングスの下に「第4のハムストリングス」（図5.7）を形成している。この構造の特徴は、他のすべてのハムストリングスが二関節筋であるのに対し、単関節筋からできている。

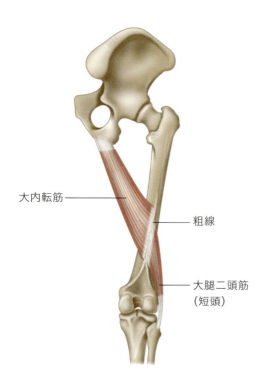

図5.7：大内転筋の中間部分と大腿二頭筋の短頭が、他の3つのハムストリングスの下に第4のハムストリングスを形成する

ハムストリングスをまとめて収縮させれば、必ず股関節を伸展させて、膝関節を屈曲させる力が生まれる。身体はどのように、これらの動作をコントロールしているのか。第1の方法は、股関節屈筋や膝関節伸筋の収縮を使ってコントロールする方法である。第2の方法は、二関節筋の下を走る単関節筋のハムストリングス複合体を使う方法である。実際の治療においては、通常のハムストリングスを根気強く治療したにも関わらず、思い通りのリリースが得られなかった時に、その下にある大内転筋の中心部分や大腿二頭筋の短頭を治療することで、よい結果が得られることがある。

膝関節の外側においては、大腿筋膜張筋や殿筋から下りてくる腸脛靱帯（第6章でさらに詳しく説明する）が、膝関節の外側と外側側副靱帯を安定させている。大腿の内側には、複数の内転筋がある。しかし、膝を通過する内転筋はないため、これに関しても第6章で取り上げる。

内側の膝関節を通過する筋は、縫工筋、薄筋、半腱様筋の3つの筋からなる小さくてすばらしい複合体である（図5.8）。解剖学者の中には、解剖の際に、これら3つの筋を引っ張る人もいる。そして下端部の3つの腱は、ガチョウの足のように見えるため鵞足と呼ばれている。これらすべての腱は、内側側副靱帯をサポートする。しかし、どの腱もそれほど長くないため、最大限緊張した状態でなければ、たいした補助はできない。

鵞足を構成する縫工筋、薄筋、半腱様筋の3つの筋は、股関節のそれぞれ全く異なる場所に走っている。縫工筋は骨盤の前面の上前腸骨棘へ、薄筋は骨盤の底部の坐骨恥骨枝へ、半腱様筋は骨盤の後部の坐骨結節へと伸びている。

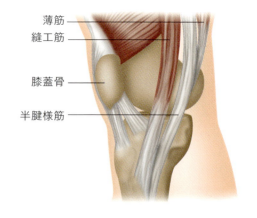

図5.8：膝関節の内側には、3つの薄い筋（縫工筋、薄筋、半腱様筋）があり、この骨盤の前部、底部、後部の「弱いリンク」を安定化させている

このような構造により、膝関節の内側は、骨盤のあらゆる部分に固定されている。片脚でスケートをしている人の脚を見れば、この複合体が膝関節を安定させているのがわかる。

このように、膝関節の筋は、身体を安定させる靱帯の役割を補助している。そして、同時に、膝関節の屈曲や角度調整を行っている。単純だが、巨大。膝関節は、身体で最も大きく、最も強力ないくつかの筋の影響下にある。

膝関節と大腿のボディリーディング

膝関節をわずかに屈曲した状態で、足と膝関節、股関節が同じ垂直面にあれば、下肢は快適に配列させることができる。足と足関節が脛骨粗面に一直線に並んでいるべきであるのは見た通りであり、ここでは膝関節も含めて見ていくことにする。脛骨粗面は膝関節中心の下にあり、膝蓋骨が滑車溝にきちんと位置しているのが理想である。横から見て、立ち姿勢で最も効率的なアライメントでは、股関節が外果の真上、または少し前（誰の意見を信じるかによる）にある。

膝関節を見れば、内側ハムストリングスと外側ハムストリングス、そして大腿四頭筋とのバランスがわかる（図5.9、5.10）。大腿四頭筋は滑車溝内の膝蓋骨のトラッキングに影響を与える。そしてハムストリングスは脛骨と腓骨に付着しているため、そのバランスが膝関節の回旋に関わってくる。

膝蓋骨は普通、大腿骨顆部のくぼみで膝蓋大腿関節を形成し、大腿四頭筋がインバランスになると足部や股関節が不安定になり、膝蓋骨の下で大腿骨が回旋することで、膝関節が屈曲位や伸展位であっても、足部に対する膝蓋骨のトラッキング運動に影響をおよぼす。

図4.13（p.69）のモデルAを見ると、右足部の内側傾斜により右膝が内側に偏位していることがわかる。この運動をコントロールするための身体の自然な要求により、右の外側広筋が膝の内側偏位をコントロールするようになるため、内側広筋と外側広筋がインバランスとなる。このように広筋における筋力や

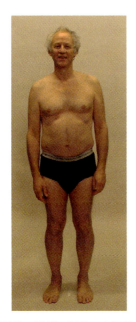

図5.9：この男性の両側の脛骨は大腿骨に対して外旋していて、それは特に左脛骨で著明であるが、大腿二頭筋の短縮が、この姿勢の原因である可能性がある。さらに、膝蓋骨が外側に引かれていることは、内側広筋と外側広筋にインバランスが生じていることを示唆している

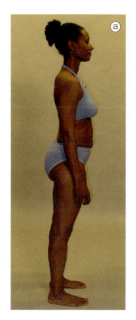

図5.10ⓐ：膝関節過伸展は、大腿四頭筋によって維持されることはない。膝関節の前面の形状が平らになるからである。脛骨と腓骨が大腿骨の後方に位置している場合には、膝関節の後ろを通っている組織に目を向けなければいけない。特に、大腿二頭筋短頭である

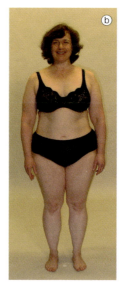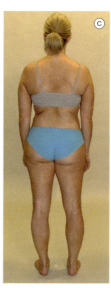

図5.10ⓑⓒ：このように「X脚」（膝の内側へのずれ）や「O脚」（膝の外側へのずれ）のパターンを示している下肢に対しては、外転筋群と内転筋群のバランスの悪さを修正しなければいけない（内転筋については第6章でさらに詳しく説明する）。ともに、関節の外あるいは内への弓状を形成しているからである。それらは、大腿骨の回旋と連動することで、外旋において内側顆がより支配的になり、膝の形状が変わって、脚が「X」のような形状になる。その逆のパターンでは、「O」のような形状になる。また、大腿骨の回旋は、骨盤周囲筋によっても、影響を受ける。したがって、この筋に関するテクニックは第6章で取り上げる

緊張の差異が足部機構に関連することがある。

　ハムストリングスも大腿四頭筋も、股関節を越えているために、これらの筋の短縮は、前方への傾斜（大腿直筋）と後方への傾斜（すべてのハムストリングスと大内転筋）に関わる。これに関しては第6章で扱う。骨盤のバランスのために有益なテクニックも紹介することになるが、本章では膝関節のパターンに集中していく。

膝関節と大腿のテクニック

　このセクションの目的は、膝関節周囲に働く力のバランスを整えることである。図5.4（p.102）で示したように、膝を通過している筋が、近位付着点に対して働きかける方向はさまざまである。これが膝関節に作用している力の誤差の幅を大きくしている。

■ 膝関節周辺（スーパーフィシャルフロントライン）

前述したように、大腿四頭筋の筋膜のすべてが、多くの解剖学書に書かれているように、きれいな1つの腱に集約しているわけではない。むしろ、一緒になって、「大腿四頭筋拡張」と呼ばれるものを形成している。膝関節前面を包み込み、丈夫な線維鞘の中に膝蓋骨を含んでいる筋膜の封筒状の組織である。それは、内側広筋や外側広筋から引っ張られるさまざまな角度や力に適応する。それらの筋線維は斜めから引っ張る。

膝を包み込むように手を置き、大腿四頭筋の層まで溶け込み、患者にゆっくりと膝関節を屈伸してもらう（図5.11）。そうすれば、膝関節の両側にどのような関係があるかがわかるだろう。どちらが完全に開くことができているか？　膝関節周囲の組織の質に差があるならば、どのような差なのか？

線維を区別する必要があるのは、外側である。膝関節を伸展した際、最後の10度まで内側広筋がそれほど使われないためである（自転車競技者やサッカー選手は例外）。制限された組織をリリースするには、単純に、患者が膝関節を屈曲するのに合わせて、その部位を押圧する。患者が膝関節を屈曲する際は、ベッドから数センチ程度を持ち上げるくらいでよい。それよりも高く持ち上げると、組織が硬くなりすぎて、施術の手を押し返してしまう。

バランスの悪さは膝関節の上、特に筋腱移行部付近では、より顕著になる可能性がある。患者の組織の状態に応じては、指関節や肘を使って治療を行ってもよい。

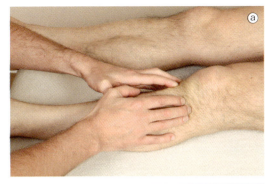
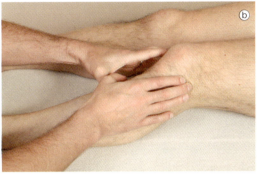
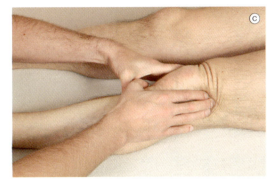

図5.11：指を使って、膝蓋骨周囲の組織を包み込む。患者に膝関節を曲げてもらい、評価をしながら、制限や癒着のある部位を探し、その部位に集中的に働きかける。大腿四頭筋拡張の層に働きかけること。患者が鋭い痛みを感じるようであれば、より深い骨膜に触れている可能性がある

■ 鵞足

3つの筋（縫工筋、薄筋、半腱様筋）の付着点である鵞足は、制限されている場合が多い。鵞足は脛骨粗面の下内側に位置している。患者を背臥位にして、指先で組織に触れ、ゆっくりと膝関節をベッドから数センチ挙げて、天井に向かって屈曲してもらう（図5.12）。単に、組織を上方向に持ち上げてもよい。また、患者の動きに合わせて、指を開いて、組織をわずかに広げてもよい。

付着部のわずかに上部で、腱をその下にある組織から持ち上げて分離することができる。そのためには、患者を側臥位にする。上側の脚は曲げて、補助枕で支える。そして、施術者は患者の下腿部の内側をストロークする。この状態で、患者に再び膝関節を屈曲してもらう。しかし今度は、施術者は指で組織を挟み込んで、リリースする。

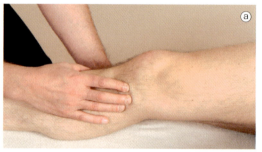
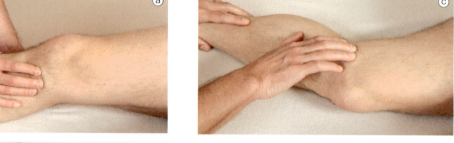
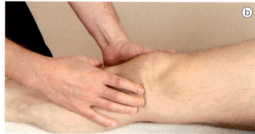
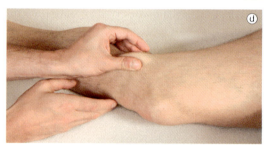

図5.12：指先を使って鵞足の層に働きかけ、下にある骨膜や周囲の組織から分離する。関節の内側面では、組織が骨からわずかに持ち上がる程度の自由がなければいけない

■ 大腿四頭筋（スーパーフィシャルフロントライン）

大腿横断面（図5.13ⓐ）により大腿四頭筋の深さや塊を確認することができる。3つの広筋は、内転筋群と大腿二頭筋短頭の停止として粗線を避けて大腿骨に停止している。

回旋することにより、直接深部を圧迫させることができる。大腿の表層の組織を緊張させながら患者に大腿を回旋させて、より表層から深部組織を外側に動かしているように感じるだろう。

残りの大腿四頭筋に関しては、その大きさに対処するために、より強力な道具が必要となる。まず、前腕を使うことをお勧めしたい。

尺骨の近位側3分の1の部分で押すこと。前腕を回旋させることで（あるいは手関節を背屈させることで可能）力のかかる部分を変えられる（図5.13ⓑⓒ）。患者の大腿の中央、内側、外側に圧がかかるように調節できる。

特に緊張した部位や制限のある部位を見つけたら、より敏感な開いた拳を使うこともできる。隔絶した部位に関しては、指関節を使ってもいいだろう。

前方の大腿部の筋を治療する際には、膝関節を屈曲してもらう（図5.14）。このテクニックを効率的に行うためには、このような患者の動作は欠かせない。

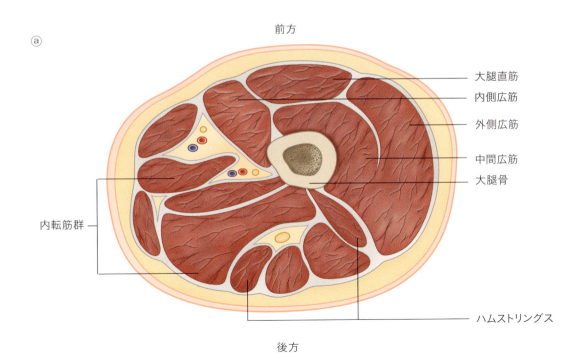

図5.13ⓐ（ⓑⓒは次ページ）：大腿における筋の横断面

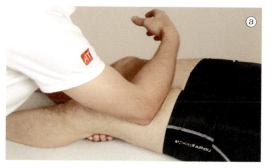

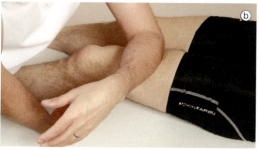

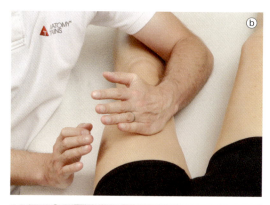

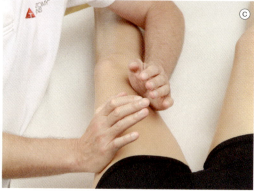

図5.13ⓑⓒ：表層の組織に対して手掌基部を用いて治療することができる。また、両側の手掌基部を用いて患者に大腿を内・外旋させることにより、水平方向に治療することができる

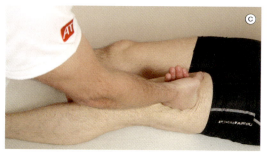

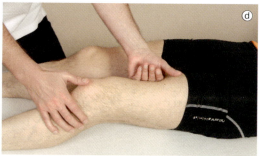

図5.14：大腿四頭筋拡張の周辺の組織の緊張がとれ、バランスが整った場合には、より強い施術者の身体部位を使って、大腿の上部へと進む。前腕、または開いた拳で大腿四頭筋をリリースすることで、より広い範囲をカバーできる。前腕を傾けることで、さまざまな部位に圧を集中することができ、大腿直筋、内側広筋、外側広筋などに働きかけることができる。大腿内側および外側の組織に対して施術者の姿勢を変化させることで、容易に治療を行えることがわかるだろう

■ 大腿直筋（スーパーフィシャルフロントライン）

すでに触れたように、大腿直筋腱は、しばしば起始で二股に分岐している。一方は下前腸骨棘に伸び、もう一方は股関節唇に連続している。この腱をリリースすることは、股関節の前部を開く助けになる。また、前傾したパターンを修正するサポートにもなる。この腱を見つけるには、指を大腿筋膜張筋と縫工筋の間に沈み込ませる（図5.15）。患者に大腿を内旋してもらい、大腿筋膜張筋を収縮させ、指をその内側に置けば、この腱を見つけることができる。そこから手を動かすか、患者に下肢を持ち上げてもらえば、薄い、縄のような腱を感じることができるだろう。

指先を使って組織をリリースする。そして、患者に骨盤を後傾してもらいながら（尻尾を下に丸め込むように）、骨盤から下方向に圧を加える。

■ ハムストリングス（スーパーフィシャルバックライン）

腹部の治療を行う前に、近位腱を抑制することで、ハムストリングスの過剰な緊張をリリースすることは非常に有益である場合が多い。患者の身体に近いほうの肘を使って、腱に触れ、最初は単に圧を加える。腱がリリースされ、リラックスしたら、施術者は肩を上方向に動かしながら、肘を使って患者の組織を下方向に動かし、起始部をほぐす。こうすることで、ハムストリングスを限定的に開くことができる。

また、大腿四頭筋と同様のテクニックを使っても、ハムストリングスを伸ばすことができる。大腿を上方向や下方向にストロークする

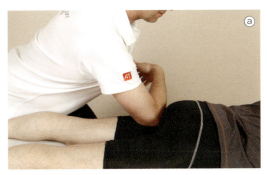

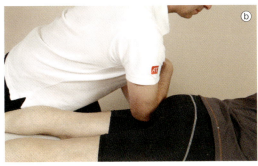

図5.16：ハムストリングス腱のリリース。最初は圧を加える。部位がリラックスするのを待ち、腱へ押圧を保持した状態で肩を接触点の上に移動させることにより、患者のハムストリングス腱が坐骨結節から離れるのを助ける

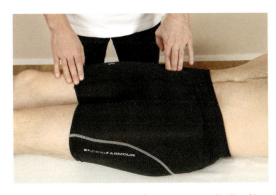

図5.15：上前腸骨棘のわずかに下、大腿筋膜張筋と縫工筋の隙間を見つける。大腿直筋腱を見つけるためには、組織を内側から外側に向かってつま弾いてみる。そうすれば、薄い、糸のような腱を感じることができる。正しく見つけることができたかを確かめるには、患者に下肢を持ち上げてもらう。腱は、股関節を屈曲するために収縮するはずである。患者がゆっくりと骨盤を後傾させるのに合わせて、大腿直筋を下方向に押す

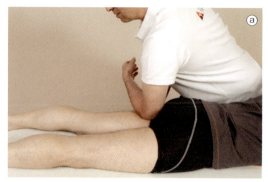
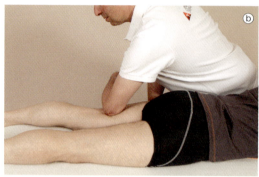
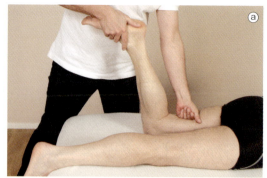
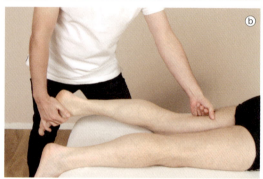

図5.17：下肢後面の治療には、前腕が非常に便利な道具となる。通常は、組織を身体の後面に沿って下方向へと移動させることが多い

図5.18：ハムストリングスをより局部的にストレッチするには、患者の膝関節を屈曲して組織をリラックスさせ、硬い部位や制限されている部位で接触点をロックし、自動的または他動的に患者の膝関節を伸展する

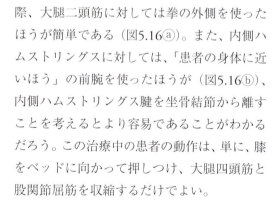

際、大腿二頭筋に対しては拳の外側を使ったほうが簡単である（図5.16ⓐ）。また、内側ハムストリングスに対しては、「患者の身体に近いほう」の前腕を使ったほうが（図5.16ⓑ）、内側ハムストリングス腱を坐骨結節から離すことを考えるとより容易であることがわかるだろう。この治療中の患者の動作は、単に、膝をベッドに向かって押しつけ、大腿四頭筋と股関節屈筋を収縮するだけでよい。

より積極的な動作としては、患者の膝関節を屈曲して、組織に働きかける。その状態で、患者に下腿がベッドに着くまで、ゆっくりと膝関節を伸展してもらう（図5.17）。患者が重力に抵抗しながら自動的に行ってもよいし、施術者がサポートしてゆっくりとベッドまで下ろしていくような他動的な方法でもよい（図5.18）。

■ ハムストリングスの分離（スーパーフィシャルバックライン）

多くの施術者は、膝関節が屈曲した状態で回旋できることを忘れている。このような動作の大部分は、ハムストリングスの反対方向へ作用する力によりコントロールされている。大腿二頭筋は、腓骨を外側に引くと、脛骨を外旋させる。半腱様筋と半膜様筋は、下腿を内旋させる。このような機能を果たす能力は、大腿後面の中部3分の1で合流している各筋の筋外膜の自由度により決まる。これらの「袋」は、本来、互いに独立して動くことができるはずである。しかし、しばしば癒着した状態になっており、多くのハムストリングスの損傷の原因になることがある。

最初に、患者に必要な動作を教える。膝関節を屈曲した状態で、下腿を内旋、外旋してもらう。多くの患者がやってしまうように、ただ足を左右に振っているだけではなく、下腿全体をしっかり回旋させているかをチェックすること。患者が動作を覚えたら、内側ハムストリングスと外側ハムストリングスの間の中隔に優しく指を沈み込ませる。接触は優しくすべきである。もしも正しい場所に触れているならば、患者が下腿部を内旋と外旋させるのに合わせて、沈み込ませている指の両側に、交互にそれぞれのハムストリングスの収縮を感じることができる。組織が制限されていると感じる部位では、内と外、上と下に向かってこじ開けるような動作をすれば、再び開くことができる（図5.19）。

この治療の主な対象部位は大腿の中央3分の1である。遠位3分の1では、下肢の両側のそれぞれの停止部に向かってハムストリングスは必然的に分岐しており、近位3分の1では、当然、合流して、坐骨結節に起始する1つの腱を形成している。

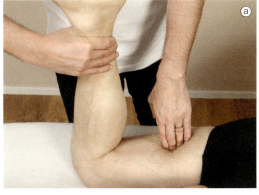
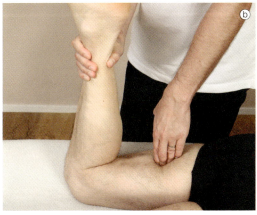

図5.19：患者に下腿を回旋させながら、施術者は指を内側ハムストリングスと外側ハムストリングスの間の中隔に沈み込ませて、開いていく

■ 大腿二頭筋の短頭(スーパーフィシャルバックライン)

外側ハムストリングスのこの部位は、多くの患者が抱える問題となり、治療してリリースすることが重要となる。この大腿二頭筋短頭は下腿部の外旋を維持する。また、時には膝関節過伸展の原因になっていることもある。この部位に到達するには、より表層に近い長頭の両サイドに指を当てる。膝関節を屈曲した時に、膝関節から約5〜7.5cm上の位置である。長頭の表面的な線維に指先を沈め、胸から力を入れる感じで、両手の指先を近づけていき、大腿骨に近い大腿二頭筋のより深層の部位に指を固定する。そして、患者の組織を上方向へ押圧しながら、患者に下腿をベッドに向かってゆっくりと下ろしてもらう（図5.20）。

このテクニックでは、患者の内外側のいずれかのハムストリングス腱の中央側をリリースする目的で、上下どちらの方向に押圧してもよい。筋のどちら側でも、リリースの効果は独立しているからである。

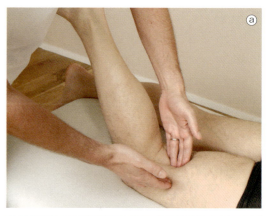
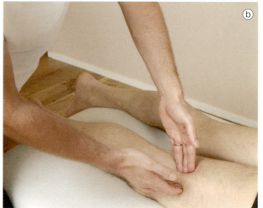

図5.20：大腿二頭筋の遠位の腱の両サイドで、深層組織へと指を入れ、患者にゆっくりと膝関節を伸展させてもらいながら、施術者は上方向に力を加える

第5章　膝関節と大腿

■ 腓腹筋と膝窩筋のリリース（スーパーフィシャルバックライン）

膝関節の後面を縦断する組織は、アンバランスの宝庫である。膝窩を通過する血管の近くにあるため、危険な部位と称されることもしばしばである。これらの血管を避けるには、指で遠位腱を包んで、関節後面の中央部から離れた部位を接触点として保持することが重要である。患者の膝関節を屈曲した状態で、膝関節後面の内側ハムストリングスと外側ハムストリングスのそれぞれの内側より示指と中指を沈み込ませれば、大腿骨顆の後ろに到達することができる（図5.21）。そして、腓腹筋の起始部と後関節包を囲む組織に指先を固定する。患者がゆっくりと膝関節を伸展させるのに合わせて、組織をリリースすることができる。さらに下腿三頭筋をストレッチするために、足関節を背屈してもらう。

このテクニックは、不注意に、軽卒に行われるべきではない。患者の脛骨神経近くで治療を行っているため、患者が痛みを感じた場合には申告してもらうよう頼んでおくこと。周囲の組織を押してストレッチすることで神経

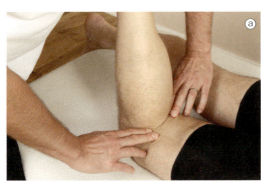
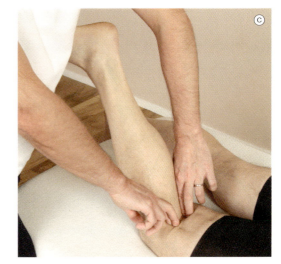
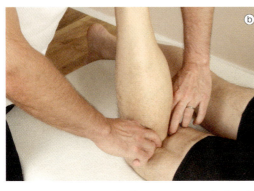
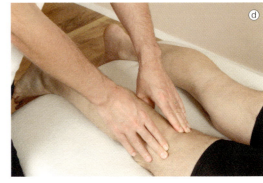

図5.21：ハムストリングス腱を目印にして、指先を大腿骨顆に置く。指を沈める際には、膝窩を伸ばしすぎないように、中央方向に押しながら患者の皮膚をたるませる。腓腹筋の起始を上方向に押圧し、患者がゆっくりと膝関節を伸展しながら、組織が硬くなるのに合わせて、ハムストリングスに圧を加えていく

が緊張し、ストレスとなることがある。このような神経痛を避ける最善の方法は、施術者が指先でハムストリングス腱を包む際に、「皮膚と一緒に移動させる」ことである。そして、施術時は、両手の間の患者の皮膚を伸ばしてはいけない。患者が刺すような痛みを感じた時は、いったん手を離して、押す際にさらに患者の皮膚をたるませて、やり直すべきである。

　患者が膝関節を伸展させると、組織の緊張が高まって、施術者の指を押し返す。このような場合には、施術者の指が膝関節の片側を通過する際に、ハムストリングスの筋膜を外側に引っ張るようにするとよい。

　回旋した脛骨に対しても、同じ部位から膝窩筋に働きかけることは有益である。膝関節よりわずかに下に位置する停止部に指先を固定し、脛骨後面に特に力を入れる（膝の内側を押している手：図5.21b）。膝関節を伸展し始めたばかりの段階で、患者に下腿を外旋してもらえば、さらなるストレッチ効果を得ることができる。膝関節をさらに伸展することにより、下腿の回旋は自然と解消される。

ボディリーディング上級編

　膝は足や股関節の機能と位置による両方の影響を受けやすいので、股関節や骨盤の位置を無視して膝を見ることは難しい。モデルBを参考に考えてみよう。

　図5.22を参照。

1. 側方からの2つの図を見て、膝をどのように表現すべきだろうか。足と下腿の章や本章のこれまで述べてきたどのテクニックや考えが問題解決の参考になるだろうか。

2. 彼女の他の領域に関連した膝の位置について説明できるだろうか。関連できる場合には、どちらが原因であるか判断できるか。

3. 前方および後方から見た膝をどのように表現できるか。脛骨と大腿骨には相対的な回旋が存在するだろうか。そうであれば、どちらの組織に対して治療を考えるべきか。

4. 側方および前から見た時に上記の2つのパターンに関係がある局所の筋はあるか。

■ ボディリーディング上級編に対する分析

　質問1と2に対して答えてみよう。2つの側方から見た図から彼女の膝はこれまでの章で分析してきた通り、過伸展傾向である。これまで脛骨が足部に対して後方傾斜していて、大腿骨が脛骨に対して前方傾斜していると表現してきた。

第5章　膝関節と大腿

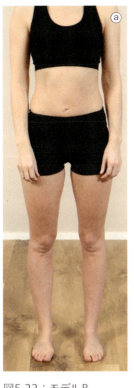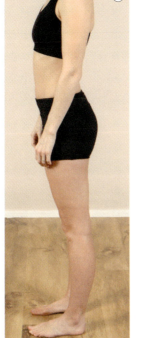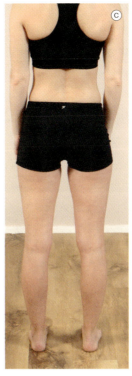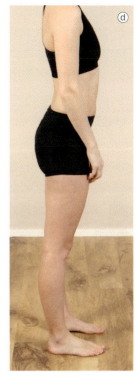

図5.22：モデルB

　足底と足底筋群を緩ませることはこの膝関節過伸展を軽減するために必要であると考えられ、それと同時に膝関節後面の組織が原因ではないか鑑別する必要がある。膝関節の後方に押し込める組織は伸長されているが、層を形成する疎性組織が粘着してしまうことがある。

　われわれは組織の層が曲げられることによって、しばしばより制限されることを経験している。それと同様なことが彼女の両膝関節後方で生じ、さらには胸腰移行部で脊椎が伸展する部分でも見つけられる。曲がった部分の凸形状の周りに緊張が生じ、膝関節側の軟部組織に圧迫が生じる。この圧迫は膝関節とその周囲における液体の交換を制限し、組織間の疎性組織の緻密化につながる。

　このモデルの脊柱がヒンジのように急に伸展している形状は、膝関節後方で生じている前方方向への圧迫と強い関係があり、一方を治療することにより、他方を改善することができるだろう。

　質問3と4に対して答えてみよう。前方から見ると、両側において大腿骨に対して脛骨が外旋していることがわかる。同様のことをこれまでの章で述べたが、下腿の外旋は、ほぞ穴とほぞによる構造を形成する距骨のカップリングにより、足部を回内させる。

　しかしながら、大腿骨と脛骨の関係は、立位ではスクリューホーム運動＜訳注：膝関節伸展に伴う脛骨の外旋運動＞により、脛骨の上で大腿骨を内旋させる。膝関節をわずかに

屈曲させると自動的に膝関節を回旋させるだろう。したがって、膝関節後方に対する施術は腓腹筋と同様、この部分の疎性組織を緩めるために間違いなく有効となる。

前方から見た図では、膝関節前方で交差している斜め方向の関係にある、大腿骨外側顆と脛骨内側プラトーとの距離が正常に比べて短くなっている。これに対して鵞足、特に縫工筋と大腿四頭筋拡張を上方および外側方向に治療することにより改善できないか試行するとよい（図5.23）。

さらにこれまで述べてきた通り、大腿二頭筋短頭が原因となりこのような姿勢となることがある。腓骨頭を後方に引くことにより、膝関節を伸展させ、下腿を外旋させることがある。したがって膝関節、足部、そして願わくば腰背部伸展が改善できないか、大腿二頭筋短頭に対する治療を行うべきである。

1つの筋が上記に示した姿勢の原因であると考えることは難しい。このような構造評価は推測を可能とするが、機能評価と触診により正しく調査されるべきである。しかしながら、このような患者を見て、特に1回や2回のみしか治療する機会がない場合には、不良姿勢となった原因を考え、患者が話す痛みの部位とは少し離れた部位にもその原因となる可能性を考慮して、より創造的に考えるべきであろう。

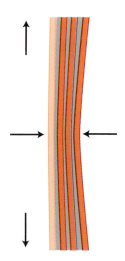

図5.23：持続的に曲げられた部位における組織の緊張（前方回旋による骨盤前方に生じるような）は、内部への圧迫を生じる。習慣的なこのようなパターンは、結果として生じる圧迫による液体の圧によって、疎性結合層の中で緻密化を発展させる

第 6 章

股関節

Chapter 6

The Hip

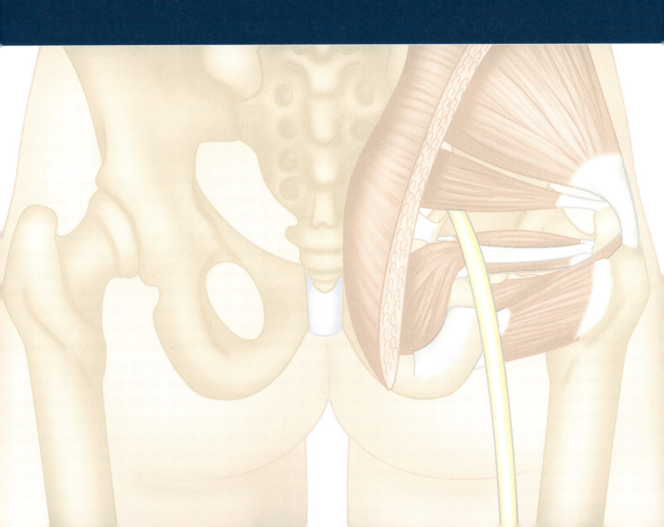

Ida Rolfは股関節を「対称性を決定する関節」と呼んだ（図6.1）。それは人間が立っている状態において、左右の股関節が、直立した脊椎、肋骨、肩、頭部の安定性に寄与すると同時に、歩行時には足部や下肢からの力を受けながら運動を行うからである。股関節は他の哺乳類と形状は類似しているが、非常に重要な機能を有している。2つの股関節における少しの相違は、上方の体幹および下方の下肢へと影響を与える。そのため、患者の症状が股関節よりも上や下の部位で現れていても、2つの球関節周囲のバランスを保つことは、マニュアルセラピストにとっては重要な目的である。

股関節は損傷しやすい部位である（図6.2）。特にその軟骨表面は痛みやすい。座ることが多い人も、身体を動かすことが多い人も、人工股関節形成術を受けることがあるのは、股関節の健康維持の難しさを証明している。われわれの股関節は、どうして他の部位よりも寿命が短いのだろうか？

当然ながら、この関節は、屈曲、伸展、外転、内転、分回し運動、回旋などの自由な角度調節が可能である（図6.3）。そのために、これらの関節の上に位置している人間の身体は、さまざまな動作をすることができる。それほど明確ではないが、丸い関節は、身体の安定性にとっては問題となる。座ったり、歩いたりなどの基本的な動作や、手で作業したり、バットを振るためには、股関節の滑りやすい球関節から足まで伸びる重たい下肢を安定化させなければいけない。

さまざまな動作を生み出し、崩壊や不要な動きを防ぐため（身体を安定させるため）、ほとんどが三角形である大小約20の筋が協働して、日々の動きを通して刻一刻と変化する動作を作り出したり、防いだりしている。

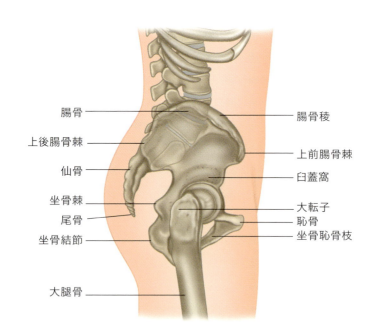

図6.1：股関節の側面

評価と治療の考え方を理解するために、股関節周囲に存在するアンバランスについて分析を深めることは重要であり、読者は求心性収縮によりどのように股関節周囲筋が機能するか、そして遠心性収縮により股関節周囲筋がどのように機能するかについて理解する必要がある。遠心性収縮とは、関節運動速度を減速させたり、制限したり、遅れさせる働き

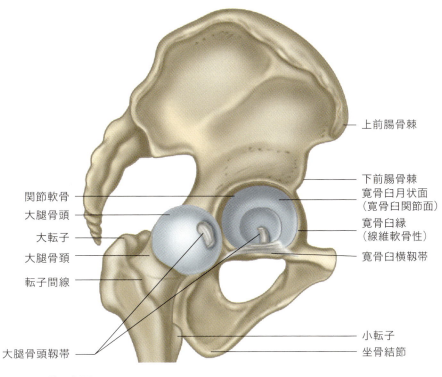

図6.2：脱臼させた股関節の側面

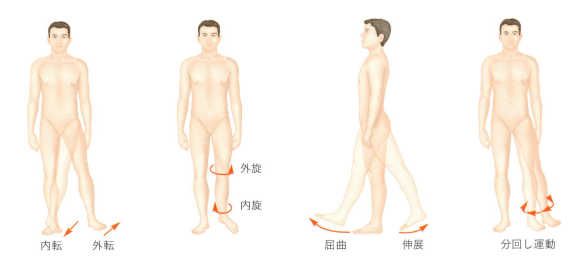

図6.3：股関節によって生み出され、安定を得ている多くの動作

がある。股関節屈筋群は股関節伸展を遅らせるとともに、究極的に伸展を制限し、股関節内転筋は他動および自動の外転運動を防ぎ、外旋深層筋群は股関節内旋運動を防ぐ。これらのことは通常のトレーニングにおいては軽視されるが、どの運動が制限しているかを理解することは重要である。

毎日の運動とスポーツはほとんど同様であり、一方向にストレッチするものの、他方向へのストレッチが不十分である場合がある。跳躍の前に下肢を屈曲させる必要があるし、テニスラケットでスマッシュをする前に、十分にラケットを引く必要がある。この原理であるストレッチショートニングサイクルは、歩行中の小さな中間位における股関節運動にも生じている。右脚を前に出す時には、わずかに股関節を内転させ、外転筋におけるストレッチショートニングサイクルを誘発させ、遠心性伸長の後に求心的に収縮することにより体幹の安定性を維持している。これは身体のあらゆる関節運動として生じていて、その運動に必要な安定性を作り出している。

ここでは股関節に関与する多数の筋を、股関節の周りにある3つの連携した「ファン」（プロペラ）として理解を深める前に、これまで通り簡単に骨や関節、靱帯について見ていきたい＜訳注：本書で紹介されている「転子ファン」「枝ファン」「坐骨ファン」は解剖学用語として一般的でないが、構造的特徴を適切に表す用語として原書に忠実に訳した＞。

骨

股関節は典型的な球関節である（図6.4）。大

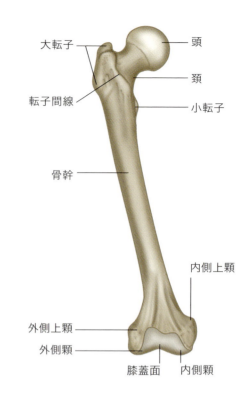

図6.4：右大腿骨（前面）

腿骨の大転子は殿筋群外側と、小転子が腰筋とつながっている。骨幹の上部から、大腿骨頭が優雅に角度をつけて、丸くなった頭へと続き、これが大腿骨の特徴的な「7」の形を与えている。

大腿骨頭は寛臼に結合している。寛骨は腸骨、坐骨、恥骨の3つからなる（p.122図6.1）。これらの骨は、赤ん坊が1歳で歩き始めるまでには、1つの骨に癒合する。

触診できる骨の中でも、寛骨は三次元で想像することが最も難しい。この骨の形を理解する最善の方法は、2枚羽のプロペラをイメージするとよい（図6.5、6.6）。プロペラの中心は、まさに大腿骨頭が臼蓋窩の上部に当たる場所である（ちなみに、その部位は寛骨の元々

第6章　股関節

の3つの骨が結合していた場所である）。

　プロペラの上の羽は腸骨であり、腸骨稜が上前腸骨棘（ASIS）から上後腸骨棘（PSIS）まで走っている。腸骨の中間部位の骨（腸骨筋と小殿筋の間）は非常に薄い。プロペラの下の羽は、坐骨結節（IT）から恥骨結合に走っている坐骨恥骨枝である。坐骨と恥骨の中央は、閉鎖膜で覆われる穴（閉鎖孔）が空いているだけである。

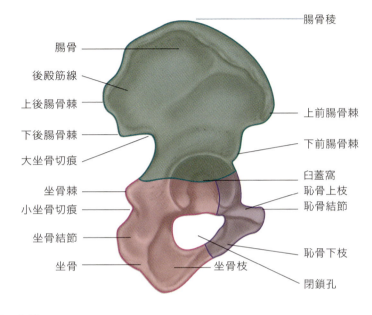

図6.5：右骨盤の外側

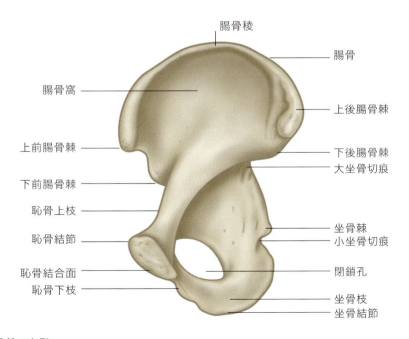

図6.6：右骨盤の内側

125

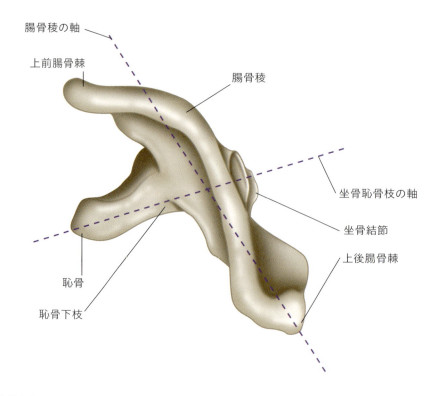

図6.7：右骨盤を上から見た図

　プロペラといわれてもピンとこないという人は、寛骨を上から見た図（図6.7）を見てみるとよい。上前腸骨棘から上後腸骨棘を通る腸骨稜のラインと坐骨結節と恥骨を通るラインがほぼ直角に交わっているのがよくわかる。

　8の字の真ん中に臼蓋となる形状を考えると上部と下部が互いに角度をなして、股関節を形成している。左右の恥骨が結合する部分が恥骨結合であり、上後腸骨棘の下で8の字の反対の部分となるのが仙骨と関節を形成する部分である。

　2つの8の字が前方で恥骨結合となり、後方では仙骨に対する翼のような形状（図6.9、6.11）となり、その中心で3つの骨により臼蓋となり、下肢から体幹へ、そしてその反対方向に力が伝達され、骨盤の安定性を高めている。この8の字の中心である臼蓋の部分は、子宮や膀胱、腸の下部を保護している。

　恥骨結合（図6.8）は、線維軟骨でできている軟骨性の連結である。2つの骨をつなぐのは、コラーゲン線維（弾性のあるコンドロイ

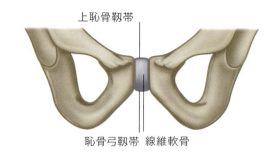

図6.8：恥骨結合、下から見た図

チン）である。歩行時にはこの部分がわずかにずれることから、股関節を大きく動かすことができる。また、コンドロイチンとコラーゲンの組み合わせから、この関節が、ジャンプの着地時など骨がぶつかる際にかかる圧に対して抵抗することがわかる。また、馬に乗る時など脚を振る際にかかる緊張に対して抵抗するはずである。骨盤近辺のすべての関節同様に、この関節も出産時には開くため、産後の亜脱臼が生じる可能性がある。

靱帯

多くの靱帯は、2つの寛骨と仙骨をしっかりと合致させ、それでいてわずかに動かすことができる程度に保持している（図6.9）。

骨盤を通して身体の振動を減少させる機能があり、それは自動車のエンジン周囲の構造のようである。

骨盤周囲の靱帯について説明する時には、それぞれの靱帯について別々に理解するよりも、全体としてベッドのような厚みとして理解するほうが良いだろう。それぞれの骨盤周囲の靱帯は、解剖することにより、一人ひとりそのサイズ、強度、そして配置においてもかなり異なっている。さらに、それぞれの靱帯がどのように構成されているかは、解剖する者に依存していて、どの部分を切断し、どの程度を残しているかによる。

骨盤の後部近辺には、筋膜がかなり厚くなっている部位が3カ所あるが、何の役割も果たしていない。また、靱帯を治療する場合は、その靱帯がどのような動作を防いでいるのかを考えなければいけない。靱帯は動作を発生させることはできず、ただ抑制するだけである。

腸腰靱帯は左右の寛骨の腸骨稜から第5腰椎（時には第4腰椎）の横突起に結合している。これにより、上半身の体重が仙骨を通して伝わる際（例えば、両足で着地する際）に、股関節が崩壊してしまうのを防いでいる。

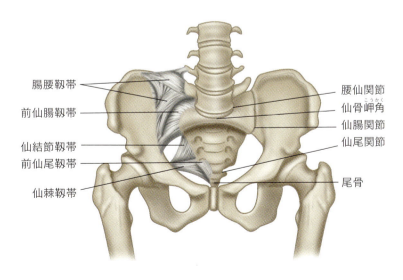

図6.9：骨盤の靱帯を前から見た図

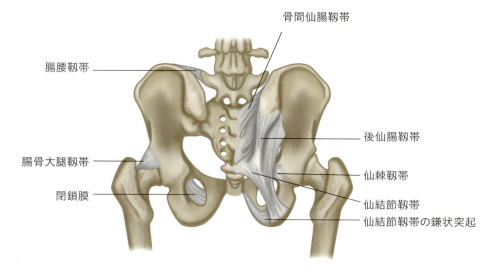

図6.10：骨盤の靭帯、後ろから見た図

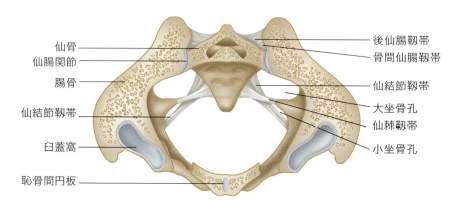

図6.11：骨盤の横断面

　また、第5腰椎が仙骨の上を前方に滑るのを防ぐ働きもしている（図6.10）。

　仙棘靭帯も下部で同じ働きをしており、仙骨の下部を坐骨棘に結合することで、股関節の下部が離れてしまうのを防いでいる（図6.9、6.10）。

　仙結節靭帯はハムストリングスと腰仙筋膜の間をより垂直に走っており、坐骨結節と仙骨をつないでいる。この靭帯は、股関節内の仙骨の前傾を防ぐ。仙結節靭帯は同側および対側にて長背側仙腸靭帯と結合し、歩行において重要な役割を果たす（Earls 2014）。

　仙棘靭帯と仙結節靭帯は、仙骨と坐骨の間のスペースを大坐骨孔と小坐骨孔と呼ばれる2つの孔に分けている（図6.10、6.11）。それぞれの孔は次に紹介する「転子ファン」に含まれる筋の1つによって満たされている。

　股関節の靭帯は、大腿骨頚の周りをひねら

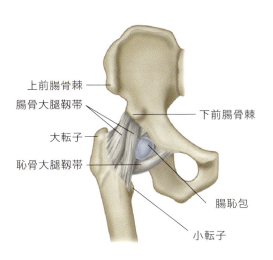

図6.12：股関節の靱帯を前から見た図（後ろには坐骨大腿靱帯がある）

れたタオルのように包んでいる（図6.12）。股関節の基となる3つの骨から、3つの靱帯（腸骨大腿靱帯、恥骨大腿靱帯、坐骨大腿靱帯）が発生しているが、それらは1つの靱帯として機能する。ねじれているため、股関節を屈曲すると靱帯は緩まり、股関節を伸展すると靱帯は緊張する。特に腸腰筋腱のすぐ後ろにあり、股関節前面にある腸骨大腿靱帯には、そのような特長がある。そのため、立っている状態から体幹を後ろに伸展したり、下肢を後ろに伸展したりして（ランジのように）股関節をさらに伸展しようとすると、すぐにこれらの靱帯による制限を感じるだろう。

歩行時は、関節が伸展した際に生じる緊張と足が地面を蹴る力を用いて、上半身を前進させる力として効率的に使っている。膝関節と腰関節が屈曲している時は、股関節の靱帯にはかなりの遊びがあるため、自由に動くことができる。膝関節と股関節が伸展している時には、両方の関節の靱帯が動きを制限する代わりに、より直接的に力を伝える。

筋

股関節の多くの筋は、関節の周りにあり、お互いにつながっていて、協力して機能する。そのためわれわれは3つのファンに分類することで、最も容易に理解することができると考えている（図6.13）。それぞれのファンには、筋の配置の中心や軸が存在する。また、筋の端が付着するへりや外縁も存在している。興味深いことにファンには、われわれが「アペックス筋」と呼ぶ筋が存在する。中央に筋を持っており、股関節だけに影響を与えるのではなく2つの関節を覆っている筋だ。そして最後に、ファン同士を結合する筋は腰方形筋であり、安定を与えてくれる。

股関節をこのように理解することにより股関節の可動性と安定性を理解することに有効であり、その一部一部の機能を理解することができるようになる。

われわれは上前腸骨棘から始まり、上後腸骨棘に終わる骨盤の一側に広がる3つのファンについて、全体的に股関節に影響する筋が連続していると見ることができる。

■ 1. 転子ファン

中心：大腿骨大転子
外縁：腸骨稜と坐骨後方
筋：大腿筋膜張筋（TFL）、中殿筋と小殿筋、大殿筋の上部、梨状筋（アペックス筋）、上双子筋と下双子筋、内閉鎖筋と外閉鎖筋、大腿方形筋（結合）

外転筋群は大腿筋膜張筋から発生し、上前腸骨棘へと下降し、そこから大転子の上部前面へと戻る。また、大腿へと下降しており、腸

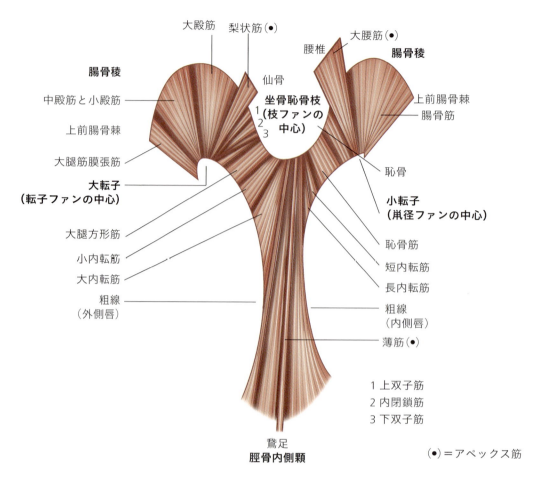

図6.13：股関節を囲む一連の筋を開いてみると、それらの筋を作り出しているパターンがわかる。また、次に詳細を説明する3つのファンの存在を明らかにしてくれる

脛靱帯の前面を通って膝関節の下までも到達している（図6.14）。そのため、股関節の屈曲、内旋を補助し、そしてもちろん、股関節の外転を行う。

中殿筋と、その小さくて密な兄弟である小殿筋は、腸骨の縁（殿部の窩）の外側全体から、大転子の上部外側まで付着している（図6.15）。肩関節の三角筋のように、これらの筋は、使う線維に応じて、股関節の内旋、外旋の両方に作用する。また、下肢を強力に外転させることができる。

大殿筋（図6.16）は、本来は2つの筋である。上部は、股関節を伸展し、外転を補助している。大殿筋下部（仙骨や仙結節靱帯に関係する）は、股関節伸筋である。馬に乗る際や、ハードルを飛び越える際には股関節外転を行うが、すべての段階で、大殿筋は頻繁に股関節内転を防ぐために使用される。片脚に体重を乗せると、骨盤は反対の下肢に向かって傾斜しようとする。

しかし、股関節外転筋群がそれを防ぐ。ポリオや脳性麻痺の場合のように、もしも股関

節外転筋群が十分に機能しなければ、体重は一歩ごとに一方の股関節から、もう一方の股関節に完全に移行するか、トレンデレンブルグ歩行を行わなければならない。

梨状筋（図6.17）は、小さいが重要な筋である。大転子の上部から大坐骨孔へと上昇し（坐骨神経と一緒に）、仙骨の前面に停止している。梨状筋は股関節と仙腸関節の両方を通過するため、他の筋よりも「長く」なっている（物理的にではなく、生体力学的に）。腸脛靱帯の筋膜の伸長によって2つの関節を越え

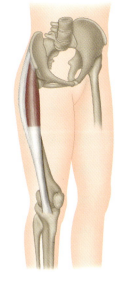

図6.14：大腿筋膜張筋と腸脛靱帯

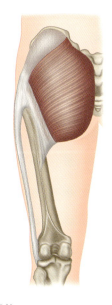

図6.16：大殿筋

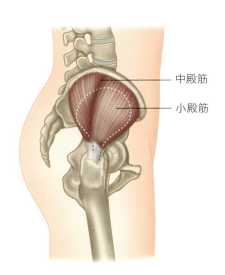

図6.15：中殿筋と小殿筋

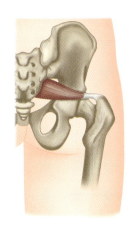

図6.17：梨状筋

ていると見なすことができる大腿筋膜張筋と大殿筋上部を除いて、このファンの他の筋はすべて、股関節を越えるだけである。

そのため、梨状筋は仙骨と仙腸関節を安定させるための重要な部位である。踵が着地する瞬間には、ちょうどいいタイミングで収縮し、仙腸（SI）関節を強制的に閉じている。外旋筋としての梨状筋の役割は、調整可能な骨盤を安定させる筋としての役割によって目立たなくなっているように思われる。

左右の梨状筋を1つの複合体の一部であると考えることで、骨盤を安定させる筋としての役割は容易に理解することができる（図6.18）。実際に、この2つの筋は仙骨前面で筋膜にて結合している。左右の梨状筋が一緒になって、仙腸関節の支点のすぐ下となる仙骨下部に微妙な調整を加えて、上にある脊柱から伝わってくる左右への力を受けている。

そのような働きは、われわれが手のひらの上にほうきを乗せてバランスをとる際に、手で行う微妙な調整にたとえることができる。バランスを保持するためには、常に手のひらで微細な調整を行う必要がある。ほうきがわれわれの調整で修正できる限度を超えて傾いた場合にほうきが落下することを防ぐためには、片手、または両手でほうきをつかまなければいけない。脊椎が正しい姿勢の配置からずれている時には、同様の現象が梨状筋にも起こる。姿勢の乱れ方に関わらず、左右両方の梨状筋、またはどちらか一方の梨状筋が、おそらくは負担を抱えることになり、常に緊張した状態になる。この問題は、上部の脊椎の問題を最初に解決しない限りは、なかなか解決しない。

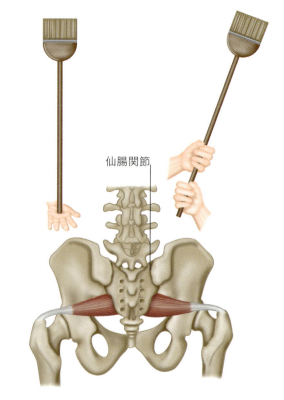

図6.18：梨状筋は、脊柱の基部を安定させるための「調整可能な靱帯」として作用している。持続して負担がかかると、筋は調整する能力を失う

双子筋は、より大きくて重要な内閉鎖筋の上下に位置している（図6.19）。双子筋はそもそも、仙結節靱帯や仙棘靱帯の遠位端から発生しており、これらの靱帯を補助する機能も果たしているのだろう。遠位端では双子筋は、内閉鎖筋の腱と合流している場合もあり、3本の腱を触れて感じることができる。

内閉鎖筋は驚くほど大きな筋である。坐骨結節の後部でほぼ直角に方向転換すると、小坐骨孔を通って骨盤腔に到達する。

内閉鎖筋は、閉鎖筋全体を覆うように広がっている。外側の腱の部位の上下には双子

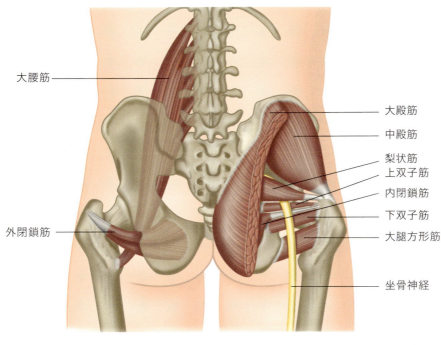

図6.19：内閉鎖筋とその周辺の筋。内閉鎖筋を解剖により反転させ深部をみる場合、5つの腱を見つけることができる。大腿骨から骨盤にかけての機能を考える時、上双子筋と下双子筋は内閉鎖筋の6番目と7番目の腱であると捉えることができる

筋が付随している。上双子筋は仙棘靱帯から、下双子筋は仙結節靱帯から発生している。

これらの筋群は下肢を強力に外旋させると同時に、股関節を伸展させる役割を持ち、骨盤を後方へ過度に傾けることもある（股関節伸展）。これらの筋は骨盤底と仙骨の靱帯と一緒に、股関節にとっての「スプリング」、つまりは一種の緩衝材のような役割を果たしている。

外閉鎖筋は、この転子ファンの中では、特殊な筋である。他の筋同様に、股関節を外旋させる役割を果たすが、骨盤の外側で発生し、恥骨大腿靱帯に付随しているために、他の筋と異なり、股関節の屈筋として働き、骨盤を前傾させる。どのような場合においても、こ

の筋は施術者にとっては手が届きにくく、治療が難しい部位である。

大腿方形筋は、転子ファンと枝ファンを結合する筋であり、両方のファンに属している。坐骨結節の後下部の発生部位は、転子ファンの外縁の最も端の部分であり枝ファンの中心筋の発生点である。また、大転子の下部後方への挿入部は、枝ファンの外縁である粗線の開始点である。

大腿方形筋は、股関節を強力に安定させており、坐骨結節を大腿骨の後ろ側に保持し、人間が立つ際の股関節の伸展を保持している。

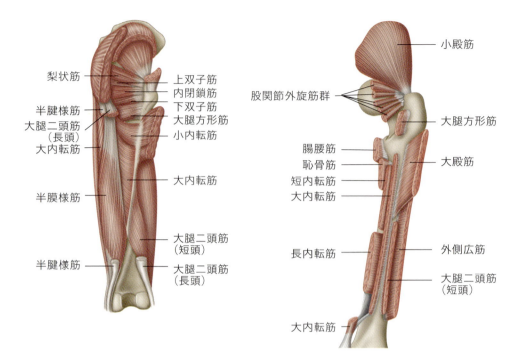

図6.20：枝ファンは、この図のような角度から見ると、筋が折り畳まれたような構造になっていることがわかる。1本のラインは粗線の後面を下降（大内転筋）。そして、アペックス筋の薄筋が膝関節を越え（図外）、他の内転筋と一緒に粗線の前面を骨盤に向かって走る

■ 2. 枝ファン

中心：坐骨恥骨枝
外縁：大腿骨後面の粗線内側唇と外側唇
筋：大腿方形筋（結合）、小内転筋、大内転筋、薄筋（アペックス筋）、長内転筋、短内転筋、恥骨筋（結合）

　枝ファンは、3つの中で最もイメージしづらい。理由は、通常、内転筋は学習者にとってより馴染みの薄い筋であり、枝ファンの「外縁」がより判別しにくいように筋が並んでいるからである。粗線の外側唇を下降し、内側唇を上昇しているが、間にはわずかな隙間しかない（図6.20）。通常通り、ファンを広げる代わりに、両端はそのままにして、真ん中部分を引っ張って広げれば、元々の筋と骨の配置によく似たような形状になる。

　大腿部を後ろから見ながら、大腿方形筋の遠位付着と一緒に、粗線外側唇（下肢が外旋しているなら後縁）を上から下へと順に見ていく。筋群がそのラインに停止しているのがわかる。その下には、大内転筋と小内転筋があり、閉鎖神経とは独立して神経支配を受けている。

　その下には、大内転筋の中央がある（第5章では、この筋を大腿二頭筋短頭と結び付けた）。大内転筋のこの部位を最も長い部位から分離している隙間がある。その部位は、大腿骨内側上顆まで伸びており、膝の内側の数cm上に触れれば、容易に触診することができる。

　このファンのアペックス筋は薄筋である（図

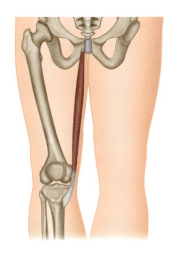

図6.21：薄筋

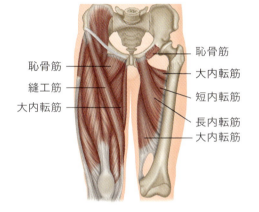

図6.22：内転筋の前部から骨盤、そして結合筋である恥骨筋へと連続している

6.21)。坐骨枝の下部に広く停止しており、そこから股関節と膝関節を縦断して、鵞足の真ん中の筋となっている。

このファンの残りの半分は、粗線の内側縁、または前縁に停止しており、基本的には大内転筋の隣に位置しているが、異なる筋膜面にある（図6.22）。これらの筋の中で最も長いのは、名前の通り、長内転筋である。大きくて丸いこの筋の腱は、鼡径部にて容易に触診可能である。そして、脚を組んで座っている時

には、容易に目で見ることもできる。

一方、短内転筋は、長内転筋の上部、深い位置にある。長内転筋と短内転筋の機能は極めて類似しており、1つにまとめて考えてもよい。

次に紹介するのは、鼡径ファンにも結合している恥骨筋である。恥骨筋の停止は、鼡径ファンの中心筋である小転子まで伸びる。また恥骨筋は、内転筋であると同時に、股関節の屈筋でもある。実際、このファンの後方（基本的には大内転筋）は、股関節の伸筋であり、前方の3つの筋（長内転筋、短内転筋、恥骨筋）は、すべて股関節の屈曲を補助する役割を持つ。そのため、枝ファンに属する筋は、第5章で取り上げたハムストリングスや大腿四頭筋、これから説明する腰筋複合体と一緒に、股関節の屈曲と伸展を調整している。

股関節の内旋、外旋における内転筋の役割については、明確にわかっていない。Netter（1989）は外旋で使用されると明言しているが、KendallとMcCreary（1983）は内旋を支持している。もしかしたら、回旋する際にどれだけ股関節が屈曲、伸展しているかによって、役割が変化するのかもしれない。詳細な説明を割愛して結論を述べれば、大腿骨は機能軸に対して回旋モーメントが低いため、内転筋群は大腿部を回旋させることにより身体を安定させる役割が大きいのではないか。

例外は、大腿骨に対して骨盤の動きを論じる際である。恥骨筋は片側が短くなると、恥骨を大腿骨に向かって引っ張る。そのため、骨盤のボディリーディングを行っている時、われわれは「恥骨は恥骨筋が短いほうに傾いている」と考えるのである。

■ 3. 鼡径ファン

中心：大腿骨の小転子
外縁：骨盤の内縁
筋：恥骨筋（結合）は小腰筋、大腰筋（アペックス筋）、腸骨筋に連結。腸骨筋は腰方形筋に連結

小転子の軸を中心とする鼡径ファンは、わずか3つの筋（小腰筋、大腰筋、腸骨筋）で構成されているが、われわれは、これらの筋とつながる2つの筋（恥骨筋、腰方形筋）についても説明していく。われわれはこれらをまとめて腰筋複合体と呼んでいる。

先ほど述べたように、恥骨筋は枝ファン（図6.23）と結合し、股関節の内転筋であると同時に、股関節の屈筋（深層）でもある。そして、四角形に近い形をしている。腸骨と恥骨の起始と、小転子とその下の粗線への停止は共に幅広い。指先を優しく長内転筋腱の少し外側にあるくぼみへと入れてみよう。このとき、大腿動脈に触れないように注意しなければいけない。患者に片方の膝を、反対側の肩に持っていくような動作をしてもらえば、恥骨筋が指先に当たるのがわかるだろう。

恥骨筋は小腰筋と筋膜でつながっている。Travell（1998）によれば、小腰筋を持っているのは患者の半数ほどであるが、筋膜としては、ほぼ全員が持っている。小腰筋は薄い筋であるが、強力に神経支配され、腰筋の緊張を調整する機能がある可能性がある。アキレス腱複合体にとっての足底筋、脊柱起立筋群にとっての小後頭直筋と同じといえる。いずれにせよ、小腰筋は存在していれば、腰椎を屈曲し、恥骨を持ち上げて骨盤を後傾する。

恥骨筋と小腰筋に触れてストレッチを行うには、患者は大腿骨を外旋して、膝を外側に向けて、母趾側に体重がかかる状態でランジ＜訳注：大殿筋と大腿四頭筋に刺激を与えるトレーニング＞を行う。

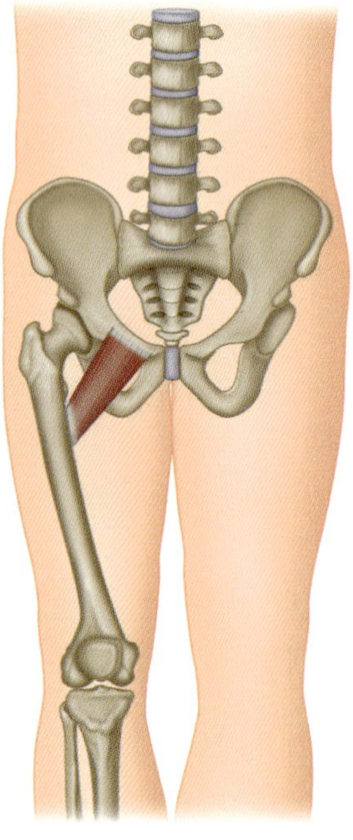

図6.23：恥骨筋

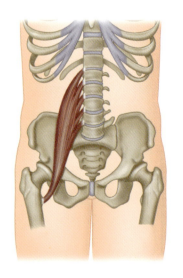

図6.24：大腰筋

大腰筋（図6.24）はこのファンの真ん中にあるアペックス筋であり、骨盤を大きく越えて、すべての腰椎横突起や腰椎椎体、第12胸椎まで到達している。これは明らかに、強力な股関節屈筋である。しかし、股関節の回旋時の役割は明確ではない（われわれは大腿部の回旋における役割はほとんどないのではと考えている）。

Bogduk（1992）によると、腰筋は腰椎に何の影響も与えていないというが、われわれはこの見解には同意しない。われわれの観察によれば、腰筋は本質的に三角形の筋である（この点を確認したいならば四肢動物の腰筋を見てほしい）。小腰筋と同じ原理で、上部腰椎へと走る線維が、腰椎屈曲と骨盤後傾を生む。下部腰椎へ走る線維は腰椎過伸展と、（第5腰椎と仙骨の間の結合を通して）最終的には骨盤前傾に作用する。

大腰筋の上部腰椎へと走る線維は主に大腰筋の前面と外側面のもので、下部腰椎へと走る線維（弯曲を維持するもの）は腰筋の内側と後ろ側を通る線維である。このように理解すれば、脊椎のパターンと位置という観点から、詳細な戦略を立てることができる。われわれはしばしば、腰椎の過度な弯曲を目にするが、このような場合には、その部位の上部や下部に負担がかかっている。

大腰筋は非常にしっかりとしたボリュームがあり、しかも敏感な部位である。上半身と下半身を結び、中軸骨格と付属肢骨格、内と外、そして後ろと前を結んでいる。自律神経を持つ数少ない筋の1つであり、腎臓や腸、精力と密接に関わっている。梨状筋と同様に、大腰筋は最もバランスを失いやすい筋である。

このファンにおける3番目の筋で再度上前腸骨棘の部分で、大腿筋膜張筋が起始した部分に連続するのは腸骨筋（図6.25）である。

腸骨筋は大腰筋と小転子に停止しており、股関節の前面を越え、大腰筋の少し外側に位置する鼠径靱帯の下をくぐって腸骨窩を満たしている。肩で、腸骨筋と類似している筋は肩甲下筋である。肩甲下筋は肩甲骨の前面を満たしているように、腸骨筋が腸骨の前面を満たしている。

腸骨筋の起始は大きく、仙骨翼の上、または仙骨付近から発生し、腸骨稜の内側の縁を通り、上前腸骨棘まで到達している。腸骨筋を覆っていて、硬直しすぎていたり、固定されすぎている場合には大腰筋を外側に腸骨筋に向かって引っ張ることもある腸骨筋膜は、第12肋骨と脊椎横突起に走る腰方形筋（QL）に接続している。

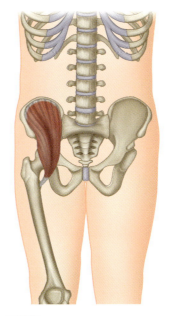

図6.25：腸骨筋

腸骨筋と腰方形筋（図6.26）は、複合体を形成し、大腰筋の外側を平行に走り、小転子から第12胸椎、第12肋骨まで到達している。患者にランジ姿勢をとってもらい、後脚の股関節を内旋させて、小趾側に体重がかかるような体勢をとってもらうことで、この複合体に触れて、ストレッチすることができる。ストレッチされている股関節から同側の肋骨を離すようにさらに伸ばすことで、ストレッチ効果を増幅させて、複合体を急激にリリースすることができる。大腰筋の両側の複合体のどちらか一方が、姿勢の代償作用として弱くなったり、凍結した他方の大腰筋の代わりを果たしたりすることがある。

ここまで、股関節の周りの3つのファンを一周したことになる。実際には、これらのファンにはどこかで異常が発生して、1つの部位がカバーしたり、機能しない部位が出てこない限りは、動作を通して途切れなく、安定と運動のために働いている。バランスが悪い場合は、歩き方を見れば一目瞭然である。

明らかに、もう一方の股関節も同様に一周することができる。しかし、大部分の人々の治療を行う際は、左右の股関節の間で類似点もあれば、異なる点もある。前後の異常（骨盤の前傾、腰椎の屈曲、膝関節の過伸展）は、代償作用として左右対称の緊張を引き起こす傾向がある。一方で、回旋を伴うすべての異常や、外方向への傾斜やずれは、非対称なパターンを生む。そのため、患者中心の効率よい治療戦略を立てるには、目で見て、そして触診して分析できる高い能力が必要となる。

例えば、腰筋複合体の一部が片方の下肢を安定させていると同時に、別の一部が反対の下肢（体重のかかっていないほう）を動かしている。骨盤を回旋させる際は、右恥骨筋はしばしば左梨状筋と一緒に働き、左恥骨筋は右梨状筋と一緒に機能する。このように一般的に見られるパターンが特定できる一方で、左右の股関節を合わせて40の筋には個人差がある。そしてそのような個人差があるために、股関節全体の患者それぞれの評価が必要となる。最良の結果を得るためには、患者の立ち姿勢と歩行を目で見て評価すると同時に、徹底した触診による評価を行う。

一般的に、動くことのできる筋筋膜（恥骨筋と大腿方形筋の周り）においては、重大な姿勢のゆがみが発生すると、筋膜が引き締まる。特に骨盤が前傾、股関節が内旋している場合には、恥骨筋は短縮する。そして、骨盤が後傾や股関節が外旋している場合には、大腿方形筋の筋膜は短縮し、厚くなる。

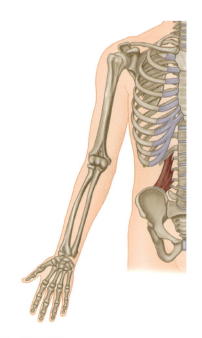

図6.26：腰方形筋

骨盤のボディリーディング

骨盤はおそらく、隣接する骨との関係において、われわれがリーディングしなければいけないなかで、最も重要な部位である。多くの研究者が、骨盤と、地面に対しての水平面と垂直の軸との関係について言及している。

多くの施術者は、最初に上前腸骨棘と上後腸骨棘による角度を測るべきだと教えられている。しかし、この角度が水平であるべきとする見解もあれば、わずかな傾斜を持つべきだとする見方もある。さらに、しばしば性別によって角度に差があるといわれている。しかし、最近の研究によって、これらの見解が当てにならないことがわかった。角度に影響を与える骨盤の骨の形や大きさに生まれつきの個人差があり（Preece 2008）、上後腸骨棘の触診の困難さも、この角度の意味に影響している（Cooperstein & Hickey 2016）。骨盤の方向や、角度の違いを知ることは有益であるかもしれないが、固定され、「自然な状態の骨盤」でも、角度は0〜23度まで幅があることを忘れてはいけない。角度を調べたり、骨盤と水平面との関係に目を向けるよりは、大腿骨を含めて、軟部組織の関係について調べたほうがよい。

図6.27ⓐは、ずれと傾きの両方において中立的骨盤を示している。軟部組織に目を向けると（図6.28）、股関節の前後すべてのバランスが取れていることがわかる。

転子ファンと鼡径ファンを加えた図6.28ⓐを見ると、関節の正中線よりも前にあるすべての筋線維は、股関節の屈曲を引き起こし（骨盤の前傾）、後方から関節に向かっているすべ

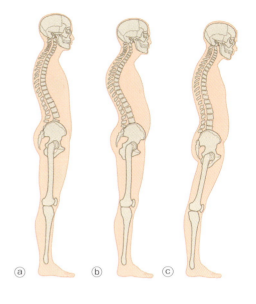

図6.27：大腿骨と、骨盤、腰椎の骨格関係を示す3つの事例。ⓐ中立的骨盤、ⓑ前傾、ⓒ前方へのずれ

ての組織は伸展を起こす（骨盤の後傾）ことがわかる。そのため、屈曲や伸展を行う際のすべての段階において、大腿骨と骨盤を安定させる身体にするために、組織はファンのような形に配置されている。

図6.28ⓑは、中立した位置ではあるが、前傾している骨盤を示している。つまり、股関節が屈曲しており、そのため、股関節屈筋が短縮していることを意味する。または、短縮した股関節屈筋により骨盤前傾が引き起こされたことを意味している。この現象は、転子ファンと枝ファンの前面部が短くなっていると解釈できる。そして、すべての鼡径ファンが短くなっている（大腰筋は脊椎のパターンによって変わってくる）。同様に、股関節内転筋群内の筋間中隔も変化する。後中隔は上に引っ張られ、前中隔は下に引っ張られる。

一見すると図6.28ⓒは骨盤が前傾していて、さらに腰椎の過度前弯（後方への屈曲）が生

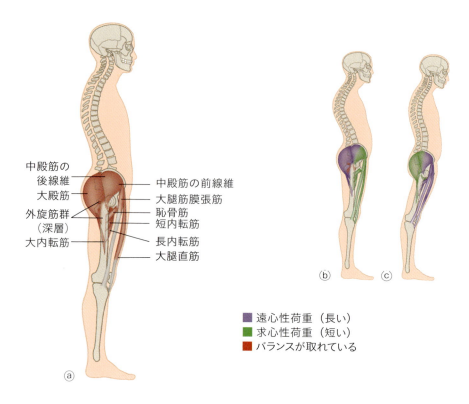

図6.28：軟部組織を加えて考えると、治療が必要な部位をより明確に特定できる。ⓐずれなし・傾斜なし、ⓑずれなし・前傾、ⓒ前方へのずれ・前傾

じているように見える。しかし、詳しく見ていくと、骨盤が足部と比較して前方にずれており、大腿骨が前傾していることがわかるだろう。われわれは、水平面に対してではなく、この傾いた大腿骨の角度に対して、骨盤の傾きを見なければいけない。そうすれば、骨盤が大腿骨に対して後傾しており、股関節伸筋を伸ばす必要があることがわかる。

一般に、大腿骨の傾斜で判断される骨盤の位置のずれと大腿骨に対する骨盤の傾斜の組み合わせは、全部で9通りある。

1 ずれなし、傾斜なし
2 前方へのずれ、傾斜なし
3 後方へのずれ、傾斜なし
4 ずれなし、前傾
5 前方へのずれ、前傾
6 後方へのずれ、前傾
7 ずれなし、後傾
8 前方へのずれ、後傾
9 後方へのずれ、後傾

前方へのずれがある場合には、足を治療する必要があり、特に第4章で示したように、踵が重要である。踵に重心を戻すために、後方を十分にサポートしなければいけない。そして、筋膜面に関しても、前方を持ち上げて、後方を下げる必要がある。

それを意識して図6.29を見ると、大腿骨に対して、骨盤は傾いていないことがわかるだろう。脊椎の伸展は、胸郭の後傾により引き起こされる。腰下部に対しての腹部の長さが、

第6章　股関節

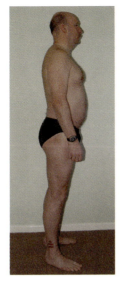

図6.29：傾斜はないが、骨盤が前方にずれている

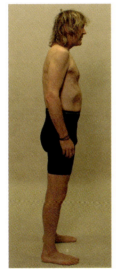

図6.30：一般的な骨盤の後傾と、前方へのずれが組み合わさっている症例

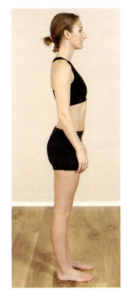

図6.31：この女性は、骨盤の異なる傾斜を示している

明らかにわかるだろう。

　図6.30では、大腿骨が前方にずれて、傾斜している。先ほどと比べるとわかりにくいが、骨盤は大腿骨に対してわずかに後傾している。

　図6.31の女性も、わずかに骨盤が前方にずれている。そして、よく見られるように、胸郭が後傾している。しかし、骨盤はわずかに前傾している。このようなパターンが腰椎に引き起こす圧迫を解消するために、この女性は、腰椎よりも高い位置、おそらくは第5胸椎や第6胸椎まで脊柱を伸展させることで、代償している。

　大腿骨に対する骨盤の位置をリーディングするいくつかの利益のうちの1つは、股関節の位置を正しく判断しているということである。また、床面に対する骨盤をリーディングすることは、仙骨底に対して第5腰椎がどのような位置であるかの感覚を与えるが、これらは同様に有益であるが、異なる情報である。

　患者が運動を始める部位から分析するために、大腿骨に対する骨盤の位置をリーディングする時には、股関節はすでに伸展（大腿骨に対して後方傾斜）しているか、屈曲（大腿骨に対して前傾傾斜）から運動を開始してい

るかを判断すべきである。股関節前方の組織の能力は、単純なフォワードランジ（図6.32）により評価され、股関節前方が開くのがわかるだろう。

もし患者が後方傾斜した位置から運動を開始するとき、ほとんどの股関節の運動は見られないと考えるべきであり、それは股関節がすでに伸展しているからである。股関節はおおよそ10～12度しか伸展しないので、立位姿勢ではすでに最終伸展していることがあり、その場合には、フォワードランジさせても股関節はほとんど変化しない。

反対に、もし患者の股関節が前傾した状態から運動を開始する時には、股関節は屈曲からより開くようになると期待され、中間位、そして伸展すると考えられる。それにもかかわらず、組織は短縮している。

短縮している場合には、関節可動域の減少が見られ、患者は遠くにステップできないか、あるいは、股関節以下の部位で代償運動が生じ、一般的には脊柱が伸展する（図6.32）。

3つのファンは、すべての方向に動作が可能な球関節を越えている。そのため、それぞれの筋は、関節を越える際の角度に応じて、さまざまなパターンに関係していると考えることができる。例えば、骨盤の側方への傾斜が起こっている場合には、骨盤が低くなっているほうの外転筋群（転子ファン）と、他方の大腿の内転筋群（鼡径ファン）が、ともに短縮している可能性があるため、バランスを整

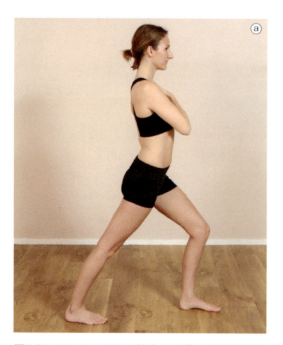
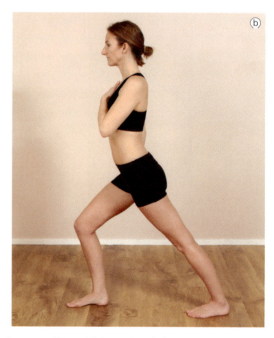

図6.32：フォワードランジ検査。モデルに踵を挙げることなくフォワードランジをさせると、全身のかなりの可動域がわかる。右股関節から見ていこう。ⓐ彼女の右股関節前部はやや開いている。そして中部から上部の腰椎が明らかな側屈を伴いヒンジを形成し、骨盤を右に傾斜（脊椎を左側屈）させている。ⓑ脊椎はより適応していて、腹部はヒンジと緊張が小さくなっていて、ⓐで見られるように骨盤は回旋している。これはかなり誇張した姿勢ではあるが、足関節背屈、股関節伸展、脊柱伸展の運動に注目している

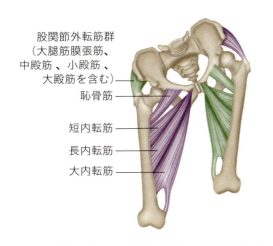

股関節外転筋群
（大腿筋膜張筋、
中殿筋、小殿筋、
大殿筋を含む）
恥骨筋
短内転筋
長内転筋
大内転筋

える必要がある（図6.33）。

外転筋群と内転筋群の緊張にインバランスが生じた場合には歩行時の重心移動に影響する。立脚に重心が移動する時、足趾離地する側の骨盤は下がる。傾斜が許されるためには、股関節は内転し、対側の股関節が伸展につれて外転する必要がある（図6.34）。

この関係を確かめるために患者を立たせて重心移動を行わせる（図6.35）。この動作を患者に正しく指示できるようになるためには少し辛抱する必要があるが、習得し直接的に組織の触知を行うことにより、どの部位に対し

図6.33：骨盤の側方への傾斜。側方への傾斜が生じている場合には、骨盤が低くなっているほうの外転筋群が短縮して、腸骨を大転子に向かって引っ張っている。このため、坐骨恥骨枝を、股関節上部へと引っ張る

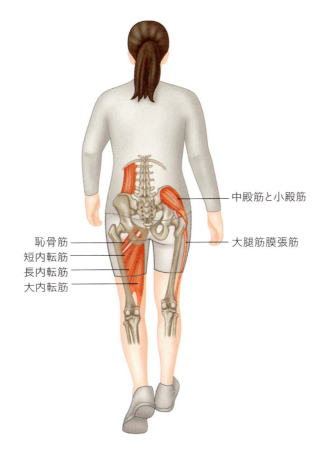

中殿筋と小殿筋
大腿筋膜張筋
恥骨筋
短内転筋
長内転筋
大内転筋

図6.34：踵接地後の骨盤傾斜には、立脚側の股関節外転筋群の筋力と適応能力が必要となる。さらに、対側の前方にある内転筋群（恥骨筋、短内転筋、大内転筋）は伸長され、後方にある遊脚下肢の外転をコントロールする（第8章にて、腰方形筋による歩行への影響を説明する）

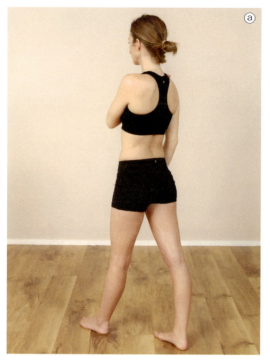 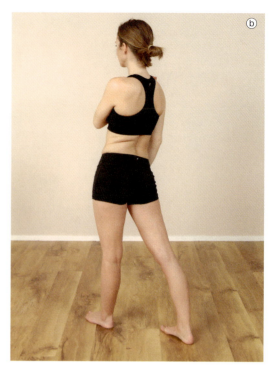

図6.35：立位重心移動検査。立位における評価としてみるべき右外転筋群と左内転筋群の関係を示す（もちろん両側により反復される）。施術者が方法を理解して多くのバリエーションを行うことで、この単純な運動により多くの情報が得られる（本章の最後にあるボディリーディング上級編を参照すること）。この姿勢は高齢者や運動器不安定症には不安定である。したがって、椅子や壁などに手をつけさせ、患者に安定感を与えると、より大きな運動をさせられる

て治療を行うかの情報を得ることができるようになる。

図6.35に示された位置と運動が、治療後の再評価や再教育のツールとして使用できるようになる。内転筋群の前方に対して治療を行う時に、治療の間に得られた新しい能力を組織に気付かせることは有益である。このようにして、有益な結論はクリニックの外で日常生活により活用できる運動となりやすい。

回旋に関しては、関節を通過する際の筋が水平であればあるほど、回旋する可動域は広くなる。骨盤が片側に引っ張られた場合を考えよう。例えば、骨盤が右に回旋している場合は、右側の恥骨筋が短縮している可能性もあるが、左の股関節外旋筋が同様に短縮していることがある（図6.36）。

身体は、相互に影響を与える主動筋と拮抗筋の多くの関係によってバランスを取っているので、施術者はこの点に気を配らなければいけない。

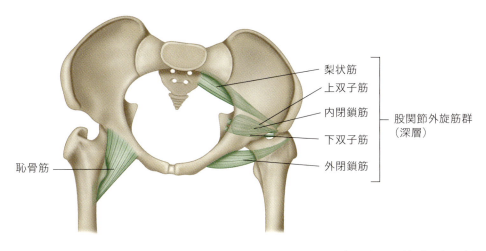

図6.36：骨盤の回旋。骨盤が右方向に回旋すると、恥骨枝は右の大腿骨に近づき（恥骨筋が短縮し）、左の坐骨枝は左の大腿骨に近づく（左のすべての股関節外旋筋群が短縮する）

骨盤のテクニック

■ 大転子をほぐす（ラテラルライン）

大転子の上の組織は、しばしば骨に固定されて、単独で滑らないように感じる。特に骨盤の横への傾斜などの姿勢の問題は、股関節の側面の構造に余分な負荷をかけることとなる。そのため、この組織を独立させることは、特にその下にある転子滑液包の負担を大きく軽減する。

患者を側臥位にして、上側の下肢を曲げてもらう。足は真っすぐ。施術者は両方の示指と中指の中節骨の平らな面を使って、大転子の上の表面の組織を広げて、開く（図6.37）。両手の拳をくっつけた状態から始めて、優しく拳を離す。大転子部の上側に中節骨を当てて、施術者の肩関節を外転することにより、この部分の緊張と短縮をほぐす。施術者が治療をしている間、患者が骨盤をわずかに前後に傾斜させることで、組織を開く補助ができる。

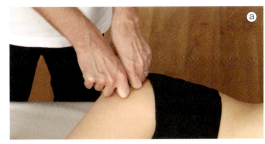
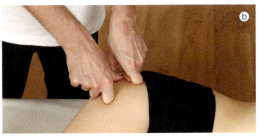

図6.37：大転子の上の組織を開くために指関節を使う。肩の動きを利用して、上肢と手関節の負担を軽減しながら、左右の指関節を引き離すように動かす

■ 腸骨の縁をほぐす（ラテラルライン）

腸骨稜の内面、外面両方に付着している筋は、しばしば組織の制限や、こり、しこりが生じやすく、組織の層を束ねて、体幹の側屈や回旋を抑制する。

患者を側臥位にして、腸骨稜の上面に指先を当てて、中立的な骨盤の正中線から、両手の指先で組織を広げる。または、組織がほぐされて緊張が除かれるようにする。骨盤が前傾している場合には、腸骨稜とその周辺の組織を上前腸骨棘から上後腸骨棘へと後方に持っていくことにより中立を獲得させる。骨盤が後傾している場合には、その逆を行う。

腸骨稜の上部では、施術者は腹部の層を操作することとなる。腸骨稜の外側、上部、腸骨稜の内唇それぞれにおいて、外腹斜筋、内腹斜筋、腹横筋の3つの異なる層に働きかけることで、治療対象部位をより絞ることができる。

組織を前後に動かすもう1つの方法は、尺骨の平面を使う方法である（図6.38）。患者の後ろに座り、患者の身体に近いほうの前腕で組織を引っ掛けて、もう一方の手で患者の骨盤を安定させて、補助する。患者は骨盤を前後にわずかに傾斜させることで、施術者を補助することができる。または、施術者が組織を移動させている方向と逆の方向に、胸郭を回旋させる動作でも操作の補助ができる。

腸骨稜の下の組織を開くには、尺骨を用いると理想的である。腸骨稜の下の組織はより密であり、指に負担を与えやすいからである。もう少し敏感な道具が必要ならば、指関節を使ってもよい（図6.39）。これらの組織（大殿筋、中殿筋、大腿筋膜張筋、そして大腿筋膜の上部付着）はすべて、患者のパターンに応じて、腸骨稜から遠ざかるように下方向に広げたり、前方や後方に移動させてもよい。

すべての手技は、同時に患者にも動作を行

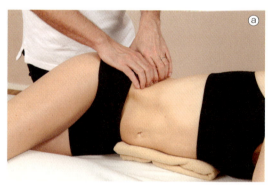

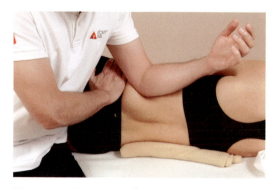

図6.38：尺骨を用いて、患者の組織を後方に持っていく

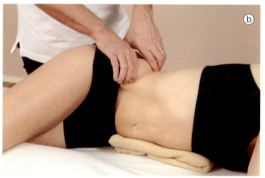

図6.39：腹部の付着を広げる。骨盤を中間位にさせるには最適

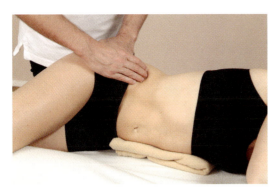

図6.40：前傾した骨盤を施術する際は、組織を後方に持っていく

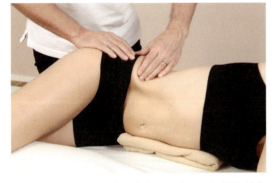

図6.41：後傾した骨盤を施術する際は、組織を前方に持っていく

■ 転子ファンを開く（ラテラルライン）

患者に同じ姿勢をとってもらい、肘の面、または先端を使って、大転子に付着している筋のファンに働きかけることができる。大転子から始めて、大腿筋膜張筋沿いに上前腸骨棘へと上方向に向かい、徐々に上後腸骨棘と大殿筋の上部に向かって戻る（図6.42、6.43）。その途中に、中殿筋の前部と後部（屈筋と伸筋）にも働きかけることになる。しかし、正中線付近の筋膜の厚い線である腸脛靭帯の上部は、避けたほうがいいかもしれない。

治療はシンプルに行ってもよいし、患者に膝をボルスターの上で前後に動かしてもらっ

わせるべきである。最も一般的な動作は、骨盤を前後に傾斜させる動作である（図6.40、6.41）。組織を中立的な場所に戻す助けになるだけでなく、腰の下部や骨盤複合体の周囲の弱くなった筋の多くを矯正し、強化する助けになる。短縮した組織を開くため、または、弱くなった筋のセンソリーモーターアムネジア（p.2）のサイクルから脱するためにも、患者の自然なパターンと逆の動作を強調することは特に役立つことがある。

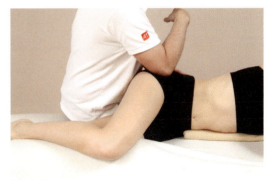

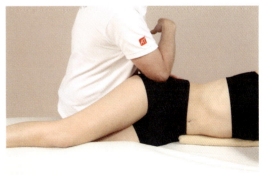

図6.42：患者がボルスターの上で膝を滑らすことによって股関節を伸ばすのに合わせて、転子ファンの前方を治療する。「短縮して固定された」組織に集中する。つまり、前傾している患者の場合には、正中線の前部を治療し、後傾している場合には正中線の後部を治療する

て、股関節の屈曲と伸展を組み合わせてもよい。それぞれの部位で、接触点を固定してストレッチしてもよいし、反対方向に線維に沿って滑らしてもよい。

■ 小殿筋（ラテラルライン）

小殿筋は中殿筋の下に位置し、より深層にあるため、治療の際はわずかに独特な姿勢が必要となる。小殿筋の上の中殿筋と表層の大腿筋膜を、短縮してリラックスさせるために、まず施術者は患者の大腿を持って外転させる。患者の膝を片方の手で持ち、足を自らの股に乗せてサポートする。または、患者の膝下に自らの前腕を入れて、施術者の前腕に患者の下肢をのせて、膝の内側を手のひらで支える姿勢となる（図6.44）。

続いて大転子の上部に位置する外側正中線

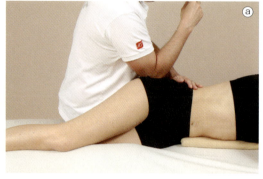

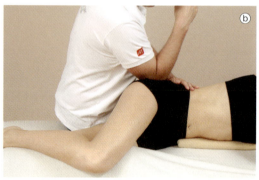

図6.43：患者が大腿をボルスターの上で滑らせて、股関節を屈曲するのに合わせて、転子ファンの後部（伸筋）に働きかける

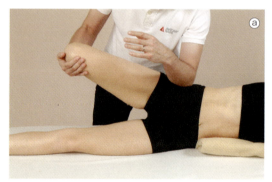

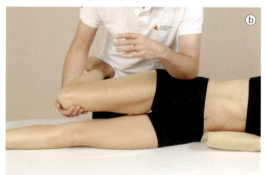

図6.44：表層の外転筋をリラックスさせておくために、患者の大腿を外転させる。肘を使って、より深い位置にある小殿筋に働きかけるために、患者の身体へ沈み込んでいく。そして、ゆっくりと患者の大腿を内転させて、もとの位置に戻す。小殿筋はほぼ正中線沿いにあるため、外方向への傾斜に関係している可能性が高い

付近の深層組織に、肘を慎重に沈めていく。患者に下肢を施術者の前腕や手に向かって押してもらうことで、内転筋を使用してもらい、相反抑制を利用することにより、筋性防衛を抑制してもらう。小殿筋は、ほとんどの患者にとって敏感で、めったに触れられることのない部位である。そのため施術者は、患者にリラックスして受け入れてもらうために、忍耐強く、いつもとは異なるイメージを持って臨まなければいけないこともある。深層の筋膜に到達し、腸骨に向かって組織を引っ掛けたら、ゆっくりと患者の膝を下げていく。その間も施術者は小殿筋への接触を保持することで、組織に独特なストレッチ効果を与えることができる。

■ 腸脛靭帯への手技(ラテラルライン)

これまでの治療により、こり固まりやすい腸脛靭帯(ITT)の緊張に影響する組織をリリースしたため、腸脛靭帯は緊張が解け、少しは矯正を受け入れやすくなっているはずである。股関節から膝関節へ尺骨を使ってストロークを行う。施術者が長いストロークに耐えられるのであれば、指を使ってもよい。膝から股へのストロークには、拳や指、尺骨を使うことができる。一般的に、組織は外側広筋にある外側正中線から遠ざかるように広げられる必要がある。患者の状態に応じて、同時に上方向や下方向へ働きかけてもよい。

バイオリンの弓のように尺骨を使うことで、より治療を必要としている外側大腿において、どの面にも集中することができる。つまり、腸脛靭帯の前部、後部にも働きかけることができる。患者の骨盤の位置に合わせて、これらの組織を移動させる方向が変わる。前傾した骨盤に対しては、大腿の前部を上方向にストロークし、後部を下方向にストロークすると効果的に治療することができる。後傾した骨盤に対しては、その逆である。

図では下方向のストロークを示しているが、施術者が治療台の反対側に立てば、上方向のストロークが可能である。拳や指を使ってもよい(図6.45)。

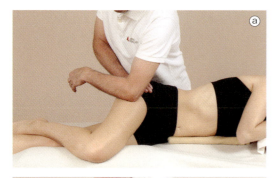

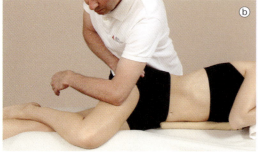

図6.45：尺骨を使って、腸脛靱帯のさまざまな部位に働きかける。患者の骨盤の傾斜に応じて、腸脛靱帯の前部、後部に沿って、上方向か下方向のどちらに力を加えるかを決める

■ 梨状筋

梨状筋は骨盤の位置とバランスにとって重要な筋であり、股関節と仙腸関節の2つの関節にまたがっている。股関節の後部を通るため、骨盤が後傾している場合には、左右ともに同じように短縮する。骨盤、仙骨、または下部脊椎が外側に傾斜し、骨盤が回旋している場合は、左右の梨状筋のバランスを整えなければいけない。

梨状筋を見つけるには、患者の上後腸骨棘と尾骨を見つけて、その2点を結んだ中心から大転子に向かって線を引く。梨状筋は仙骨の前面を、下方側面に向かって大腿骨の上部へと走っている（図6.46）。そのため、この線の中心から上外側、または下内側に向かってストロークを行うことで、深部にある小さい筋腹の「帯状の隆起」を感じるだろう。まずは患者の筋がリラックスするのを待って、徐々

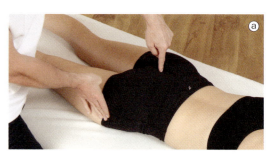

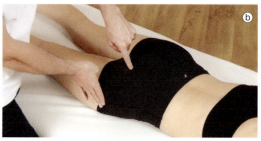

図6.46：仙骨の中心に近い中間点を特定し、その中間点と大転子の中間点を特定することで、梨状筋を見つける

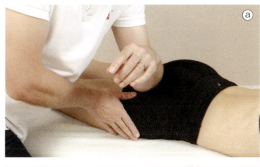

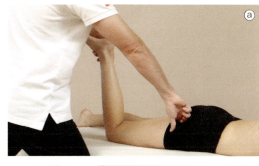

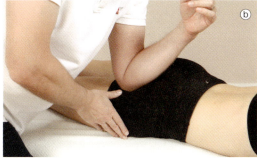

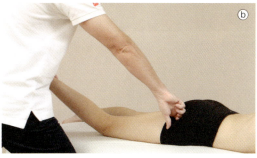

図6.47：ⓐ肘を使って、殿筋を通過して沈み込み、梨状筋の組織に肘を固定する。ⓑ肩を身体の正中線を越えて移動させて、組織を外側にストレッチすることで、筋膜を伸ばすことができる。同時に、患者の大腿を内旋させてもよい

図6.48：ⓐ梨状筋をほぐすには、指関節を梨状筋に固定し、患者の大腿を内旋させるか、ⓑ患者自らが大腿を内旋させる。このポジションでは、接触点は身体の正中線に向かって固定されており、梨状筋の遠位部を分離することとなる

に深層へと沈み込ませるとよい。その後、肩を患者の近位に向けて落とし、近位組織を内側に向けて押し（図6.47）、遠位部をストレッチする（図6.48）。

　これら2つの手技は、ともに自動的に大腿骨の外旋運動と併用されるべきである。梨状筋は小さい上に、分厚い大殿筋の下に位置しているため、常に明確に触診することはできない。しかし、前述の手順に従えば、梨状筋の腱を明確に感じられなくても、梨状筋に働きかけることはできているはずである。

■ 内閉鎖筋（ディープフロントライン）

梨状筋の下部、殿溝の上部にある内閉鎖筋の外側部位と双子筋も、同様の方法でアプローチすることができる。患者の中には、はっきりと触診可能な2、3本の腱を持つ患者もいるだろう。しかし、ほとんどの患者においては、1本の大きな腱のように感じる。骨盤が前傾している場合には、組織を下方向に持っていく。骨盤が後傾している場合には、外側に向かって力を加える。

患者の許可があれば、内閉鎖筋の筋腹に対して有益な治療を行うことができる。患者を側臥位にして、下になっている側の坐骨結節を見つける。指の側面を結節靱帯に接触させることで、仙結節靱帯を目印として、前方上部（へその方向）に向かって指を入れていき、坐骨を越えれば、内閉鎖筋に到達することができる（図6.49、6.50）。

組織に働きかけながら、患者にゆっくりと下肢を内旋してもらい、組織をリリースする。骨盤が後傾している患者や、アメリカで「タイトアスシンドローム」＜訳注：自転車競技選手などに多い、殿部が硬くなり痛みを伴う症状＞と呼ばれる症状を持った患者にとっては、この手技は特に重要である。この部位の治療を行う際には、指先が肛門縁付近にあり、骨盤底に影響を与えていることを忘れてはいけない。この手技は、最初は仲のよい同僚を相手に練習するのが最適である。患者に対しては、どの部位を治療するのか、どうしてこの部位の治療が必要なのかを患者に明確に伝えてから慎重に行うこと。

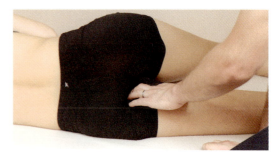

図6.49：治療部位と治療理由を患者に正確に説明してから、仙結節靱帯に対して、内側下部へ慎重に沈み込んでいく

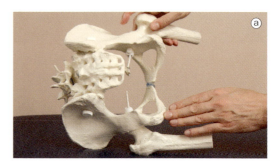

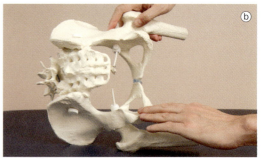

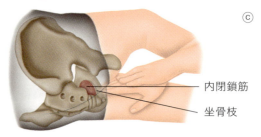

図6.50：この図では、坐骨枝の内側に指先を滑らせて、内閉鎖筋に到達する様子がより明確にわかる。骨盤を立体的に捉えるには、図だけでは難しい。未熟な施術者は、指導を受けて学ぶのが理想である

■ 大腿方形筋

大腿方形筋を見つけるには、坐骨結節の下縁から外側に移動し、わずかに上に移動する（図6.51）。周囲の組織よりも軟らかい、丸いスピードバンプのように感じるだろう。組織に到達したら、遠位、または近位へ引っ張り、患者にゆっくりと下肢を内旋してもらう。

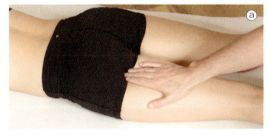

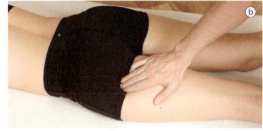

図6.51：坐骨結節を見つけて、そこから外側、わずかに上に向かって組織に沈み込んでいけば、大腿方形筋を見つけることができる。患者が大腿を内旋するのに合わせて、図のように組織を外側に向かって押す。または、内側に向かって押圧してもよい

■ 内転筋：枝ファン（ディープフロントライン）

内転筋を重要視しないボディワーカーも多い。内転筋は、非常にプライベートな部位である大腿の内側に隠れている。しばしば軟らかくて、ピンと張っている。表層の肌でさえも、大腿の前部と比べて、薄く、それほど強靭ではないように思える。そのため時間のない施術者が、しばしば真っ先に治療対象から除外するのもうなずける。この部位の治療をリクエストする患者もはとんどいないだろう。しかし、入念な評価と、繊細な手技を持って治療を行うことにより、後に多くの患者から感謝されることとなる。

内転筋は、大腿の外転以外のほぼすべての動作に関係していることはすでに述べた。内転筋群は、骨盤の安定にも大きな役割を果たしており、しばしば固定されて、硬くなり、こっていることがある。さらに、この部位は「敏感な」部位でもあるため、ゆっくりと、患者の立場に立って治療を行うこと。

続いて、内転筋の範囲を感覚的につかむために、簡単なエクササイズを行う。患者を側臥位にして、患者の大腿と同じ側の手のひらを、大腿の中央に置く（図6.52）。指はわずかに広げる。患者の大腿の太さや、施術者の手の大きさに差はあるが、母指が縫工筋の上部にきているはずである。長内転筋は、示指の下、薄筋は中指の下にくるだろう。大内転筋は、薬指の下の深層にある。広げた小指の下には、内側ハムストリングスの丸い筋腹があるだろう。

大腿下部を治療する際には、患者を側臥位にして、そっと握った拳を使い、組織に沈み

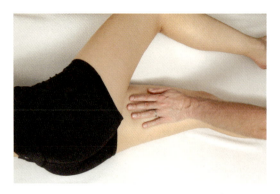

図6.52：内転筋の位置を確認するために広げた指。母指は、細長い縫工筋の深くに入り込んでいくわずかな溝を感じることができる（前部中隔の位置）。示指は、長内転筋の丸い突起を感じる。そして、中指は薄筋、薬指は大内転筋の上にくる。小指はハムストリングスと大内転筋の間（後部中隔）に沈み込むことができる

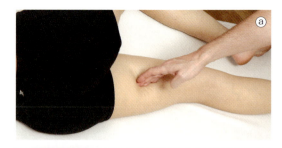

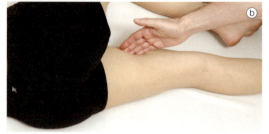

図6.54：指先を使って、後部中隔、前部中隔に働きかける。骨盤のパターンに応じて、力を加える方向を変える

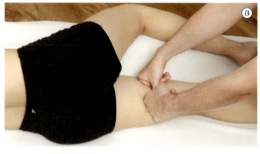

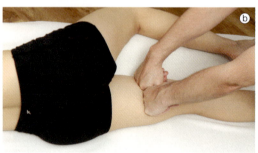

図6.53：内転筋の組織を広げるために、組織に沈み込んで、拳をゆっくりと回転させて、組織を開く。もう1つのやり方は、上肢を交差させて、体重をかけて動作を生み出して、組織をストレッチする

込んで、内転筋を大腿の中央から遠ざけるように働きかける（図6.53）。拳を転がすように押してもよいし、体重を利用するために、上肢を交差させてもよい。

この手技の目的は主に、大腿四頭筋と内転筋の間の中隔を前方に開いて、内転筋とハムストリングスの間を後方に開くことである（図6.54）。しかし、さらに治療が必要な部位を評価するために、内転筋に対する全体的な導入として使うこともできる。

その後、指先などのより鋭い部位を用いて、中隔を開くことができる。サッカー選手の大腿であれば、指関節を使うことが有効なことがある。患者の骨盤の傾斜に応じて、中隔（図6.55）は持ち上げたり、落としたりするとよい。つまり、前傾した骨盤の場合は、前部中隔を上に、後部中隔を下に向かって力を加え、

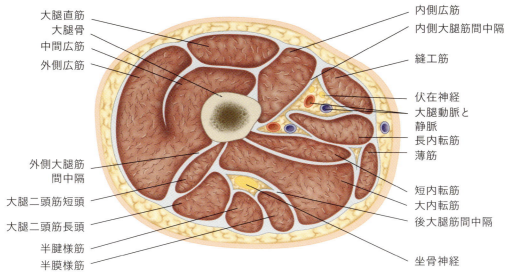

図6.55：中隔は大腿部のさまざまな筋群を分割している。しかし、しばしば神経血管束の通路としても機能する

後傾した骨盤の場合は、その逆となる。

　縫工筋の下にある前部中隔は、大腿神経血管束を含むため、治療の際は気をつけなければいけない。大腿に向かって真っすぐに力を加えるのではなく、これらの血管をふさぎ、ぶつかるのを避けるために、どちらかの隔壁に向かってわずかな角度をつけて押す。患者が神経痛を感じる場合や施術者が指の下に脈を感じた場合には（まれに両方同時）、一度指を離して、もう一度別の角度で押す。

■ 下肢の延長

「7」の形をした大腿骨の内側の組織（小転子周囲）はしばしば制限されることがあり、股関節の伸展と外転に影響を与える。薄筋と大内転筋の間に指先を優しく入れることで、小転子の近くのスペースに到達することができる。そして、患者に股関節から遠ざかるように、ベッドの上で、踵を遠位方向に伸ばしてもらう。その際、同時に施術者は指を屈曲して、股関節内側の組織を下方向に引っ張る（図6.56）。患者に触れるほうの手を、もう一方の手の指でサポートすることで、接触が軟らかくなり、より強い力を得ることができる。

この部位の深層に働きかけることは最初は勇気がいるかもしれないが、歩行の改善や、下肢を伸ばす観点からいえば、大腿骨の内側近くを治療する合意を患者から得るために時間を費やして努力することは、十分に価値がある。

■ 骨盤底（ディープフロントライン）

患者を側臥位にして、上側の下肢を屈曲した状態で支える。そして、上側の股関節の仙結節靱帯を頼りにして、指先が骨盤底に触れるまで、患者のへそに向かって指を沈み込ませる。骨盤底を指先に感じたら、その接触により、患者を指示する。骨盤底の筋を分離、またはコントロールできず、筋を引き締める必要のある患者に対しては、直接的なフィードバックとして指導することができる。すでに骨盤底が高くて緊張している患者の場合は、指先をわずかに組織に引っ掛けて、下に向かって引っ張る（図6.57）。この手技を行う場合には、意識を集中し、患者の許可を得てから行うこと。

この手技は、患者が足を床に着けて座っている姿勢でも行うことができる。片方の殿部を持ち上げてもらい、指を滑り込ませる（行き過ぎないように慎重に！）。指先が坐骨結節の近辺にちょうど引っかかるようにする。その状態から、坐骨結節を手前に引っ張るように、外側に向かってそっと圧を加える。それと同時に、患者は30秒程、前後に交互に身体をゆっくりと優しく揺り動かす。施術者が手を抜いたら、もう片方の治療を始める前に、患者に両方の坐骨結節の上に座ってもらう。このようなシンプルな手技でも、患者の骨盤のサポートにおいて、触れてわかるほどの違いを生み出すことができる。

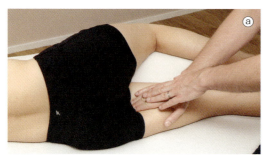
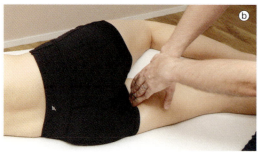

図6.56：坐骨枝のすぐ下部の大内転筋と薄筋の間の隙間に指先を沈めて、患者が下肢を伸ばすのに合わせて、組織を足に向かってリリースする

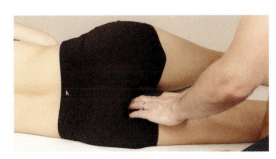

図6.57：仙結節靭帯を頼りにすると、指先が軟らかい壁に当たり、内閉鎖筋の内側に接触することができる

■ 恥骨筋（ディープフロントライン）

患者を背臥位にして、膝関節を屈曲させる。そして施術者は、患者の大腿の内側にくるほうの手の薬指を長内転筋の長くて丸い腱に当て、それを頼りに、恥骨のすぐ横、大腿骨前面の内側上部にある皮膚の折り目に向かって、手のひらを滑らせる（図6.58）。皮膚を伸ばし過ぎないように注意する。

恥骨筋に触れているかを確認するには、患者に大腿を、反対の肩に向かって持ち上げてもらう。その間、施術者は前腕で患者の大腿に抵抗を与えることで、筋の収縮を増強し、指

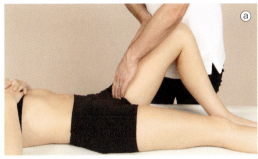
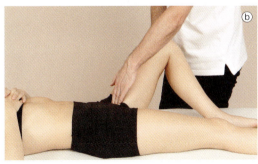

図6.58：長内転筋の丸みを帯びた腱をガイドに使う（見つけることができない場合は、患者に大腿を施術者の手に対して、反対側の肩に向かって内転してもらえば、腱が飛び出すはずである）。大腿動脈を押さないように気をつける。恥骨筋の筋膜に到達していることを確認したら、ゆっくりと大腿を外転させる。もう一方の補助の手を使って、患者の膝を下げていく。患者に補助の手に向かって力を加えてもらい、相反抑制を使うことにより、抵抗を減らすことができる

先にはっきりとした「跳ね返り」を与えることにより、正確に触れていることを確認できる。

恥骨筋の遠位部を治療するには、患者が膝を外側に落とすのと同時に（前述のように）、骨盤に向けて組織を引っ掛ける。遠位部だけをストレッチするには、組織を大腿骨に向かって引っかけた状態で、患者に曲げているほうの足をベッドに向かって押してもらう。そして、もう一方の肩越しに後ろを振り返るようなイメージで、ゆっくりと骨盤と体幹を回旋してもらう（図6.59）。

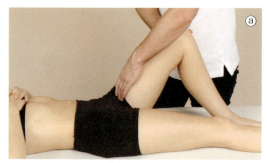

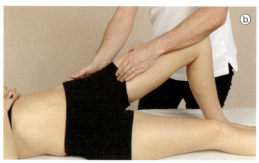

図6.59：前述の手技を行う際と同様の位置に指を置き、組織を外側に引っかける。その状態で、患者に膝を曲げているほうの足を、反対側の肩越しに後ろを振り返るようなイメージで、ベッドに向かって踏み込んでもらい、身体を回旋してもらう（特に骨盤）。この手技は、（恥骨枝沿いの）近位付着を大腿骨付着から引き離し、組織の異なる部位から分離させる。また、同時に、より強力に動作を矯正する効果も持つ

■ 腸骨筋（ディープフロントライン）

腹部の余っている皮膚を上前腸骨棘に向かって外側に持っていく（図6.60）。こうすることで、皮膚を伸ばしすぎることなく、骨ランドマークの内側、わずかに上部（鼠径靭帯を避けるため）にある腸骨窩に指を入れることができる。腸骨筋は、指の腹のすぐ下にくるだろう。そして、腸骨筋膜は指先の前方、さらに十分に深層まで到達している場合には、大腰筋が指の爪に当たるはずである。腸骨筋と腰筋の間のくぼみによって邪魔される場合には、優しく沈み込んでいくか、こじ開けながら腸骨筋膜を開いて、腸骨筋と大腰筋がそれぞれ動けるようにする。

骨盤の内側の腸骨筋と、その筋膜に接触することで、腸骨筋の組織に緊張を与えることができる。組織を上方向に引っ掛けて、患者にゆっくりと踵を滑らせて下肢を伸展してもらおう。さらに、踵を伸ばして下肢を外転してもらうことで、指先で組織に負荷をかけながら開く。

これより高度な手技にするためには、患者が下肢を伸展する際に骨盤の自然な傾きを維持できるよう、腹部に軽く力を入れるよう指示する（力を入れすぎると、施術者を押し返したり、痛みや不快感の原因となる）。こうすることで、通常であれば弱くなっている筋に意識を向けることができ、長期的に治療の効果を高めることができる。

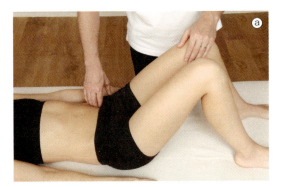
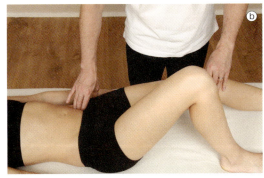

図6.60：患者の両膝が屈曲している状態で、指をゆっくりと腸骨窩の内側に沈み込ませる。そして、患者はベッドの上で踵を滑らせて下肢を伸展する。この伸展に抵抗し、施術者は腸骨筋膜に対して上方向に力を加える

■ 腰筋（ディープフロントライン）

　深層に位置し、構造的に重要な腰筋＜訳注：大腰筋・小腰筋＞は、アプローチと治療の両方において、注目すべきである。患者を背臥位にして、両膝関節を屈曲する。ベッドの上で足底を平らになるようにして、踵は殿部に近づける。

　腸骨筋の時と同じ部位に指を沈み込ませ、そのまま内側へ指を動かしていく。腸骨窩の輪郭に沿って、大腰筋の外側線維まで到達する。この角度から大腰筋にアプローチすることで、施術者は、大腰筋と腸骨筋の相対的な位置と関係を評価することができる。この2つの筋は、前述したように腸骨筋膜によって、一緒に固定されてしまうことがしばしばある。このような場合には、大腰筋はわずかに外側に移動することがある。

　この2つの筋が結合している場合には、大腰筋を腸骨筋から「裂いて」、解放するために、しばらく時間を費やす必要がある。大腰筋の治療は、患者の骨盤のパターンに応じて行う。もし前傾している場合には内側線維に集中し、後傾している場合や平背の場合には外側線維に集中する。

　大腰筋に側面からアプローチする場合には、最初に外側線維と接触する。内側線維に到達する必要がある場合は、指を筋に接触させたままで、筋腹の上を滑らせると、より短い内側部位へ到達する。大腰筋の筋筋膜との接触を保つことで、組織に圧を加えてストレッチを行う前に、敏感な内臓を通過することができるはずである。

　この部位の治療を行う際は、注意して、へ

そよりも低い位置にとどめること。万が一、患者がガス痛や、焼け付くような鋭い痛みを感じた場合、または咳やくしゃみをしたくなったり、笑いたくなった場合には、申告してくれるように頼んでおく（この部位の治療中は冗談をいわないように！）。そのような場合には、一度手を離して、わずかに異なる部位を押圧するか、不快感が落ち着くのを待つ。

　患者のパターンに応じて、大腰筋の左右どちらに働きかけてもよい。組織を上方向に引っかけて、患者に完全に膝関節が伸展するまで、ベッドの上で踵を下方向に滑らせてもらい、下肢をゆっくりと伸展してもらう。

　左右それぞれの大腰筋を治療した際は、シンプルな、バランスを整えるための左右対称の動作で、手技を終える（側屈した脊椎や、回旋した脊柱を治療する場合と同様）。患者を背臥位にして、膝を屈曲した状態で、左右両方の大腰筋に優しく、均等に働きかける。そして、患者にベッドの上でゆっくりと、骨盤を前後に交互に傾斜してもらう。大腰筋は、生理学的にも、神経的にも、豊かな筋である。そのため、一方の大腰筋がもう一方よりもはるかに短縮していて、それまでそちら側だけに集中的に治療を行っている場合でも、左右対称の動作で治療を終えることは、患者にとっては有益である。過敏性腸症候群やその他の腸炎は、この治療の禁忌であり、極めてゆっくり、慎重に治療しなければいけないサインである。

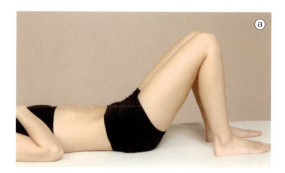
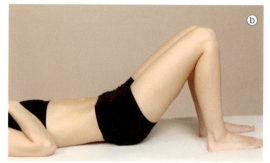
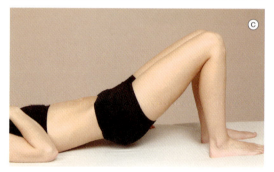

図6.61：単純な腰椎と腰筋の協調運動により患者が背中を丸めて治療台より腰椎1分節ずつ第12胸椎まで徐々に床から離れるようにする。この時に足部の間隔に合わせて膝が離れていく。そして、第12胸椎より徐々に治療台に接地させていく

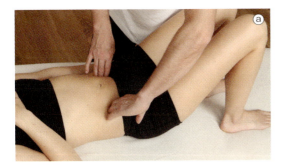
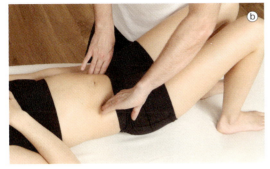
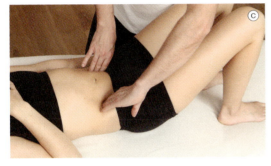

図6.62：さらに腰筋と腰椎に対する上級の徒手技術として、先の図で示した通り骨盤を挙上させて両側の腰筋に施術を行う。施術者の腰筋へのアプローチは図6.60に示した方法と同様であるが、両側の腰筋へ同時に行うことと指先を腰筋により局在させる点が異なるⓐⓑ。患者が腰を上げる時に両手は腰筋に当てるが、実際の治療は患者が骨盤を床方向に下げると同時に行う。この位置は両側で腰筋の緊張を対称となるように調整する。バランスに応じて施術を行い、腰筋の緊張が対称となるように努めるため、施術者の左右の手は少し異なる力や方向となる。軽度の伸長とリラクゼーションを患者に気付かせることが大切であるⓒ。この治療において、施術者はさまざまな組織の状態に適用する接触方法が求められる。この治療を習得するためには、まずさまざまな状態にある一側の腰筋に対して適切な施術をマスターするとよい

ボディリーディング上級編

1. 図6.32（p.142）について再度時間をかけてボディリーディングをしていただきたい。後足部に影響した運動は何であろうか。また後足部が股関節前部におよぼす影響はどのようなことが考えられるか。

2. 図6.35ⓐⓑ（p.144）において、外転筋と内転筋のバランスが評価される。そして、それらは同時に評価されるべきである。これらの組織に関してより正確な情報を見つけるための評価方法として、どのような運動が適しているだろうか。

3. 図6.63に示したモデルAの骨盤および下肢の関係について3つの画像より、前面より骨盤をどのように表現（傾斜、ずれ、回旋そして、相対的位置、そして非対称性の観点にて）すべきだろうか。

　2つの側方図は股関節屈筋群と伸筋群の緊張について考えさせてくれる。足部に対して骨盤、大腿骨、そして重力に対して骨盤はどのような姿勢であるか。この構造的なパターンを修正するために、どのような方向に施術を行うべきか。股関節屈筋群に関するより詳細な情報を得るために、どのように機能的な評価を行うことができるだろうか。

4. 図6.64ⓐⓑに示した立位重心移動検査の結果、どのような左右差があるだろうか。それはどのようなことで、その結果どの部位に施術を行うべきだろうか。また、機能的検査と姿勢との関連はどのようなことであるか。

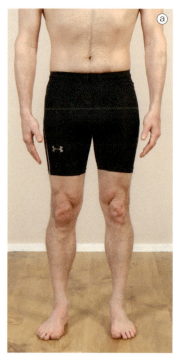 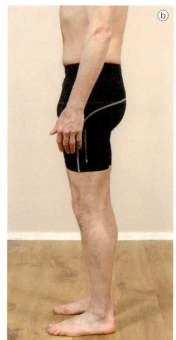 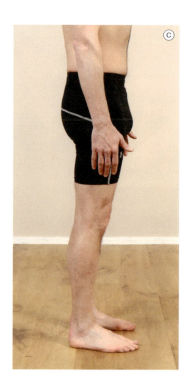

図6.63：モデルＡ

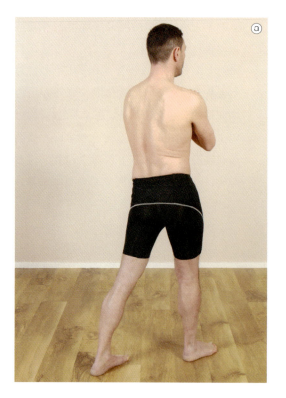 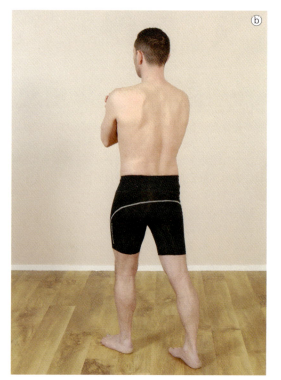

図6.64：モデルＡの立位重心移動検査

解答と考察

1. 後足部はやや外側に向いている。これは足部と足関節における可動性低下、あるいは股関節前面における短縮による代償であると考えられる。股関節を真っ直ぐに屈曲できず、外旋してしまうことが多いが、これにより内転筋群、特に恥骨筋や短内転筋、腰筋を緊張させる。

   このような関係は足部と足関節でも生じ、しばしば足趾を含めて伸展制限（バニオンに注意）となり、代償として足部を外側に向かせる。

   このパターンでは、足部への治療により股関節およびそれに関連する腰部の症状を改善させ、また股関節への治療により外反母趾や腰部にかかる緊張を改善するべきである。

2. まず、股関節を伸展させながら（患者に許可を得て）組織を直接触診し、患者にさらにさまざまなスタンス、ストライドの長さや幅を変化させて、異なる部位の組織にかかる緊張を検査する。ストライドを長くすると股関節内転筋や股関節屈筋群をより緊張させて他の部位における運動を制限させることになり、短いストライドではより運動ができるようになる。

   左右に広いストライドは内転筋群を緊張させ、左右に狭い、さらに左右に交差させたストライドでは外転筋群を緊張させる。

   鑑別するプロセスにおいて、どのような運動によりどの部位に緊張などの症状が変化するか、それにより施術者はどのように治療するべきであるかという明確な情報を獲得できるようになる。

3. 前面では足部に対して骨盤がわずかに左にずれ、右に傾斜していることを示し、左右の外転筋群がやや異なる形状となっているように見える。これは、第4章で確認した足部の挙上に関連するもので、脛骨に対して右足部が内側に傾斜し、外旋していることで、右下肢の機能的短縮が生じていると考えられる。

   左下腹部に虫垂切除術に伴ういくつかの瘢痕があり、これらの2つの要因は内転筋群と外転筋群、特に左側のディープフロントラインにおけるインバランスに影響しているものと考えられる。

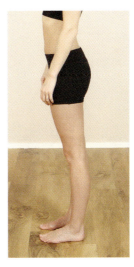

図6.65：モデルBの例。前方にずれた骨盤で、下肢の傾斜パターンを必ずしも推測することはできない。大腿骨と脛骨の前方傾斜の組み合わせを予測することがあるが、このモデルは足部に対して脛骨の後方傾斜と大腿骨の強い前方傾斜を示している

側方から見ると足部に対して骨盤が前方にずれている（床に対する脛骨の前傾による。大腿骨は脛骨に対して中間位であるが、床に対しては前方傾斜している）。骨盤は床に対して中間位であるが、前方に傾斜した大腿骨の上にある。したがって、骨盤は大腿骨に対して後方に傾斜させることにより、重力に対して中間位に戻す必要がある。

大腿骨に対する骨盤の後方傾斜を伴う前方へのずれは、とても一般的である（しかし、そのような先入観念は危険である）。足部に対する骨盤の前方へのずれは、膝関節やその複合として生じることもある。図6.64に見られるこの姿勢は脛骨が後方傾斜により生じ、その後大腿骨が前方に傾斜している可能性がある。

もしモデルAの骨盤が大腿骨に対して後方に傾斜しているのであれば、股関節の伸展について表現する必要がある。この論理の展開には、股関節屈筋群は伸長位となり、股関節伸展筋群は短縮するというものである。ここで覚えておいてほしいことは、これらの組織が長い、短い、緊張している、弱いということは診断ではなく、ただ単にAの運動が通常とは若干異なる姿勢から始まるということである。実際には彼に運動を行わせるまで、診断をすることはできない（図6.66）。

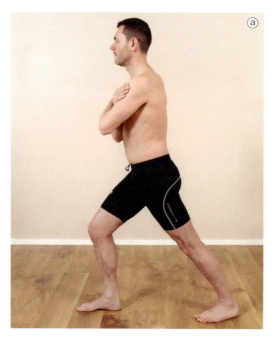 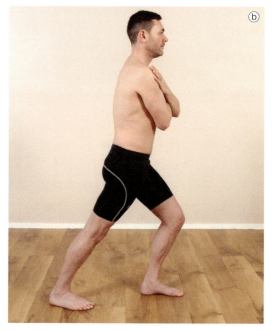

図6.66：フォワードランジ検査。モデルAに、後脚の踵を床につけたままフォワードランジをさせると、全身の姿勢に関する多くの情報を得られる。その情報とは、前章においてトピックスであった足関節背屈と膝関節伸展や、本章のトピックスである股関節についてである。股関節伸展は12～15度の可動域がある。立位の開始肢位で、股関節がそのうちの数度伸展していることがある。モデルAの戦略は上半身を前傾させ、股関節伸展の代償として第2、第3腰椎までを伸展させる方法である

モデルAに、両側に対してフォワード
ランジさせる時、体幹が前傾する傾向が
見られる。このフォワードランジにより、
股関節後部の適応をチェックでき、この
部分が開いてさらに股関節伸展が可能で
あるかを評価することができる。

このようなパターンを修正するために、
次のように考える。

前面の表層組織を持ち上げ、下肢の後
方を下方向に治療することにより、すべ
身を再教育することを助け、表層と深層
における適切な自由を確保する。

股関節屈筋群、そしてハムストリング
ス、股関節外旋筋群、後方にある股関節
内転筋群（大内転筋と小内転筋）のすべ
てをリリースし、伸長する。
股関節屈筋群は伸長された状態で固定
されていることがあり、その場合には制
限された疎性組織により癒着した部位に
対して、平行にグライドさせる側方の施
術が有効となることがある。

機能的なフォワードランジにより、モ
デルAは股関節屈筋群が伸長された状態
で立位となり、この運動において股関節
伸展ができないことを明らかにする。し
たがって、構造的および機能的な再教育
を目的としたストロークなどによる施術
を複合化し、姿勢の面で股関節伸筋群、そ
して機能的な面で股関節屈筋群の両方を
伸長させる必要があろう。

4．右下肢を前方に出すと、われわれのモデ
　ルAは骨盤をさらに傾斜させ、腰椎をわ

ずかに屈曲することができる。これは左
下肢を前方に出した場合に、可動域が制
限され、上位腰椎と下部胸椎が屈曲して
くる（脊椎に関しては後述の章を参照）。

興味深い領域は左股関節外転筋群と右
股関節内転筋群、右腰背部の筋になる。そ
れは図6.63ⓐ（p.162）にてみられた、足
部に対する骨盤のわずかな左へのずれと
右傾斜に関連している。

姿勢パターンは、相対的に左内転筋と
右外転筋のアンバランスの原因となり、上
記に示した異なる足部のパターンに結び
つく。質問3に示された股関節屈筋群と
伸筋群のバランスに関する検討より、骨
盤の傾斜は対側の筋が短縮した状態であ
ると予測しやすいが、むしろ同側の筋が
伸長された状態で短くなることができな
くなった状態である可能性がある。

このパターンは、骨盤、下肢、足部に
おける共生によるものであり、骨盤のず
れと傾斜は足部のほぞにおける運動を変
化したり、その逆に変化させられたりす
るだろうか。自分自身で体験することは
このことを理解することに役立つだろう。
骨盤をずらしてみて足部に生じる緊張を
感じること、また後足部を外側に向ける
ことで骨盤に生じる緊張を確かめてほし
い。したがって、これを修正するには異
なる2つの対策が考えられる。

本症例では、ラテラルライン（股関節
外転筋と腸脛靭帯）とディープフロント
ライン（股関節内転、腸腰筋、そして腹
部の瘢痕を忘れてはならない）について

治療できるであろう。最初の単純な方略
は、右のラテラルラインであり、左と比
較して施術すべきである。また、両側の
腰筋に対して治療を進め、とくに左側は
しっかり治療する。股関節内転筋群と大
腿四頭筋の筋間中隔に対しては両方向に
対してグライドを行い、足部のバランス
を整える治療へと進める。

第 7 章
腹部、胸部、呼吸

Chapter 7

The Abdomen, Thorax and Breathing

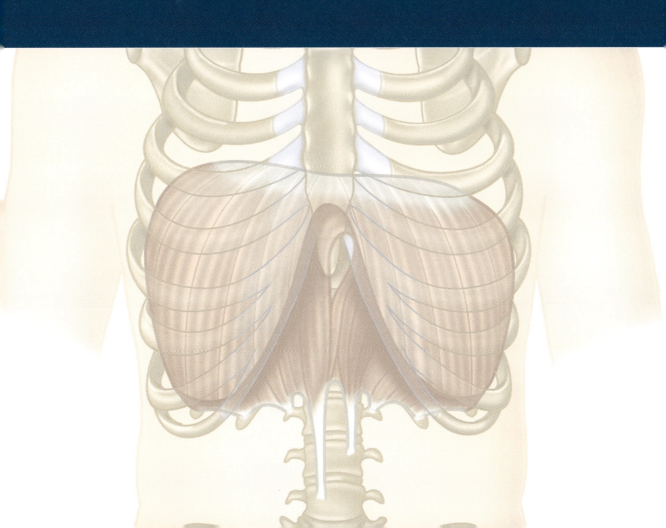

腹部と肋骨：腹腔へのサポート

下肢から順に見てきたが、下肢と体幹の間の機能的分岐点に来た。ここでは一般的な分類に従うが、注意しなければいけないことがある。下肢は、脊柱にとって生物力学的な基礎であるだけでなく、下肢と体幹は、内臓的にも筋膜的にも、多くの点においてつながっていることである。

ラテラルラインの大腿筋膜は、腸骨稜に付着してはいるものの、外腹斜筋と内腹斜筋の腹部の筋膜とつながっている組織である。ハムストリングスは仙結節靱帯を通して、脊柱起立筋とつながっている。これに関しては、第8章で取り上げる。最後に、ディープフロントラインの中核的な組織は、ハムストリングスと内転筋の間の中隔より、骨盤底と仙骨前部を後方に、腰筋と腸骨筋と一緒に「下肢の

穴」を通って腹腔へと前方に走っている。そのため、下肢と体幹の間の「自然な」分類という表現は、いくらか誤っている。内臓は神経や血管を通して下肢とつながっており、下肢は、第12肋骨と腰椎付近の臓器の後方から発生している。

このような点を踏まえると、「腹腔」という表現は役に立つ。上部の小さな腔（口腔、鼻腔、咽頭腔）と、大きな胸腔、腹腔、骨盤腔で構成されている。これより大きな腔を、身体の下部から順に見ていく。

■ 腹腔

腹腔（横隔膜より下の大部分）と骨盤腔（腹膜より下に位置する骨盤深部の臓器）の分類は外科的には有益であるが、筋の観点から見れば、これら2つの腔は1つにまとめて考えてもよい。これらの腔は、上部では横隔膜によっ

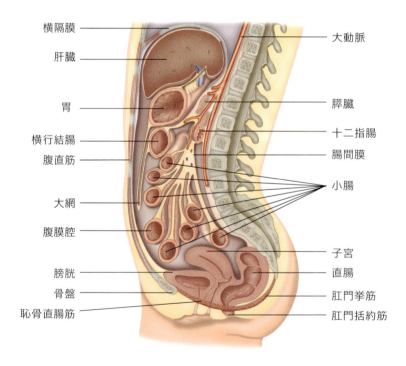

図7.1：腹腔と骨盤腔の臓器は、弾力性のある横隔膜と骨盤底の間にある

て、下部では骨盤底、すなわち骨盤隔膜によって結合している（図7.1）。これら2つの構造のバランスを取ることは、人間の長期的な生体力学からみた健康にとって重要である。

バランスを獲得するには、横隔膜と肛門挙筋の2つの筋の健康な締まりと動作の機能が重要であるが、より大切なのは、それらの間で臓器を保持し、体幹を支えている筋筋膜の要素のバランスである。それらは、主に腹部の筋である腹直筋、腹横筋、外腹斜筋、内腹斜筋である。腹部の後部沿いには、大腰筋、腰方形筋、そして脊柱がある。骨盤では、骨盤底付近で、梨状筋と内閉鎖筋が少しではあるが接触している。

梨状筋と内閉鎖筋に関しては第6章ですでに取り上げたため、ここでは腹筋として知られる4枚の大きな筋と、その中に含まれているいくつかの興味深い筋膜の流れについて集中して見ていきたい。その後で、横隔膜と肋骨の動きに目を向ける。

■ **腹部の筋のユニオンジャック**

腹部の筋は、イギリスの国旗にある「ユニオンジャック」の形に似ている（図7.2）。外腹斜筋と内腹斜筋は「X」のような形をしており、肋骨から体の正中線を越えて、反対側へと走っている。腹部を縦に走るものに腹直筋膜と白線があり、横に走るものに腹横筋がある。

そのためこれらの筋は、等尺性収縮を行う際、肋骨と骨盤の間の安定を生む。肋骨と骨盤の回転運動においては、微調整を行う役割も持っている。例えば、歩行時には「X」の

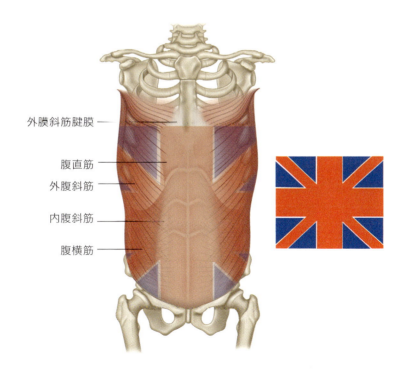

図7.2：左右両方にある4つの筋は、基本的にユニオンジャックに類似している。腹斜筋は「X」を形成し、腹直筋と腹横筋は十字を形成している

一方を交互に少しだけ短くしている。また、アフリカンダンスややり投げを行う際には、一方を大胆に、強力に、組織的に短くする。

これらの筋は、四角い筋のシート（主に安定性のため）と三角の筋（主に多様なコントロールのため）の組み合わせである。本章を読むことにより、腹部では、その両方が必要であると理解できるだろう。穴を掘ることや重い物を持ち上げるために肩を使う時と同様に、大概は、体幹は骨盤の上で、しっかりと圧がかかった状態で安定させられているほうがよい。

しかし、腰椎関節と下部胸椎関節の組み合わせは球関節のように屈曲、伸展、側屈、回旋、分回し運動を可能にする。腹部のユニオンジャックの「X」を構成するこれら4つの筋はベリーダンスのような動作を容易にするこ

とや何かを投げる際により大きな力を与える。

これらの筋は「X」のイメージでは役不足なほどに複雑な筋である。例えば、外腹斜筋は下部肋骨と肋骨の下の軟骨を、（反対側の内腹斜筋を通って）反対側の上前腸骨棘に結びつけるだけでなく、直接、同じ側の恥骨にも結びつけている。この結合は強力であるが、男性では精索が腹壁の弱い箇所のすぐ隣にある。女性も同じ場所に出口があるが、円靱帯が出ていくだけである。そのため、腹内の負担が増加した際にも、鼠径ヘルニアを起こす可能性は低い。これまで述べてきた「X」は、スパイラルラインの一部として考えるのが最適である（図7.3）。しかし、恥骨への結合は、反対側の内転筋群へと移動し、肋骨を反対側の大腿骨に対して安定させている。そのため、この筋の一部は、フロントファンクショナルラインの通り道でもある。

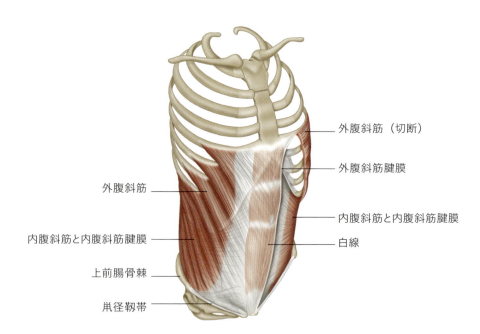

図7.3：外腹斜筋は反対側の内腹斜筋と結合して、肋骨を反対側の骨盤につなげるだけではない（スパイラルライン）。同時に、肋骨を恥骨に結合し（フロントファンクショナルライン）、同じ側の腸骨稜につなげている（ラテラルライン）

腹部の筋の最も外側の部分に目を向けると、後方下部肋骨から、同じ側の上前腸骨棘へと走っていることがわかる。この部位は、身体を回旋するときにも機能するが、側屈をするときにより強い力を発揮する。ただ、いずれにせよ、ラテラルラインに属している。

内腹斜筋も同様に、シートのような形状であるが、同時に三角形でもある。「X」の一部として、反対側の肋骨へ到達している。上前腸骨棘の反対側へ走っており、腹横筋が下部腹壁を強化するサポートをしている。また、恥骨に向かって鼡径靱帯へも走っている。

ユニオンジャックの十字（赤十字、またはプラス記号のよう）部分は、垂直に走る腹直筋と、まるで軟らかいベルトのように腹部の周りの大きな線維が水平に走る腹横筋が組み合わさって形成されている（図7.4）。腹横筋は、腰部と仙骨の多裂筋とともに仙腸関節を安定させる上で大きな役割を果たしている。この筋の動作は、腹部に圧力をかけて、圧力下での安定性を作り出す。この筋なしに重い物を移動させることはできない。

腹横筋と骨盤底の間には神経的な結合があることが、研究によりわかってきている。この2つはしばしば同時収縮を起こす。問題なく機能している時は、腹腔および骨盤腔を強力に安定させている。一方で、うまく機能していない時は、尿失禁や不安定な腰の原因となる。腹横筋は左右に1つずつあり、基本的には、腹部の筋膜の最深層で機能する。臓器の腹膜のすぐ外側に位置し、横突起から横突起へと白線を越えて機能する。

腹直筋は、腹部の筋の中では最も一般的な筋で（筋膜的な観点からこの後、異議を唱えるが）、最も表層に位置し、ビール腹と6つに割れた腹筋を区別するすばらしい腱画を持っ

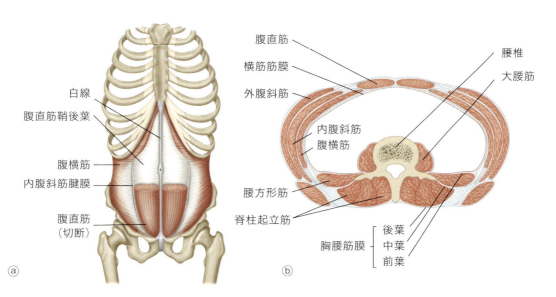

図7.4：ⓐ腹横筋は、線維が水平に身体を回るように走る数少ない筋の1つである。ⓑ脊柱起立筋と多裂筋の周りの胸腰筋膜が、ウエストを横方向に走る「ベルト」を完成させる。臓器だけでなく、腰方形筋と大腰筋も取り囲む

ている。基本的に、腱画は腹直筋を左右それぞれ4つに分ける。腹直筋は骨のサポートも受けずに、恥骨から胸骨へと長い距離をカバーしているため、このような腱画は必要である。腱画は下腹部を補強しており、激しい運動をした場合や、体幹を伸展した際に下腹部が裂けないようにしている。

もちろん、腹直筋は体幹の屈曲時も機能している。典型的な腹筋運動やクランチにおいては、胸郭の前面を恥骨に近づけ、多くの肋骨や腰椎、さらには仙腸関節までをも越えて機能する。他の腹筋と同様に、身体を安定させる役割も持っている。さらに、腹直筋は腰椎の過伸展を防ぐ機能も持つ。

■ 腹部の筋膜鞘

前述のように、腹直筋は腹部で最も表層に位置する筋である。腹部の前面のどこかにピンを刺せば、最初に触れる筋は腹直筋である。しかし、筋膜の観点からいえば、全く別の話である。第5肋骨での上部付着においては、実際に最も表層の筋であるが、肋骨の数センチ下では、外腹斜筋の筋膜が腹直筋を覆う（図7.5）。そのため、筋膜を考慮すると、腹直筋は外腹斜筋よりも深部に位置していることとなる。さらにもう少し下の部位では、内腹斜筋の伸びた筋膜が腹直筋を覆っている。へその数センチ下にある弓状線では、腹横筋筋膜の裏に潜り込み、恥骨に到達する頃には、腹部で最も深層に位置する筋になっている。そして、腹直筋は骨盤底とつながっている。この点は、産後の問題を考える上で非常に有益である。

腹直筋と腹横筋は、ともに腹腔の2つの「ベルト」を形成する上で非常に重要な筋である。

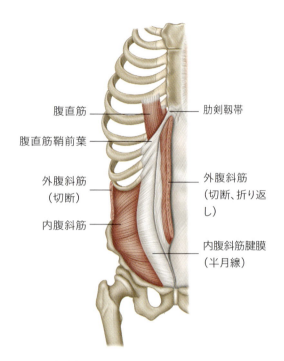

図7.5：腹直筋は最も表層に位置する筋かもしれない。しかし、筋膜面の観点から見れば、上部では最も表層に位置しているものの、恥骨に到達するまでには最も深層に位置し、腹斜筋と腹横筋よりも深部となる

腹横筋は、前面の白線を通して脊柱の横突起から横突起へと走っており、横方向のベルトの大部分を構成している。この横方向のベルトは、脊柱起立筋の周囲を走る筋膜（腰筋膜の表層と深層の薄い膜）によって完成され、棘突起で結合している。

縦方向のベルトは腹直筋から発生し、横隔膜の中心部となって上昇し、前縦靭帯を骨盤底に向かって下降する。恥骨尾骨筋は腔の底とこのベルトを越え、再び恥骨で腹直筋の後ろの筋膜と出会う。これら2つのベルト付近の適切なバランスを保つことで、身体の上部の胸郭や頭をしっかりと安定させ、よい基盤を与えることができる。

第7章　腹部、胸部、呼吸

■ パラシュートのひも

　腹部構造の概要に関する話の最後に、もう1つ筋膜だけからなる構造について、パラシュートの4本のひもを比喩にして見ていく。

　横隔膜はさまざまな側面で骨盤に結び付いている。筋の観点から見ると、腰方形筋、腹斜筋、腹直筋などを通してつながっている。しかし、筋の代わりに、それらの筋を取り囲んでいる筋膜に目を向けると、身体のバランスを整える上で非常に重要な4本のひもが理解できる（図7.6）。

　腹直筋のすぐ外側には「半月線」と呼ばれるひも状の筋膜がある。図7.5の「内腹斜筋腱膜」である。内腹斜筋と外腹斜筋、腹横筋の3層が腹直筋付近で分離する前に合流している箇所である。筋のバランスも重要であるが、半月線の緊張を均等にすることも重要である。この筋膜線は恥骨結節の外側から第7肋骨の軟骨へと走っている。半月線は、腹直筋の外縁と腹斜筋の間の「谷」として感じることができる。

　体幹後部の左右対称の索状組織は短くて強靭であり、半月線と同様に重要である。これは「外側縫線」と呼ばれ、筋膜の太い束であり、第11、12肋骨から、腸骨稜外側を走り、腰方形筋へとつながる。胸腰筋膜の一部であり、脊柱起立筋の中で最も幅の広い筋である腰腸肋筋、そして腰方形筋、腹横筋と関係している。繰り返すが、この部位はさまざまな筋膜の層が1つにまとまる場所であり、体幹後部で、肋骨と骨盤の間をしっかりと安定し

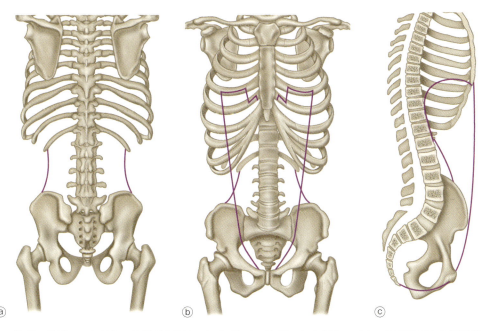

図7.6：腹部の筋膜のつながり。ⓐ「外側縫線」と呼ばれる、後部の左右対称のひも。下部肋骨と後腸骨稜をつなぐ短くて強力な筋膜の結合。ⓑ腹直筋のすぐ外側は、腹部のさまざまな筋膜面が「密封」している場所であり、陰部と第7肋骨の間を強力な半月線と呼ばれるひも状の筋膜で結びつけ、肋骨を骨盤の前面に結合させている。ⓒ横隔膜と腰筋へつながる腹直筋鞘の深層面（これらのひもの横断面を見るには図7.4ⓑを参照）

173

て結合させている。

それぞれ2本ある前の半月線と後ろの外側縫線を合わせた4本の線は、筋膜の分割線であり、この線よりも外側のラテラルラインと、内側のスーパーフィシャルフロントライン、ディープフロントライン、スーパーフィシャルバックラインを大まかに分けている。それぞれの線は、矢状面の左右で、身体の異なる層を走っている。

脊椎の過剰前弯症やスウェイバック＜訳注：下肢に対して体幹が後方となる姿勢＞の患者、または骨盤の後ろに胸郭が位置している患者は、後ろの外側縫線が短くなっている可能性が高く、伸長する必要がある。一方で、半月線は偏心して緊張している場合が多い。一方、脊椎が屈曲したり、崩壊したりしているパターンでは、前の線が後ろの線と比較して短くなっているだろう（骨盤は前面に傾き、胸郭は前面が高くなっているため、身体の前面の線は常に後ろの線よりも長い。ただし、これは身体の前後を比較してのバランスであり、距離の比較ではない）。

当然、側弯症では、左側の前後の線が、対応する右側の線よりも短くなっていることがある。

回旋側弯症のように回旋している場合には、反対側の線が硬くなっている。つまり、左の外側縫線と右の半月線、またはその逆である。当然、過剰前弯症や崩れた姿勢と一緒に回旋しているパターンもあり、潜在的な組み合わせは8パターンとなる。さらに、患者個々のパターンに基く些細な差が生まれる。

■ 腰椎周囲の脂肪分布

どうして私は真ん中で柔らかくしていられるのか。私の人生の他の部分はとてもかたいのに！　Paul Simon

身体の中央に、少し余分な脂肪が付いている人もいる。身体の構造にとって、その重さを支えるには、前後に均等に分配する方法が最適である。誰もが、ダンスのできる太った人を見たことがあるだろう。彼らの体重は、動きを抑制するのではなく、スムーズであるように思える。このような人々を観察すると、どれほど肥満であると判断される人物でも、脊椎の前後で体重のバランスが取れていることがわかるだろう。

外側縫線が短いと「太鼓腹」、いわゆるビール腹になることが多い。つまりは、身体の前面に脂肪が溜まっているパターンである。このようなパターンは、頸を引っ張って、腰を圧迫し、下肢後面をより硬くするため、身体の構造により大きな負荷をかけている。体幹背面の外側縫線を伸ばすことで、体重が減少しなかったとしても、よりバランスを取る上で長期的に見れば非常に役に立つ。

■ 臓器間の「関節」

横隔膜と骨盤隔膜の間の腹腔と骨盤腔は、実際に滑りやすい部位である。そこには、これまで全く目を向けられていない一連の「関節」が存在している。臓器間の接点である。呼吸をするたびに、これらの臓器は、濡れた2枚のガラス板のように滑らなければいけない。感染症や外傷、不使用により癒着が起こると、些細ではあるが重要な「関節」の機能が抑制されてしまう。臓器を包む筋膜と、腹部の腔の体壁の間の関係は、Jean-Pierre Barrall（1996）

第7章　腹部、胸部、呼吸

とPeter Schwind（2006）の本で詳しく述べられている。それらのテクニックは、本書では割愛した。

それでも、腹腔の筋のベルトとパラシュートの筋膜の線のバランスを取ることは、この複雑な部位を患者が容易にコントロールできるようにする上で、非常に役に立ち、その下の骨盤や下肢、さらには上の胸郭や肩関節、頚椎によい影響を与える。ここからは、腹腔の上半分を占める胸郭と呼吸に目を向ける。

腹腔と肋骨：肋骨のかご

腹腔全体が、主に外界との化学交換に関わっている。これは、生物にとっては普遍の事実である。エントロピー＜訳注：均質化＞に対抗し続けるには、外から「物質」を取り込んで、自分の物とし、他の物質を不要な老廃物として体外に排出しなければいけない。腹腔の下半分においては、消化管と腎臓の周囲の筋について見てきた。それらの臓器は、主に燃料を取り込み、命にとって欠かせない要素であり、身体の不要な物質を排出する。

この大きな空間の上半分には、これらをすべての細胞へ出し入れする中心的なポンプと消化管が許すよりも素早い交換が必要な特定のガスを取り除く特別な送風機様の器官、つまりは心臓と肺がある。

心臓は保護される必要があり、機能するためには安定した土台が必要である。一方の肺は、常に圧力を上げたり下げたりと変化させる必要がある。このような対照的な必要性に対応するために進化した構造が、屈曲して弾性があり、胸椎に結合している肋骨と胸骨である。心臓は、胸骨後部と脊椎前部のより固定された部位の間につるされた丈夫な袋の中に入っている。肺のスポンジは、左右両方に位置し、頚椎と腰の間に縦につるされ、可動性の高い肋骨により交互に伸ばされ、圧迫されている。

■ 4部位の肋骨

肋骨のかごを4つに分類することは有益である（図7.7）。一番下から見ていく。下の3本の肋骨は、股関節と関係する有益な部位を形成する。そのうち2本は、遠位が自由になっている浮遊肋骨である。他の肋骨よりも自由なため、より自由な動作が可能となる。これ

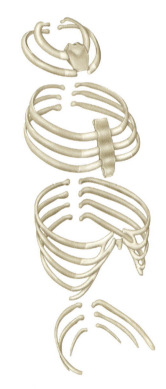

図7.7：肋骨は機能を基に大きく4つの部位に分けることができる。最初の2本は「頚の肋骨」、次の3本は「胸の肋骨」、その次の4本は「腹の肋骨」、最後の3本は「骨盤の肋骨」である

Chapter 7　The Abdomen, Thorax and Breathing

は非常に便利である。なぜなら、特に内腹斜筋と外腹斜筋などの腹部の筋は、これらの肋骨を骨盤に結び付けており、これらの2つの大きな部位の間で起こる捻転や前後屈を可能にしたり、制限したりしている。

　このような「骨盤近く」の肋骨は腎臓を囲み、腎臓とその上にある副腎に関わっている。

　肋骨のかごを機能的に分類した次のグループは4本の肋骨からなる。すべて肋軟骨とつながっている。このグループを腹部の肋骨と呼ぶ。これらの肋骨は浮遊肋骨ほど自由ではないものの、大きな軟骨で覆われているため、多様な動作が可能である。これらの肋骨は、強靭なバケツの柄のような役割をしており、空気を吸う際には、外側に広がる。これらの肋骨は、胃を包み、左では脾臓、右では肝臓を取り囲んでいる。また、膵臓や肝臓、胸骨の小さな剣状突起と関係している。

　次は、第3〜5肋骨である。それらのすべては、胸骨に直接結び付いている。そのため、より安定感がある。これらの肋骨は、心臓を包み（胸腺に関係している）、縦隔と肩を強力に結び付けている。小胸筋（肩甲骨を動かすための鎖）はこれらの肋骨に付着している。可動性も有しているが、下部の肋骨と比べて、身体を安定させる役割が大きい。

　肋骨の最後のグループは、上の2本である。これらの肋骨はより平たく、小さく、下部の肋骨よりも安定している。ともに、胸骨の柄の部分である胸骨柄に付着している。ここでは「頚の肋骨」と呼ぶ。なぜなら、これらの肋骨は頚の運動に対して安定した土台となり、さらに頚はその上にある頭部をコントロール

することを可能にしている。これらの肋骨は、甲状腺に関わっている。

■ 肋骨と脊椎

　肋骨がどのように脊椎に付着しているかを背中から観察すると非常に面白いパターンに気付く。人間は進化のある時点で、六角形のヒトデのように、前、横、後ろの3組の肋骨を持っていたかもしれない（p.202 図8.3）。後ろの肋骨はともに曲がり、神経弓と棘突起を形成し、横の肋骨は横突起となっている。

　そして、前の肋骨が、現在も肋骨として残り、かつてのパターンを反映し、横突起の前付近で屈曲し（明らかに肋骨は脊柱起立筋の外側の部分で、肋骨は肋骨角として方向を変え）、少なくとも第2肋骨から第9肋骨までは肋骨頭が椎間板につながっている（図7.8）。

　すなわち、呼吸における肋骨の完全な動作は椎間板を潤し、椎間板を健全な状態に維持する。多くの人は、肋骨は身体の横までしか認知しておらず、背中まで到達しているとは意識していない。そして、この部位における肋骨の完全な動作が、我々の長期的な健康に役立っているのである。本章で示した手技は、肋骨の前面の動作を補強する。また、第8章にもこのような意識を作り出し、肋骨が脊椎に結合する部位の動作を含んでいる。

呼吸補助筋

　呼吸のための主要な筋はもちろん横隔膜である。横隔膜については、この後で説明していく。他にも複数の筋が肋骨のかごを囲み、呼吸を手伝う（または、妨げる）。まずは、これ

第7章　腹部、胸部、呼吸

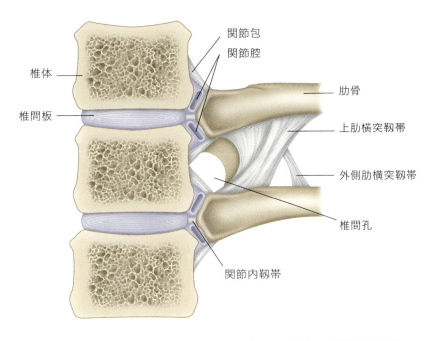

図7.8：肋骨頭と椎骨横突起の関節は複雑であり、さらに肋骨と椎間板および椎体との関節は興味深い

らの筋について説明する。

　腹斜筋は骨盤と腹部の肋骨を固定することにより、横隔膜の動作の最初の段階では安定した基盤を提供している。しかし、後半の段階では、肋骨が持ち上がるにつれてこの筋は軟らかくなる。われわれの考えでは、腹直筋の立位の緊張は、容易で完全な呼吸に逆行しているが、「適切な呼吸」に関しては、さまざまな理論が存在している。

　腰方形筋は第12肋骨から骨盤へと横隔膜を直接的に伸長させ、（しばしば）硬すぎたり、筋膜が短縮すぎている場合には、深い呼吸を妨げることもある。

　上後鋸筋と下後鋸筋は、しばしば呼吸の補助筋として挙げられる。これらの筋膜の支帯は収縮の要素をほとんど持っていないため、本当に呼吸に影響を与えているのかと疑問に感じるほどである（第8章で詳しく取り上げる）。肋骨挙筋も同様に呼吸を補助するといわれている。しかし、肋骨の運動に対してどの程度貢献しているかは疑問である。ただ、けいれんが起こると、確かに呼吸に問題を引き起こす。

　もちろん、何らかの理由で呼吸が困難な場合には、その他の呼吸補助筋を使うこともできる。胸鎖乳突筋、胸筋、脊柱起立筋もすべて、非常時には呼吸を助ける。しかし、横隔膜を補助する主な筋は、斜角筋と肋間筋である（図7.9）。

　肋間筋は一般的には吸気の際に肋骨を近づけると考えられているが、肋骨の間に指を入れて、思いっきり息を吸い込んでみれば、この考えが間違っていることがすぐにわかる。思

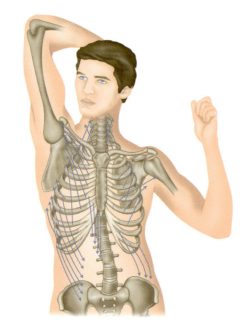

図7.9：胸郭の周りの多くの筋は、必要な場合には呼吸を補助する。筋の緊張や短縮した場合には、呼吸を妨げることもある

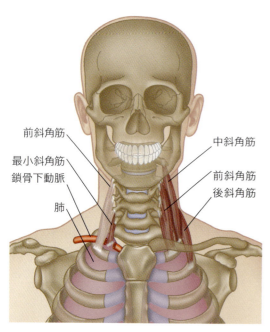

図7.10：第1、第2肋骨から頸の周りにスカートのような形を形成する斜角筋。中斜角筋と後斜角筋は頭部の左右への過度な動作を抑制し、呼吸の補助を行う。前斜角筋が機能不全の際には、頸椎を下前方に引っ張る

いっきり息を吸い込んだ時でも、肋骨がお互いに近づくことはない。同様に、息を吐く際に広がることもない。もしも肋間筋が呼吸時に機能しているなら、肋骨を斜めにスライドさせるだろう。私は、Jon Zahourekと同様に、肋間筋は主に歩行時に使う筋であり。一歩ごとに、体幹を回旋させると考えている。

残るは斜角筋である（図7.10）。斜角筋は最近では第2の呼吸筋として広く認知されている。ちなみに肋間筋は第3の呼吸筋である。斜角筋は第2～第6頸椎の横突起を包み、まるで頸の周りにスカートのように第1、2肋骨へと下りてくる。呼吸時は、上の2本の肋骨を持ち上げ、下がるのを防いでいると表現してもいいだろう。

機能不全の際には、中斜角筋と後斜角筋（そもそも完全に分離しているとはいえない筋）と前斜角筋を分けて考えるべきである。中斜角筋と後斜角筋は傍脊椎筋であるため、「頸の腰方形筋」として機能する。頸の側屈に関わる（または、屈曲を防ぎ、安定させることのほうが多い）。

前斜角筋は第3～6頸椎の前結節からより前方を、下前方に向かって、第1肋骨へと走る。そのため、前斜角筋は「頸の腰筋」といったほうが適切である。頸を発生点とし、肋骨を付着点として使うように作られているため、吸引時には肋骨を上方向に引っ張る。胸鎖乳突筋を内側に押しのけて、その下にある滑らかで密な筋に指の腹を当てて、息を吸い込む。そうすれば、吸気の途中、または少なくとも息を吸いきった時点で、前斜角筋が硬くなるのがわかるだろう。

残念ながら、頸は最も安定した器官とはいえない。特に後頭下筋が短くなっている場合はなおさらである（恐怖持続パターンでしばしば見受けられる。第8章参照）。前斜角筋はかなりの頻度で短くなり、頸を肋骨に向かって引っ張る。頭部が前方に出ている姿勢や、その変化期である後傾した胸骨を持つ患者は、前斜角筋を緩めなければいけない。

横隔膜

残るは、間違いなく主要な呼吸筋である横隔膜である。みぞおちを殴られて「呼吸ができない」状態になってみれば、横隔膜なしでは、他の呼吸筋がいかに役に立たないかわかるだろう。横隔膜は巨大な傘のようである（図7.11）。傘の下には2本の柄があり、その縁は剣状突起と、肋骨の下縁沿いに付着している。動きは、驚くほどにクラゲに似ている。

横隔膜は薄いが、驚くほどに丈夫な筋である。腹腔の消化器官と、胸腔の心臓と肺の間に浮かんでいる。「浮かぶ」という表現は、息を吐ききったときには、適切である。下部腔からの陽圧（どれだけ腹をへこませても、息を吐ききっても存在している）は、（どれだけ息を吐いても崩壊しようとしている）スポンジのような肺からの吸引と陰圧に対して均衡である。四肢動物では、横隔膜は重力に対して斜めに、前後に動いている。人間の横隔膜は、おおまかに重力線に沿って上下に動いている。骨盤腔は高い陽圧を持ち、胸腔は陰圧を持っているため、横隔膜はその中央を漂う。

先ほどは傘に例えたが、横隔膜は2つのドームとして捉える考え方が最も正しい。左右の肺の下にそれぞれ1つずつあり、一方のドー

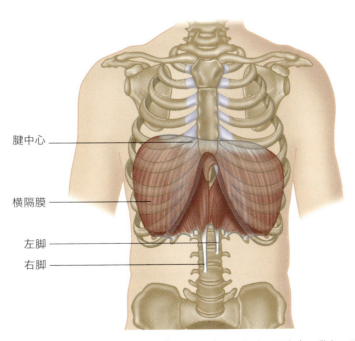

図7.11：横隔膜は左右それぞれの肺の下にドームが1つずつあり、息を吸う時は下方向へ動き、吐く時には元の場所に戻る。横隔膜よりも下では常に陽圧、上では陰圧である

ムの中心からもう一方のドームへと、心臓の下を腱中心が走っている。そのため、心臓を包む心膜を引っ張ることなく、下方向に大きくは移動できない。ほとんどの人の横隔膜の中心は、横隔膜に対して下方向に1.25cmほど動くだけである。しかし、歌手やダイバー、ヨガのインストラクターなどは、トレーニングによって、その4倍の距離を動かすこともできる。

しかし、肺の下の2つのドームは、約20cm動く（これも活動やトレーニングによって変わる）。それぞれのドームの上にある肺に空気を送り、腹部の腔の中央でピストンのように動いて、すべての臓器を動かす。三角形の容器に入っており、安全で、胸骨と胸椎に付着している心臓はあまり動かない一方で、肝臓や胃は下方向に動く。また、腎臓は腰筋の上を上下に動き、小腸は横隔膜の動きに合わせて伸縮する。肺でさえも呼吸に合わせて肋骨内で回旋し、吸気には心臓を包み込むように内旋し、呼気により外旋して元に戻る。

■ 横隔膜の動き

横隔膜の線維のほとんどが縦方向に走っているものだと理解することは重要である。身体の筋線維の大部分は、身体の線に沿って走るか、またはそれに対して少し斜めに走っている。横隔膜は水平な筋だと広く考えられている。しかし実際に水平な部分は、腱中心と肺や心臓の下の結合組織だけである。筋線維の多くは、ドームの側面を走っており、大部分は縦方向に走っている。

そのため、横隔膜は動作の途中で起始と停止が入れ替わるユニークな筋である。息を吸い始めた時は、横隔膜の線維が収縮するため、

肋骨の下縁と腰椎が起始となり、腱中心が停止となる。腱中心は、下方向に引っ張られ、肺を下に引き、肺に空気を取り込む。ドームの上部が下がる際には、腹部の腔の臓器も一緒に下に移動して、腹部が圧迫される。液体で満たされた臓器は少ししか圧迫されない。すぐに腱中心は抵抗が生じる。すなわち、液体で満たされた風船のようなものである。それ以上、下に動くことができないため、この時点で起始と停止が入れ替わる。腹部に乗っている腱中心が起始となり、収縮を続けている縦方向の線維が、肋骨の下縁を上に引っ張る。多くの呼吸パターンにおいて、斜角筋は上から上部肋骨を引っ張って補助する。

自分や他人のこのような動きを感じるには、手を第6～9肋骨に当て（手を置きやすい身体の側面）、何回か呼吸に耳を傾ける。呼吸パターンはさまざまであるが、ほとんどの人の吸引は二段階にわかれる。最初の段階では、肋骨は比較的動かず、後半は、より力強く上へ（そして外へ。図7.12）動く。歌や、ヨガのトレーニングをした人の呼吸では、段階の移行はより滑らかであり、見分けられない場合さえもある。それでも、呼吸の始めと終わりでは、動きが異なっているとわかるだろう。

肋骨を持ち上げる横隔膜の第2の動きは、矛盾するように聞こえるが、主に前後左右への肋骨のかごの拡大を引き起こす。側面へ広がる肋骨の「バケツの柄」の動作と、胸椎から前方へ離れていく肋骨の「ポンプのハンドル」の動作の両方である。横隔膜自体も上に持ち上がり、肋骨を引っ張っている。それでも、肋骨は、その形状と動きのために、2方向に拡大する。肋骨の外の筋が引っ張って補助している場合もあるが、それが主な理由ではない。

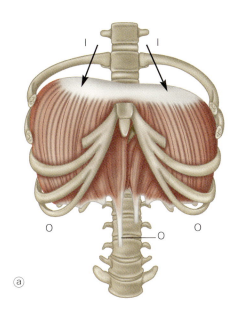 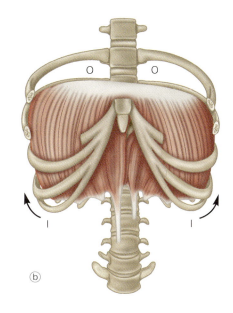

図7.12：横隔膜は収縮の途中で、起始と停止が入れ替わる。ⓐ最初は肋骨が発生点であり、ドームの中心は下方向に引っ張られる。ⓑ息を吸う際の後半では、腱中心が発生点となり、横隔膜の収縮が肋骨を持ち上げる

息を吸う動作を主に行う筋は横隔膜である。

それに対し、息を吐くことは、肺の自然な反発プロセスであり、動作は必要ではないと言われている。しかし、スピード化された西洋社会において、収縮を伴わない呼吸をしている人などほんの一握りである。誰が長い時間、自然に息を吐くのを待つだろうか？ 患者が息を吐く際に、過剰な収縮が起こっていないかを調べよう。そして、できる限り、呼吸を軽く楽にしてあげよう。

一般的ではあるが、気が付きにくい息を吐く際のその他の問題は、横隔膜が息を吐ききった時にもリラックスできていない症状である。緊張している人など、多くの人は、常に横隔膜が緊張していることがある。完全にリラックスすることがないため、空気を出し切っていないからである。息を吐くのに合わせて、手で横隔膜がリラックスするのをサポートしてあげることは、神経、臓器、筋骨などすべての面において、患者の身体の制御システムにとって有益となる。

人間は毎日約2万回、息を吸って吐いている。呼吸を命の川と呼ぶのは、決して大袈裟なことではない。しかし、川よりも、潮の干満に近いかもしれない。いずれにせよ、呼吸は、他の多くの器官の基盤となっている重要で中心的な動作である。呼吸パターンの異常（ディープフロントラインと有機的な自分の身体の真ん中で、1日何回も、連日繰り返される）は、多くのバランスの乱れを引き起こす。その逆も然り。呼吸のバランスを整えることができれば、身体は自らを補正するため、さまざまな問題が消え去る。

腹部、胸部、呼吸のボディリーディング

呼吸に関しては、指導者の数だけさまざまな意見がある。完璧な呼吸の定義は、誰かが述べた固定された考えによって決まるのではなく、マラソン、ヨガ、テレビ鑑賞など、特定の活動の必要性や要求により決まる。われわれが考える理想の呼吸は次の通りである。単純にそこに存在しており、身体の前後左右を通して敏感である。

肋骨は、明らかに動くようにデザインされている。上部4本は前方に動き、第7〜10肋骨は側面に動く。第5、6肋骨は、上と外方向の両方の動きを少しずつ行う。肩でさえ、思い切り息を吸い込んだ時には、肋骨の上と外への動きに合わせて、力を抜いた状態で上と外に動くべきである。

呼吸サイクルを詳細に分析するには時間がかかる。また、実際に人の呼吸を比較する能力も必要なので、本書で説明するには限界がある。しかし、読者の皆さんには、特定の要素について評価してほしい。体幹を治療する際の目的は、主要な呼吸筋である横隔膜と下部の骨盤隔膜のバランスを取ることである。これらが機能していればしているほど、より健康的な相互作用が存在している。第6章では、足に対して骨盤のバランスを整えた。ここでは、その上で横隔膜のバランスを整えたい。そのためには、先ほど触れたように、2本ずつの半月線と外側縫線において、身体の前後および左右のバランスが大切である。同時に、腹斜筋の腹部の「X」のバランスを取ることで、胸骨から恥骨結合にかけてバランスを取ることも大切である（図7.13）。

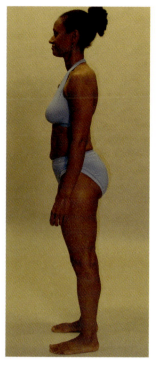

図7.13：この女性の構造においては、骨盤底が上前方を向いているのに対して、横隔膜は下前方を向いている。2つの正反対に働く力の合流点は、腹部の正面となっているが、前述の4本の筋膜の分割線のバランスを取り、股関節の屈筋を伸ばしてリリースすることによって、この関係にさらに調和を与える必要がある

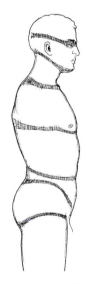

図7.14：SchultzとFeitisによって示された水平な帯

第7章　腹部、胸部、呼吸

呼吸を制限するもう1つの一般的な問題は、第5肋骨付近でしばしば作られる水平な帯である。これは、SchultzとFeitis（1996）によって示された一連の帯の中の1つであり、図7.14で示した通りである。

この線は、自然に刻まれたものであり、腹直筋と胸筋の付着の間の推移を示している。しかし組織は、呼吸時や自ら動作をする場合において、肋骨を越えて移動するべきである。患者に両上肢を頭の上に持っていってもらい（快適に安全にできる限り）、後方に伸ばしてもらうか、体幹を左右に側屈してもらうことで、この部分の基本的な評価を行う。これらの動作をしてもらう際に注目すべきは、可動域ではなく、骨の上の組織の動作の質である。

もう1つの一般的なパターンは、胸郭が一方に傾斜しているパターンである。このような場合には、短くなっているほうを持ち上げて、伸ばす必要がある。腹斜筋の組織を広げて、より深部へと入り、必要であれば短くなっている腰方形筋に働きかける。大腰筋も、第12肋骨と横隔膜を短くなっている側に引っ張り、胸郭の傾斜に関係していることがある（図7.15）。

また、大腰筋は、しばしば胸郭の回旋にも関わっており、短くなっている側から離れるように胸郭を引っ張っている。しかし、この深部の組織の治療を行う前に、より表層にある腹斜筋の組織に働きかけ、上前腸骨棘から反対側の肋骨へと斜めに伸ばす必要がある。

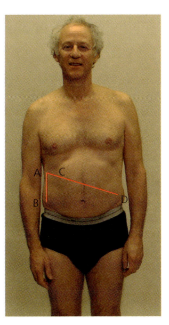

図7.15：この男性は、胸郭が右に傾斜している（写真中のA〜B参照）。そのため、右外側組織を持ち上げる（最終的には、右の腰筋と腰方形筋を治療）。そして、左側の組織を広げる。また、右の肋骨弓から左の上前腸骨棘への線（同C〜D）が、反対側の同様の線よりも短くなっていることは、左方向への回旋を示している

183

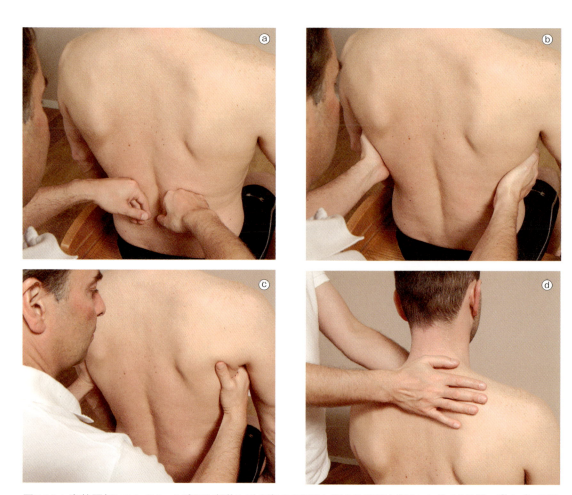

図7.16：姿勢評価において4つの重要な部位に手を当てて呼吸に関する情報を得ることができる例。ⓐまず、下位肋骨（第10–12肋骨）のピンサー運動を手背部にて感じる。ⓑ中位胸椎（第6-9胸椎）とそのバケツ柄運動を感じる。ⓒ上位肋骨（第3-5肋骨）は腋窩にてポンプ運動とバケツ柄運動の複合運動が触知できる。ⓓ上位2つの肋骨の運動は一方の手を胸骨、他方の手を上背部に当てることにより容易に触知できる。小さな運動であるが、共通したパターンは上位胸椎では後方運動が制限されているが、これは肩と頭部の位置に関連し、それらの要素は次の2つの章にて解説する

腹部と胸部のテクニック

■ 腹直筋筋膜と胸肋筋膜（スーパーフィシャルフロントライン）

スーパーフィシャルフロントラインの一部として、腹直筋筋膜は胸鎖乳突筋とつながっている。そのため、骨盤の前方への傾きや、過剰に硬くなった腹部、または図7.17のように過剰に硬くなった股関節屈筋により腹直筋筋膜が下方向に引っ張られると、頭部の前方へのずれの原因となる。

陰毛の少し上、またはもう少し高い部位から、ストロークを始める（患者によってより適切であれば）。指を丸めて、腹直筋の層に沈み込ませる。それから指を伸ばして、組織を骨盤から遠ざけるようにストレッチする。肘を落とすことで、腹部の組織により深く潜ることなく、同じ層にとどまることができる（図7.18～7.22）。深く入りすぎると、患者は痛みを感じたり、より繊細な下の層が侵害されているように感じたりすることがある。

これらの組織を持ち上げることは、多くの患者の助けとなる。このストロークを恥骨付着付近から、胸骨の上部まで続けることは、患者の構造にとって有益となることがある。脂肪組織が寄ってしまうため、一回のストロークで胸骨まで到達することは稀である。患者が女性の場合には、ブラジャーのひもが抵抗となる。一度手を離して、ひもよりも少し下からもう一度ストロークを始めることで、効果的に組織を上方向に運ぶことができる。

ブラジャーのひもの下に手を入れることが、自分の職業倫理に反するならば、避ければよい。しかし、患者に治療の意図を明確にし、患者が胸を触れられるわけではないと理解すれば、この手技を快く受け入れてくれるだろう。

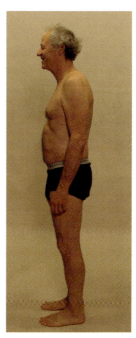

図7.17：横から見ると、胸骨の上の組織が、下方向に引っ張られているのがわかる。骨盤の前面にまで到達している。このラインをたどって身体の上部を見ると、これが頭部の前方へのずれの原因となっていることがわかる

Chapter 7　The Abdomen, Thorax and Breathing

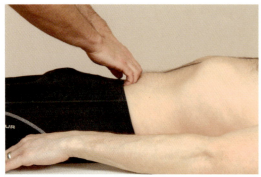

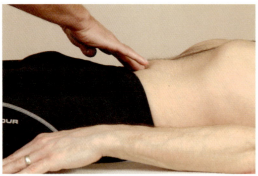

図7.18：指を曲げた状態から指を伸ばしながら、肘を落として、すくい上げるようなストロークを行うことにより、正しい層の組織に働きかけることができる

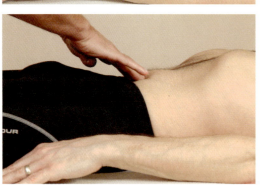

図7.19：腹直筋に沿ってストロークを続けて、リリースする。脂肪組織の抵抗により、接触を保てなくなった時点で、もう一度、患者の組織に入り込む

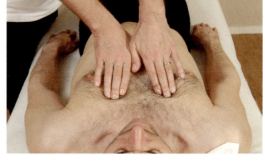

図7.20：肘を落として、肋骨の上の組織をすくいあげることで、骨や軟骨に圧をかけることを避ける。剣状突起を避ける。ストロークは胸骨に沿って続ける

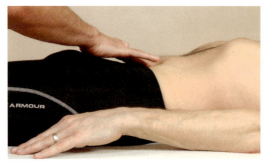

図7.21：胸骨と、その両側に働きかけて、胸肋関節周囲をリリースする

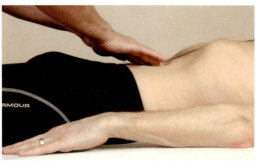

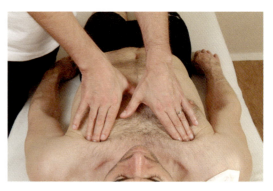

図7.22：胸骨の上部に到達したら、そこから腕に向かって力を加えることで、胸を開くことができる。喉の上を通らないように気をつけること

186

■ 側臥位での胸郭（ラテラルライン）

外側組織を持ち上げるには、腸骨稜の少し上の部位を押圧するとよい。そして、肘を落とすことで、深被覆筋膜を上方向に持っていく（図7.23）。接触を保持したまま、胸郭までストロークをする。外側肋骨を強く押しすぎてもいけないし、皮膚と脂肪組織をなでるだけになってもいけない。手の感覚を頼りに間の筋筋膜層に働きかけ、上方向に持ち上げる。

反対側の、長くなっているほうの側面の組織は、「伸びたままで固定」されているかもしれない。それゆえに、縦方向のストロークではなく、横方向のストロークが必要である（図7.24）。このような組織を広げるストロークは、息を吸い込む際に肋骨の外側への運動が制限されている患者に対しても非常に有益となる。

胸部の治療を行う際には、施術者は肩甲帯を患者の上に持っていき、上肢を交差させて、そっと握った拳の裏を使う。患者は、施術者の手の圧に抵抗する胸郭の正圧を維持するために、治療介入中も呼吸を続けるほうがよい。こうすることでよりよいフィードバックにつながり、施術者はより効果的な結果を得ることができる。

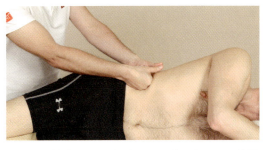

図7.23：前腕をすくい上げるように動かすことで、筋膜組織を上方向に持っていき、ラテラルラインを伸ばすことができる

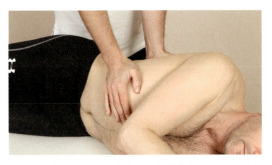

図7.24：伸びたまま固定された組織を広げることにより、筋膜が動かないために引き起こされた制限をリリースできる。このリリースが、層を鑑別するために役立つ（p.120 図5.23参照）。施術者の手に向かうイメージで患者に呼吸させることで、組織をさらにリリースすることができる。外側から無理矢理治療するのではなく、内側から患者自身に治療を行ってもらうことが肝要である

■ 外腹斜筋と内腹斜筋の「X」（スパイラルライン）

患者には、膝関節を屈曲した状態で背臥位になってもらう。上前腸骨棘の内側、わずかに上部からストロークを始める。腹直筋の時と同様の方法で組織に接触する。指を曲げた状態からはじめ、筋膜をストロークするように指を伸ばしていく（図7.25）。しかし、今回は反対側の肋骨に向かってストロークを行う。内腹斜筋から外腹斜筋、そして前鋸筋への結合部分へと向かう。

手技は、患者の呼吸の動きだけを利用して他動的に行ってもよい。または、患者に、施術者が立っている側に向かって膝を倒してもらうのもよい（図7.26）。こうすることで、上前腸骨棘を反対側の肋骨から遠ざけることができる。患者に、施術者が立っている側の上肢を反対側の頭上に向かって伸ばしてもらうことで、反対側の肋骨を上前腸骨棘から遠ざけるようにストレッチしてもらうのもよい。

メモ：もし患者が腹直筋離開症であれば、正中より組織を引き離そうとしてはいけない。これらの施術は正中方向に行うべきである。

前鋸筋と外腹斜筋が結合している部位までストロークを続けて、完成させる。そして、患者のパターンに合わせて、この肩を安定させる筋の組織へと、ストロークを継続する。

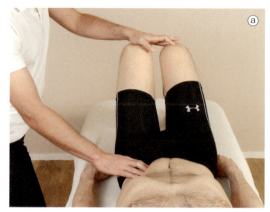

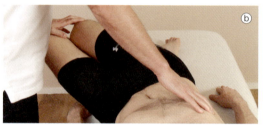

図7.25：腹斜筋に対しては、上前腸骨棘のすぐ内側からストロークを始める。反対側の肋骨縁と前鋸筋に向かってストロークを行う

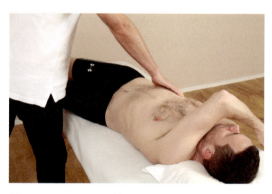

図7.26：ストレッチを補助してもらうために、患者に膝を施術者が立っている側に倒してもらうか、上肢を施術者から遠ざけように伸ばしてもらう。肋骨の上から、外腹斜筋と前鋸筋の結合点へとストロークを行う（もしも患者が快適であれば、さらに前鋸筋までストロークを続けてもよい）

■ 側臥位での内腹斜筋と外腹斜筋（ラテラルライン）

身体の側面の組織は、身体の前後の間の問題が原因となり、バランスが悪くなっている場合が多い。腹斜筋のラインに働きかけることで、短くなっている部位を伸ばすことができる。前述の指を曲げて行うテクニックを使うことで（腹直筋と腹斜筋の「X」の治療時のように）、上前腸骨棘から肋骨の前面に向かってストロークを行って、内腹斜筋に働きかけることができる。同時に、患者には上肢を前方に伸ばしてもらう。この手技は胸郭が骨盤の後ろに落ちてしまう、より多く見られる症状を矯正する（図7.27）。

外腹斜筋のストロークにも、同じテクニックを使う。上前腸骨棘の上から胸郭の後ろに向かってストロークを行う。同時に、患者には上側の上肢を後方に伸ばしてもらう（図7.28）。この手技は、胸郭が骨盤の前に出ているという、あまり一般的ではないパターンを矯正する。

第6章のp.146で紹介した「腸骨の縁をほぐす（ラテラルライン）」と同様の方法を使うことで、正しい層に働きかけることができ、さらに正確な治療が可能となる。

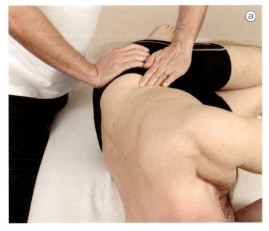

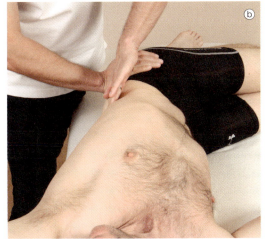

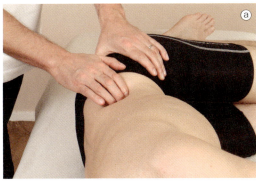

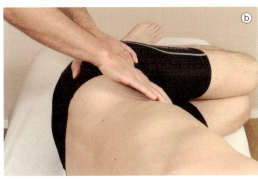

図7.27：患者に股関節を屈曲し、上側の上股を前方に伸ばしてもらうことで、骨盤を安定させることができる

図7.28：患者が後方に上肢を伸ばす際には、患者の背中側に立ち、自分の体幹や、もう一方の手を用いて患者の骨盤を安定させる

Chapter 7　The Abdomen, Thorax and Breathing

■ 外側縫線を持ち上げる（スーパーフィシャルバックライン、ラテラルライン）

　患者を椅子に座らせて、前屈してもらう。患者の背後に膝立ちをして、指先を脊柱起立筋の外側の組織に沈める。それから患者にゆっくりと背中を起こしてもらいながら、指先を第12肋骨へと滑らせていき、組織を持ち上げる（図7.29）。この筋膜のラインが短くなることで引き起こされる胸郭の後方への傾きを矯正するには、最適な手技となる。外側縫線の重たい筋膜をリリースするには、一度のセッション内で、または数度のセッションを通して、複数回この手技を繰り返さなければならない。

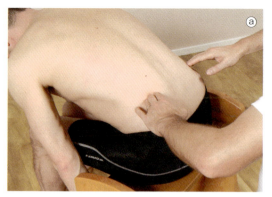

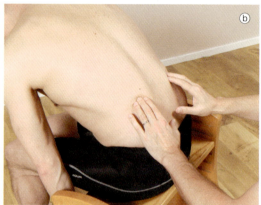

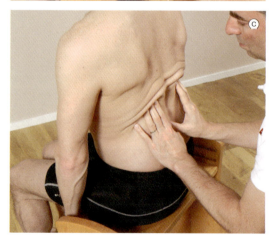

図7.29：椅子に座らせた患者の背後で膝をついて、患者に前屈してもらう。そして、指で脊柱起立筋の外側の組織に働きかける。指と手関節は伸ばしたままにしておく。患者にゆっくりと背中を伸ばしてもらいながら、組織を持ち上げる。腰椎の屈曲や過伸展を防ぎながら、患者が背中を伸ばせるように、手や指を置く

■ 肋間筋と第5肋骨ライン（ラテラルライン）

第5肋骨の高さで形成されることが多いSchultzの帯（p.182図7.14）は、側面を優しく広げる手技（図7.30）を用いることでリリースできる。組織のリリースを補助するために、患者に、施術者の両手の間に向かうイメージで、息を吸って腹部を膨らませてもらう。

より正確に第5肋骨ラインに働きかけ、制限されている肋間筋に到達するために肋骨の間のリリースを行う際には、指先を肋骨の間に入れる（図7.31）。指先のほうが手や肘より鋭い道具となるため、より深い組織へと沈み込むことができるが、浅層から深層へと一層ごとにほぐしていくこと。

この手技が有益なのは、呼吸が制限されている場合だけではない。肋骨に動作性を取り戻させて、歩行周期において、回旋する能力を胸郭に再び与えることができる。そのため、回転が制限されている患者にとっても有益な手技である（「呼吸補助筋」、p.176を参照）。

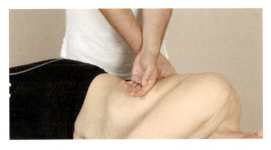

図7.30：胸郭の形に合うように、手背を使う。固定されて、硬くなっていると感じる組織の最初の層に働きかける。患者に肋骨側方を膨らますイメージで呼吸してもらいながら、施術者は両手に体重をかけることで、組織を広げることができる

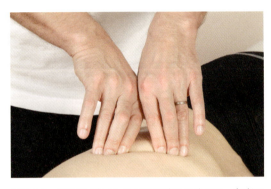

図7.31：指を患者の肋骨の間に沈み込ませて、患者にその指に向かうイメージで息を吸ってもらう（患者にとっても、意識を高めるエクササイズとなる）。肺の圧が高まってきたら、肋間筋組織に指先を滑らせる。小さな力で、より正確性を高めるために、両手の示指の中手指節関節を動かして、指先を広げる

■ 肋骨弓をほぐす（スーパーフィシャルフロントライン、ラテラルライン）

肋骨弓の近くの部位では、付着や制限が発生する。腹部の筋のより深層にある筋膜は肋骨弓の上に付着する。表層組織はその上を通過し、横隔膜から伸びた筋膜は肋骨弓の深部に付着している。そのため深さに応じて、さまざまな方向に力がかかることとなる。また、胸郭の傾斜やずれに応じて、組織はさまざまな方向に引っ張られる。

腹直筋や、腹部の「X」へのストロークで使ったテクニックにより、すでに表層組織の大部分はほぐせているはずなので、肋骨弓の付着部に沿ってのストロークが可能となる。一般的に、胸郭は後方へ傾斜しているため、後方へストロークすることが多い。

上側の手を使って、上方向から患者の肋骨を支える。組織を和らげるために、わずかに圧を加える。そして下側の手の指で、肋骨弓のラインに沿って、組織を後ろに引いて働きかける（図7.32）。

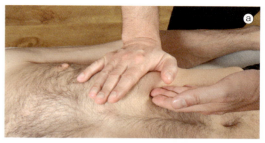
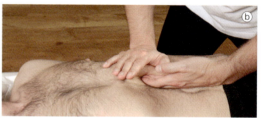

図7.32：手の位置を示すために、ⓐでは上側の手をわずかに持ち上げている。ⓑでは肋骨をサポートしながら、下側の指に向かって組織を押している。そして、下側の指は前方または後方に組織を押し込む

■ 横隔膜のリリース（ディープフロントライン）

　手を図7.32と同じ形にして、先ほどよりも胸郭のたるみを利用して、下側の手の指を腹直筋のすぐ横にある肋骨前面の下に沈ませて、肋骨弓の前面に潜り込ませる（図7.33）。どこまで到達できるかは、その部位の組織がどれだけ開いているかに左右される。筋線維まで到達できることはまずないだろうが、横隔膜の筋膜の付着部までは、ほぼ確実に到達できるはずである。

　肋骨弓を迂回するように、肋骨弓の下に指を入れる。腹部から真っすぐに指を入れると、内臓組織とぶつかってしまう。鋭い痛みや、焼けるような痛み、刺すような痛みを感じた場合には、申告するように患者に頼んでおく。このような場合は、指先が内臓組織に触れているサインである。

　手を治療部位に置いたら、上肢を動かして、手関節を前方、または後方に動かして、必要な方向に組織を引っ張るだけでよい。横隔膜の筋膜は、胸郭の前面に沿って指を伸展させることで、上方向にストレッチできる。または、指を患者の組織に向かって屈曲し、胸郭の下からゆっくりと手を離していくことで、下方向に引っ張ることができる。

　これらの手技の目的は「完璧な」呼吸を獲得することではなく、その他の活動全般をサポートするような自由で「負担のない呼吸」を得ることにある。施術者自身も、自由で楽な呼吸ができていなければいけない。手技を行う際に、施術者が息を切らしていたり、緊張して呼吸していたり、堅苦しい呼吸をしているようでは、患者の呼吸をリラックスさせることはなかなかできないだろう。完全にリラックスした状態でストロークを行えるように、時間をかけてトレーニングする価値はある。施術者としての寿命や健康のためだけではなく、治癒の結果のためにも役立つだろう。

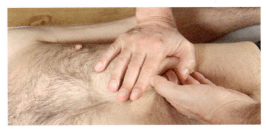

図7.33：前腕の角度は浅く保つ。そうすることで、接触している指が胸郭に対してほぼ並行になり、腹部に指を押し込む形にはならない

■ 息を吐かせる

息を吐く以上に息を吸い込んでおり、完全に胸郭を収縮させていないように思える患者に対しては、吸う息と、吐く息のバランスをとってあげなければいけない場合もある。患者を側臥位にして、背後に立つ。そして、患者の頭側の手を肩甲骨、肩峰突起、そして肩甲帯最上部の鎖骨に置く。もう一方の手は、胸郭の外側面に広げて置く。患者が女性の場合は、乳房組織のすぐ下となる。こうすることで、患者の背中に当てた手で肩甲帯を押して、肩甲帯を通して上部肋骨を圧迫する。もう一方の手は、母指球から小指球へと順番に力を加えて、患者の中部肋骨と下部肋骨を押す。

続いて、患者に息を吸ってもらう。そして、息を吐くのに合わせて、最初に上部肋骨、次は中部肋骨、最後に下部肋骨の順で患者の肋骨を押していく。患者が息を吐ききったところで、動きを止める。そして、それから息を吸う時に広がる肋骨に対して、少しだけ抵抗を与える。今度は逆に、下部肋骨、中部肋骨、上部肋骨の順番とする。徐々に力を抜いていくが、患者が息を吸いきった時にも、ある程度の力を肺に対して加えておくこと。

再び患者が息を吐く際には、手で肋骨の動作を補い、より深く息を吐かせる。吸入時には、再び力を抜いていく。このような手順を、4、5回繰り返す。回数を重ねる度に、深い呼吸が可能となる。

注意：肋骨や胸部の健康状態が定かでない場合、または骨粗鬆症、骨減少症の場合、その両方に当てはまる場合などは、このテクニックを使用してはいけない。

ボディリーディング上級編

健康的な呼吸には健全な脊椎（第8章）が必要であり、健全な脊椎には健康な呼吸が必要である。1つの領域について施術を行う時には、他方についても施術が必要になることがある。ここについてはいくつかの例を挙げるが、腹部や胸郭、呼吸について理解するには、これ以降の2つの章についての情報が必要となる。

われわれの主な構造に対する目標の1つは、呼吸と骨盤および横隔膜との関係のバランスを整えることである。前面から見ることにより、左右のラテラルライン（外腹斜筋と肋間筋群）とスパイラルラインの腹部領域（前鋸筋、内腹斜筋と反対側にある外腹斜筋）に対して質問することができる。

本書は2次元に限られているので、4次元の

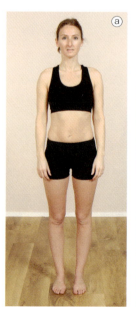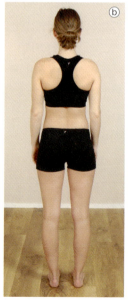

図7.34：前面と後方から見たモデルB

イベントである呼吸について表現するように努めるが、少なくともモデルB（図7.34）の構造のどの領域に制限や問題があるのか仮説を立てることができる。

興味がある部位に対する診断能力ではなく、患者の全身に対する良い質問を書きとめておき、それらで見つけられたものを1つの物語にする能力が必要となる。

1. 体幹の左右を比較して（図7.35）、骨盤に対して胸郭のいずれかにずれや傾斜があるだろうか。後面あるいは前面から見ると、同じに見えるか。そうでない場合には、回旋を考える必要があるが、前面および後面からの2枚の画像だけでは難しいことがある。

   前面からの図では、一方の胸郭が対側のASISに近づいているか（スパイラルライン）。

2. 外側の組織を検査する時には、患者に側屈をさせる。左右で相違があるだろうか。もし左右差がある場合には、構造的な評価と一致しているか。

3. 図7.36を見て、骨盤に対する胸郭をどのように表現するか。横隔膜（呼吸と骨盤）のアライメントを視覚化できるか。それらは相反的な位置となっているか。もしそうでないのであれば、どのような治療の戦術を用いるか。

4. 上肢の挙上の有無と下肢の伸展の有無によって体幹を伸展させることは、スーパーフィシャルフロントライン、フロントアー

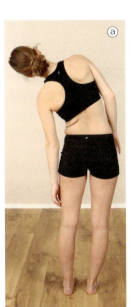 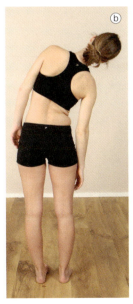 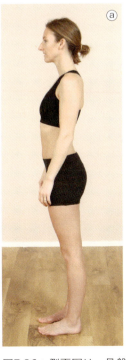 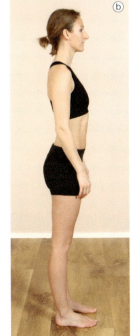

図7.35：患者を左右に側屈させることにより、可動域に関する情報と、伸長側における腹斜筋群と骨間筋群の伸長能力がわかる

図7.36：側面図は、骨盤底と横隔膜に関連する前方組織と後方組織のバランスを明らかにする

Chapter 7 The Abdomen, Thorax and Breathing

ムライン、そしてその相互作用に関する滑走能力を検査する良い方法である（第9章参照）。

モデルBの伸展パターンで何か気付くことはあるか。このパターンは滑らかで安定しているか。この姿勢は、激しい運動をしていて柔軟性がある若い選手の可動性と同じか。

■ 解答と考察

1. 前後から見た図からは、左右のバランスはよいが、右ラテラルラインと左スパイナルラインが短縮しているように見える。

2. 左への側屈が大きく、図7.35ⓑに比べて図7.35ⓐはさらに下がっている。しかしながら、左に側屈している時には脊椎はそれほど滑らかに動いているのではなく、腰椎や骨盤の右方向へのずれによりその姿勢が達成されているように見える。残念なことに、ブラジャーのストラップにより代償が隠されているようであるが、図7.35ⓐは図7.35ⓑにおける脊椎の側屈に比べて、中位および下位胸椎における側屈が大きくなっているように見える。

追加の評価なしに断言は難しいが、右側はかなり閉じていて、（第8章で示す）肋間筋と腰方形筋上部、そして腹斜筋群の影響がわずかにありそうである。これらの組織に対するすべてのテクニックとして、右ラテラルラインを挙上し、左肋間筋を広げる必要がある。

3. 図7.36の側方から見た図により、骨盤に比べて胸郭が後傾し、骨盤は重力に対し

て前傾しているが、大腿骨に対しては中間位とわかる。

この胸郭の後傾を修正するためには、下部肋骨の運動を妨げてモデルBに脊柱伸展を生じさせている外側縫線を探索すべきである。われわれは肋骨間組織を後方に引き伸ばすことにより、単に胸郭に対してではなく頭部を正しい位置にするために（腹直筋と胸骨ファシアを含む）スーパーフィシャルフロントラインを上方に引き上げたいと考えるだろう。そして頭部の乳様突起と剣状突起が、胸郭の後傾と頭部の前方へのずれにより近づいていたことを確認する（第8章参照）。

4. 図7.37では体幹の伸展がやや減少しているようにみえる。これには多くの理由が考えられ、その原因を特定するためには多くの情報が必要である。

最初の手がかりは胸郭の後方傾斜である。どうして彼女の胸郭はこのようになっているのか。多くの患者は胸腰椎移行部でヒンジ（蝶番）を形成するが、われわれのモデルBは、すでに脊椎が伸展していることから、胸椎にわたって負荷を分散しているように見える。脊椎の伸展については股関節前面の部分で取り上げた。運動について考える時、伸展している脊椎の場合、どの部位からさらに伸展が開始されるのかというのが重要である。また、左胸椎では多くの可動域がなく、腰椎でヒンジを形成するという戦略がある。

第7章　腹部、胸部、呼吸

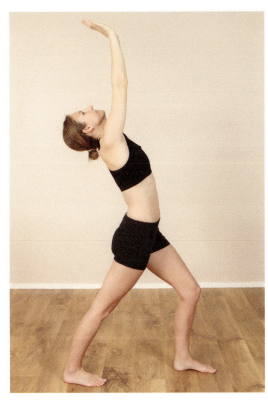

図7.37：体幹の伸展のバリエーションにより、前方組織の情報とともに脊椎の伸展能力がわかる

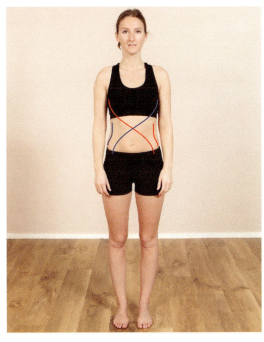

図7.38：モデルBは右ラテラルラインと左スパイラルラインが短縮してみえる

2番目の手がかりは3番の答えにある。モデルBがスーパーフィシャルフロントラインの上部（剣状突起から乳様突起まで）が近くなっていることと、この2点間においてほとんどグライド（滑り）が生じず、長くなっていない。しかしながら、上肢の位置ではっきりとは判断できない。

上肢を挙げると、モデルBは肩の組織、特に大胸筋と小胸筋、広背筋を緊張および伸長させる。これらの筋筋膜の一部あるいは全体が伸長できないと時は、これらの付着部より下の部分で伸展が生じることが一般的である。この部分に対する、より完全な説明については次の章で明らかにする。

4番目の可能性がある領域は、肋骨間である。肋骨間は側屈時に期待ほど広がらなかったが、伸展は肋骨を開き、広げる。図7.36の側方からの図を見ると、開始時に腹部の伸長が見られ、ブラジャーのストラップに隠れているが、第5肋骨周囲にSchulttzの帯（p.182図7.14）が存在するようである。

モデルBに対する全体的な戦略により、スーパーフィシャルフロントライン上部と上肢および肩の前方（第9章）に対する評価と鑑別を行いながら、脊柱の伸展パターンを緩め（これについては第8章）、外側縫線と第5肋骨周囲のSchultzの帯、そして肋間筋群を広げるように施術すべきである。

第 8 章
脊椎

Chapter 8
The Spine

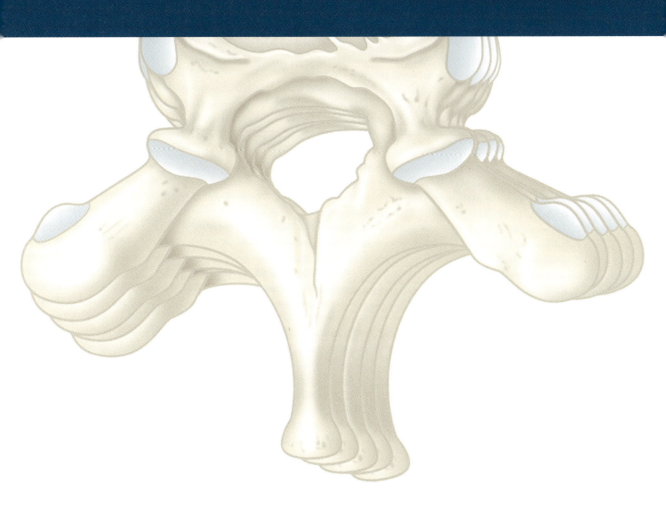

腹腔の後ろには、背側腔を囲む脊椎という複雑な構造体がある（図8.1）。われわれの関心は筋膜組織であるが、今回、脊椎と靱帯の目立った特徴を数点だけ紹介する。その後、脊椎を安定させ、動かしている筋筋膜に話題を移すこととする。

脊柱

脊柱は全体を前後2つの部位に分けることができる。脊髄よりも前方にある椎体と椎間板、そして脊髄の周りと後方を走る椎弓である。

■ 前柱：椎間板の優位性

最初に、椎間板と椎体で構成される前柱を見ていこう。解剖学においては、ほとんどの場合、脊椎は椎間板が間に挟まった一連の椎骨であると考えている。しかし、実際は正反対である。つまり、脊椎とは椎骨が間に挟まった一連の椎間板なのである。一見して、2つの間には大差がないように思えるが、この区別は重要である。系統発生的に見ても、個体発生的に見ても、最初にくるのは椎間板である。もともと、脊椎は1本の長い椎間板であった。外を覆う丈夫な膜は、四方八方に走る線維で織られた一連の層からなっていた。左にらせんを描く線維、右にらせんを描く線維、縦に走る線維、円を描く線維などさまざまである。これらの層の中には、どろどろの液体の中心部があったが、初期の脊索動物の身体の中心において、動作を支える丈夫な骨組みを作っていた。

椎体はこのような長い椎間板（脊索）から特化し、発達したものである。椎間板の環状に織り合わされた筋膜コラーゲン網は、椎体の骨の中のコラーゲンと連続しているため、椎間板が「外れる」ようなことはないが、椎間板が機能不全になることはある。粘性の中心が環状壁を押しのけて外に出て、神経を圧迫する。しかし、椎間板は、椎骨との関係において、実際には動くことはできない。なぜなら、椎体と椎間板は元々は同じ線維物質から

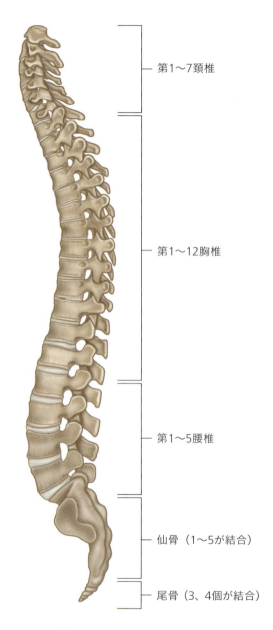

- 第1～7頸椎
- 第1～12胸椎
- 第1～5腰椎
- 仙骨（1～5が結合）
- 尾骨（3、4個が結合）

図8.1：脊髄は脊柱を前柱（脊索の椎体と椎間板）と、後部のトラス構造体（たくさんの突起を持つ椎弓）に分けている

発生しているからである。

脊椎前方の椎間板と椎体は、長くて、密で、非常に丈夫な前縦靭帯に覆われている。前縦靭帯は、下は尾骨から、上は後頭部の下部まで走り、脊椎全体を結合し、脊椎に損傷を与える過剰な伸長を防いでいる。前縦靭帯は、短くなるような位置で長期間保持されると短縮する（脊柱後弯症のように）。また、ヨガの背中を伸展するトレーニングなどで強力に脊椎の前方を開くことで、長くすることもできる。

同様に、強力だがより細く、椎体と椎間板の後ろを走っているのが、後縦靭帯である。後縦靭帯は椎間板と脊髄の間に位置しており、身体に有害な屈曲を防ぐ。また、脊髄に向かって、椎間板が後方に広がるのも防いでいる。しかし、重大な外傷を負った場合に、この靭帯は損傷する可能性がある。そうなると、椎間板の組織が、脊髄に深刻なダメージを引き起こすこととなる。

前縦靭帯にも後縦靭帯にも抑えられていない椎間板付近の部位は、最も損傷しやすい部位である（図8.2）。残念なことに、そのような左右の四分円は、脊髄神経が脊髄から体の他の部分へと出てくる場所でもある。そのために、椎間板が押し出てきた時には、これらの神経根や脊髄角が最も圧迫されやすい。

このような脊椎の前面部を仮に分解して考えると、基本的には丈夫だが、弾性のある椎間板が間に挟まった一連の円形の糸巻きのようなものと考えることができる。そのため、どの方向にも動かすことができる。屈曲、伸展、側屈、回旋、少しであるが、軸伸展や軸屈曲も可能である（ミミズのような動き）。

■ 後束：スリングと矢

脊椎の後方は、それほど動作性に優れていない。神経弓とその弓から突き出している多くの突起が、筋の停止部や靭帯の付着点となっている。椎骨の間を結合している面の形状が、特定の動作を可能にしたり、制限したりしている。この点について、説明していく。

椎弓は、2組の「肋骨」から形成された。原始魚が持っていた、側方と後方の肋骨である。後方の肋骨は、屈曲し、お互いに近づいてアーチを形成した。そして、後方で結合して、棘突起を形成した。人によっては、いくつかの椎骨で棘突起が今でも分岐していて、その最も一般的な部位は、第2頸椎（C2）である。一方、側方の横肋骨は横突起を形成している。人間の脊椎においては、これらの横突起が椎体と横突起の間の椎弓の一部（椎弓根）と、横突起と棘突起の間の部分（椎弓板）を分離している（図8.3）。

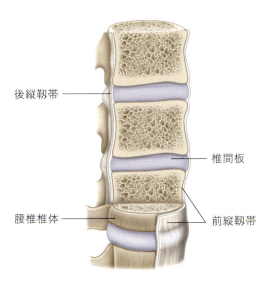

図8.2：椎間板は、日常生活において損傷しやすい原始的な構造体である。損傷の衝撃にも弱い

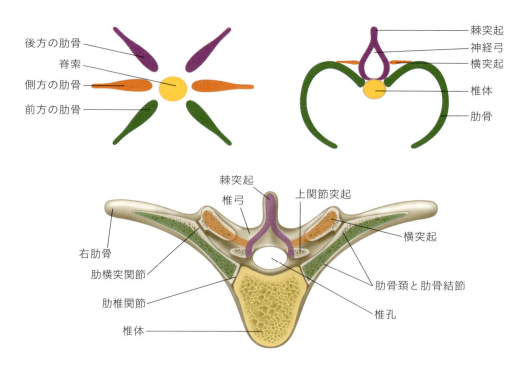

図8.3：もともとの3組の肋骨のうち2組は収束して神経弓と棘突起、そして脊椎における筋の主要な付着部位である横突起を形成した

　脊椎から突き出ているもう1つの突起は、重なり合っている屋根板のような構造を持つ関節突起である。2つの上関節面が突き出し、その上位椎骨の下関節面と重なっている。このような構造は、脊椎の可動性を制限するが、安定性となめらかな動作にとっては、非常に重要である。

■ テンセグリティー

　この構造は、脊椎の弾力にも大きく貢献している。われわれは、脊椎は基本的に1つ下の椎骨の上で「浮いている」と考えている。この特徴は前方では特に顕著である。それぞれの椎体は、椎間板の上で浮いている。後方では、関節面が屋根板のように重なっているため、これらの関節の関節包靱帯はスリングのように機能する。連続している椎骨が、下位の椎骨の関節面の上縁からつり下がっているスリングの中に「浮いている」のである（図8.4）。

　圧力材が独立して張力の海に浮かぶような仕組みを持つ構造は、テンセグリティー構造と呼ばれる（第1章参照）。この構造の統合性は、張力材の相対的バランスによって決定されている。椎骨がこのようにバネのように浮かんでいる状態で、脊椎後方にある筋は、次に挙げる3つの役割を持っている。

1. 脊椎の伸展を助けて、二次的カーブを作る（p.205で筋について説明する際に、補足する）。
2. 方向、回旋、「圧迫予防」の面において、テンセグリティーを調整する（「圧迫予防」とは、脊椎のテンセグリティー構造全体を引き締めることで、脊椎により伸縮性を与え、崩壊することなくより多くの負

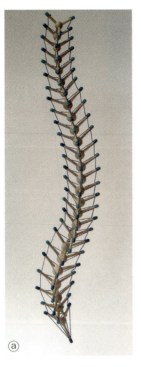
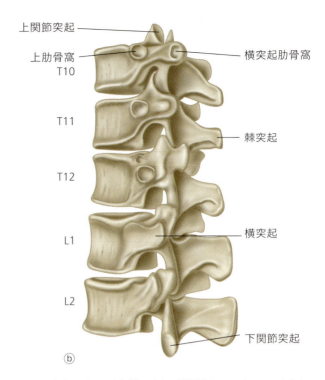

図8.4：ⓐでは、テンセグリティー構造のマスト＜訳注：帆船の柱＞が脊椎のように配置されている。このようなマストに欠かすことのできない要素は、上部の圧縮材（骨）の支柱が、下部の圧縮材から上に伸びている支柱の下へと突き出ていることである。そして引張部材（ワイヤー、弾性組織、結合組織）がその2つを結んでいる。ⓐにも、そのような構造が見て取れるだろう。そして、同様の構造が、生体構造にもある。ⓑでは、上関節突起が上の椎骨の下関節突起まで到達している。この2つの部位は、関節の関節包靱帯につるされた状態にある

荷に耐えられるようにし、または構造全体をリラックスさせて、最大限の可動性を獲得する）。
3. 棘突起を同方向に引き挙げる（それが、関節面をスリングへと引き寄せ、ポンプの持ち手のように隆起部を椎骨の前方に移動させることで、椎骨を椎間板から浮かせて、椎間板を通して下に伝わる圧を和らげる）。

研修中の施術者は背中をリラックスさせるようにアドバイスされているかもしれないが、上記の背筋の3つの機能、特に深部の施術については、よく覚えておくことが推奨される。そして脊柱起立筋と多裂筋が独立して滑っている状態においてさえ、より洗練した戦略に導くことができるようになる。

機能不全の場合について見ていく。筋が過剰な緊張状態にあると（大腰筋のような脊椎の前の筋も含む）、椎骨を引き、それぞれを近づける。こうなると、椎骨が浮かんでいるテンセグリティ構造が、レンガを積み重ねただけのような構造になってしまう。最終的には、レンガの一部として機能することを好まない椎間板が、つぶれることになる。左右非対称に緊張した筋は、脊椎の側弯や回旋を引き起こし、椎間板や関節面の特定箇所に圧を加える。筋の緊張が足りない場合、緊張を単に他の部位に伝えるだけの脊椎は、肋骨や下肢、骨盤に向かって前方に傾いてしまうだろう。

■ 関節面の方向

「張力次第」である椎間関節は、動作を可能にし、防ぐことのできる特定の面として配置されている。腰椎では、関節面は矢状面で重なる（図8.5）。このような構造は、屈曲、伸展、側屈を容易にする。しかし、回旋はかなり制限されてしまう。腰椎を回旋しようとすると、関節面同士がぶつかる。仙腰関節は腰椎よりも少し多くの回旋運動を可能にするが、残りの腰椎が可能にするのは、合わせてわずか5度の回旋である。腰椎を屈曲してから回旋することで、わずかに回旋角度を増やすことができる。屈曲により、関節面の間にスペースが生まれるからである。過伸展（腰椎前弯）の状態では、関節面が密集するため、回旋はさらに制限される。

このような構造は、腰の強力な蝶番運動を生む（イルカの動きを思い起こしてみよう）。回旋によって力を分散させてしまうことなく、下肢から体幹へと力を伝えることができる。

かなり唐突に、第12胸椎で関節面の方向が、矢状面からほぼ前頭面（冠状面）へと変化する。胸部の脊椎においては、前にある胸骨と後ろの棘突起が、屈曲と伸展を大きく制限する。しかし、関節面のこのような構造は、胸郭内でかなりの回旋運動を可能にする。

胸椎の上に行くほど、このような冠状面は徐々に水平面に傾いていく。そのため、頚椎に到達するころには、関節面の面は横方向、つまりは水平面に近づいている。このプロセスは上部の環軸関節や環椎後頭関節で完了する。これらの関節は、ともにほぼ水平面に位置している。これらの頚椎の関節面は、屈曲、伸展、側屈、回旋のすべての動作を可能にする。そのため頭部は最大限の動作性を有する。

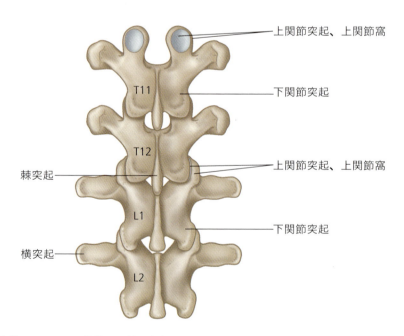

図8.5：第12胸椎の下では、腰椎椎間関節は矢状面にしっかりと載っており、回旋以外の動作を可能にする。第12胸椎の上では、ほぼ前額面に位置しているため、回旋と側屈を可能にしているが、屈曲と伸展を制限している

このように、脊椎の椎間関節は頭部へ向かうにつれて、最も下の部分に対し斜めから垂直になり、再び斜めになって水平になる。脊椎の前部は、すべての動作を可能にする構造になっている一方で、脊椎の後部は動作を制限し、方向付ける。

次は、棘突起と横突起について見ていく。脊椎の後方には棘突起が走り、左右には横突起が走っている。棘突起と横突起は間を靱帯で結ばれ、それぞれの突起同士も横突間靱帯、棘間靱帯、棘上靱帯でつながっている。

脊柱の突起に関係する筋組織のパターン

3つの一般的な単分節性の筋が、脊椎の突起を横断する（図8.6）。

1. 横突間筋は、横突起から横突起へと走る。求心性収縮においては、これらの筋は側屈を引き起こし、遠心性収縮においては、側屈を防ぐ。
2. 棘間筋は棘突起間を走行する。脊椎の伸展において、棘突起をまとめて動かす。または、力を抜いて脊椎が屈曲することを可能にする。

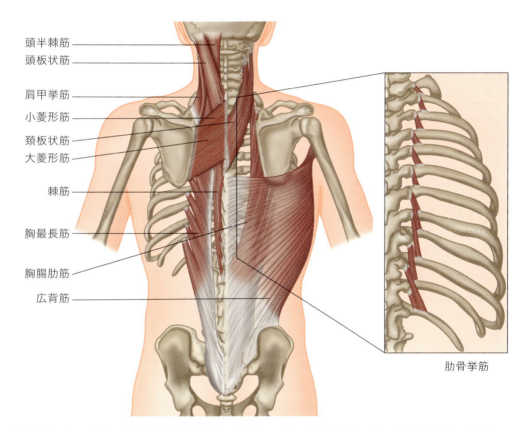

図8.6：最も深層にある（そして最も短くもある）棘筋の走行は、その上を覆うさらに長い脊柱起立筋とほぼ同じである。肋骨挙筋は、本来ならば「肋骨回旋筋」などの名がふさわしい。呼吸時に肋骨を持ち上げるよりも、回旋筋群が脊椎を回旋させるのを手伝う役割が大きいからである。また、脊柱起立筋は主に遅筋線維からなり、われわれがボール状に丸まらないよう常に機能している帯状に走る筋群である。最も内側にあるのが棘筋と半棘筋であり、真ん中にあるのが最長筋である。そして肋骨角の近くの外側には、小さな腸肋筋がある

3．回旋筋は、棘突起から下側方へ走り、1分
　　節下位の椎骨の2つの横突起に到達して
　　いる。これらの筋は回旋を行い、調整する。

　以上が、最も深部に位置し、短い脊椎に付
着する筋である。筋としては、それほど強力
ではない。しかし、神経学的にはそれらの筋
よりも表層にあるより大きくて強力な筋の
トーンや使用パターンを決定する。表層の筋
も、深層の筋と同様のパターンで走っている。
ただし、筋が長いほどに、それに合わせて、よ
り多くの脊髄分節を横断することとなる。

　最も深くに位置している単分節性の筋は、総
じて横突棘筋と呼ばれる棘筋の深層の一部で
ある。名前からもわかるように、横突棘筋は
脊椎全体の両側の横突起と棘突起の間の薄い
隙間を埋める軟らかな縄状の筋である。前述
の3つの筋に加えて、長回旋筋もこの筋群に
含まれている。長回旋筋も同様に棘突起から
下外方向に横突起に向かって走っており、1
つではなく、2つの分節を覆っている。

　長回旋筋と短回旋筋は、名前からは想像で
きないが、肋骨挙筋に補助されている。肋骨
挙筋も同じく下外側方向に、横突起から肋骨
の近位部へと走っている。ラテン語では「肋
骨を持ち上げる」という意味だが、これらの
筋は脊椎と肋骨を回す際に回旋筋（長回旋筋
と短回旋筋）群を補助する。回旋筋群のよう
に、肋骨挙筋にも1つの分節を越える短肋骨
挙筋と、2つの分節を越える長肋骨挙筋があ
る。

　多裂筋も回旋筋と同様のパターンを持つ。
脊椎の棘突起から横突起へと3～4つの分節を
越えて走る。半棘筋も同様のパターンを持ち、

5～6つの分節を越えて下方向へ走っている。
同じパターンを持っていたとしても、より多
くの分節を越えているということは、長い筋
の方向がより垂直に近くなる。短い筋は、回
旋においてより大きな役割を果たす。多裂筋
は脊椎の仙骨分節に向かって走り、横突棘筋
群を骨盤に結び付けている。

■ 脊柱起立筋

　より表層の筋組織も、深層筋の走行を長く
しただけである。内側から順に見ていくと、
棘筋（そして頚半棘筋）は多くの分節に渡っ
て棘突起を互いに引き寄せている。最も大き
な部分でも1、2cmほどしかない小さな棘筋は、
棘突起のすぐ外側にある。第8胸椎付近が最
も触診しやすいだろう。そして、そこから上
下に6cmほど感じることができる。

　最長筋群は最も一生懸命働いている筋群で
あろう。しばしば、棘突起の両側の約5cm離
れた場所で、脊椎に平行に走っている太い綱
として容易に触診ができる。最長筋が固くな
ると、脊椎は細かな動きができなくなる。最
長筋は脊椎において横突起から棘突起へと走
行するが、筋の束がより多くの分節を越えて
いればいるほど、脊椎を引っ張る方向は垂直
に近くなる。そのため、この筋はその下の筋
のように回旋筋ではなく、大部分が起立筋で
ある。

　脊椎の最も外側にある筋は腸肋筋である。
この筋は、後腸骨稜から徐々に横突起と肋骨
角の間を上に走行する。横突間筋のパターン
を継続しているが、横突起から横突起ではな
く、肋骨と肋骨を結び付けている。脊椎の側
屈と伸展に関係している腸肋筋は、肋骨角の
すぐ内側に、小さな腱として触診することが

できる。棘筋と同じく、第8胸椎の周囲が最も触診が容易である。そこから上下に筋を辿っていくことができる。下に移動すると、腸肋筋は腰椎部分で最長筋と合体している。

これらの筋は、胸腰筋膜というさまざまな薄い膜に囲まれている（図8.7）。これが、筋緊張を均等に下部脊椎の椎骨や腹部に伝える上で重要な役割を果たす。また、一方の肋骨からもう一方の股関節へと腰仙部の正中線を越えて緊張を伝えている。このような斜めの荷重伝達は、内部に垂直に走る腱を含んでいる筋とは少し独立したもので、非常に多くの筋膜を含んでいる。例えるなら、郵便局の荷造りテープのようなものである。丈夫で、線維状で、強力である。筋の大部分は、遅筋線維から構成される。なぜなら、これらの筋は昼間中と夜間の半分は、われわれが床に崩れ落ちるのを防ぐために、「オン」の状態になっていなければいけないからである。

後鋸筋支帯と胸腰筋膜、被覆筋膜や筋内腱など、強力な複合体の肩関節の筋群を覆う丈夫な膜状の厚い板は、繰り返して治療を行うことが適している。本書で紹介した背中への手技など、さまざまな手技は、何度も繰り返して行うように考えられている。徐々に筋の深層へと入っていき、筋の機能を完全に回復させることが必要である。

頚部

前述の筋の走行は、頚部でも同様である。しかし頚はより複雑であるため、さらに注意を払って小さな筋、頚部を通る多くの血管、そして容易に矯正が可能な頚椎を扱わなければいけない。そのため、本書では頚部を単独で取り上げたい。頚部のテクニックは、優しく、注意深く行わなければいけない。

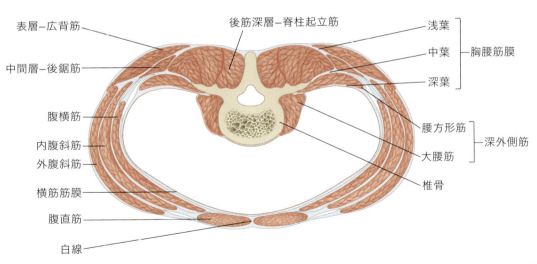

図8.7：脊柱起立筋は、すべて胸腰筋膜に包まれている。薄膜が筋の表層、深層に入り込んでいる。後鋸筋は表層に位置している。表層、深層ともに、腹筋につながっている。また、この筋膜は身体の片側の股関節から、反対側の肋骨と肩へ（またはその逆）負荷を伝える

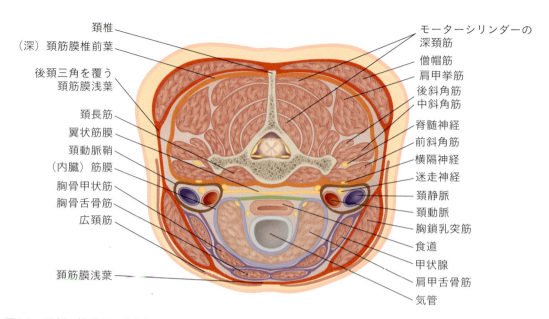

図8.8：頚部の筋膜は、大きく3つのシリンダーに分けられる。頚全体を包む表層シリンダー。前部に「内臓シリンダー」と、後部に保護のための複合体と、動作のための複合体を持つ頚椎を囲む「モーターシリンダー」を含んでいる

頚部の筋膜は大きく3つのシリンダーに分類できる（図8.8）。「表層シリンダー」は大きな内部を包み込んでいる筋の膜を含んでいる。その中に、他の2本のシリンダーが含まれている。前部が「内臓シリンダー」、そして椎骨の後ろで椎骨を囲んでいるのが「モーターシリンダー」である。優しく喉頭をつまんで、左右に動かして、どれくらい簡単に体内で内臓シリンダーを動かせるかを確認しよう。頚の後ろに手を回して、同様にモーターシリンダーを動かそうとしてみれば、「他動的な」内臓シリンダーに対して、モーターシリンダーがいかに硬くて、自己制御的であるかがわかるだろう。

われわれが見ていくのは表層シリンダーと複雑なモーターシリンダーである。舌骨筋群と舌下の関連する筋からなる内臓シリンダーの筋は、本書では割愛し、次の機会に取り上げたい。

■ **表層シリンダー：僧帽筋と胸鎖乳突筋**

頚部には広頚筋があるが、頚部を保護し、動かしている主な筋は、浅頚筋膜の2層の中に位置している。棘突起と項靱帯から発生している僧帽筋（表層部の筋膜の中に入っている）は頚部後面を包んでいる。もちろん、僧帽筋は肩の筋であり、上腕との関係については第9章で扱っている。しかし僧帽筋は頚を保護し、回す役割も持っている。

僧帽筋の最上部は、後頭から鎖骨の部分である。後頭部の後内側面から、下前方へ、鎖骨の外側3分の1に向かって走行している。僧帽筋のその下の部位（頚から肩峰の部分）は頚部の棘突起から、下外側へ、肩甲骨の先端へ走っている。これらの部分はともに（胸鎖乳突筋のように）、肩の上の頭部の反対側への回旋筋であり、肩を挙上する筋でもある。しかし、これらの機能は異常となることもある（われわれはこれを機能不全と呼ぶ）。そして、

肩は頚部や頭部を過度に安定させてしまうことがある。この一般的な機能障害は、頭部を安定させる軸機能において付属器官である肩でも起こり、さまざまな肩の損傷の原因となる。

胸鎖乳突筋は頚の側面と前面を覆っている（図8.9）。胸鎖乳突筋は頭部の反対側への回旋筋である。しかし、姿勢筋としての役割が大きく、機能不全時には、頭部を前下方に引っ張る。胸鎖乳突筋と僧帽筋は、同じ筋膜に包まれている。ほぼすべての患者において、この筋膜は、前下方に引っ張られているため、後上方に動かさなければいけない。

この2つの筋は、人間が胚の状態の時は1つであるが、鎖骨の発達によって、2つに分けられる。2つの頭を持つ胸鎖乳突筋の胸骨への下の付着点は容易に触診が可能である。そして、より幅が広く、外側にある鎖骨頭は、鎖骨の内側3分の1に付着している。

そのため、僧帽筋の前縁と胸鎖乳突筋の後縁は、鎖骨の中3分の1の部分で分離されている。上部では、後頭側面と後側頭骨で2つの筋が近づいており、筋膜は融合している（そして、頭蓋骨へと上昇して、頭蓋筋膜と融合している）。2つの筋の間に形成されている長く、細長い斜めの三角形は、この表層を囲む筋膜の奥にある斜角筋などのモーターシリンダーに該当する筋への窓となっている。

■ モーターシリンダー

モーターシリンダーには約13個の筋が含まれる。それらの筋は頚椎という名の塔の周囲、主に横突起に付着している（図8.10）。これらは以下の3つに分類できる。①前部の長筋群、②側部の斜角筋と肩甲挙筋、③後部で棘筋を包んでいる板状筋である。

順番に見ていこう。まず、頚長筋と頭長筋は頚部の前面を上方向に走行している。短縮すると、頚を屈曲させる。また同様に重要な

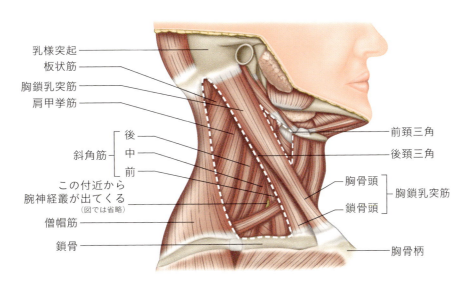

図8.9：胸鎖乳突筋と僧帽筋は、同じ筋として発生している。鎖骨の発達がこれらの筋を分けている。2つの筋の間には、長くて薄い三角形が形成される。この筋膜の窓を通して、われわれはモーターシリンダーに到達することができる。僧帽筋はしばしば、胸鎖乳突筋の代わりを務めることがある

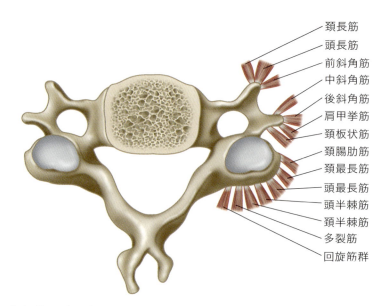

図8.10：次に挙げる多くの筋が（主に）頚椎の横突起に付着するスペースを競っている。(1) 頚長筋、(2) 頭長筋、(3) 前斜角筋（この筋の後ろの溝に腕神経叢が走行する）、(4) 中斜角筋、(5) 後斜角筋、(6) 肩甲挙筋、(7) 頚板状筋と、それに囲まれる (8) 腸肋筋、(9) 最長筋、(10) 半棘筋、(11) 多裂筋、(12) 回旋筋群

役割として、過伸展を防止する。そのため、頚椎が過剰に伸展している場合は（頚部前弯、頭部が前方にずれている場合に一般的）、これらの筋を引き締めなければいけない。または、頚部のカーブが緩くなっていたり、逆になったりしている場合は（ミリタリーネック）、これらの筋を伸ばさなければいけない。

　患者を背臥位にし、慎重にこれらの筋を見つける。施術者は患者の頭側に座る。患者に向かって身体を傾け、肘を広げる。両手の指先はお互いを向いているようにする。そして指の腹を胸鎖乳突筋の後縁の下に入れ、指の爪側を使って、胸鎖乳突筋を持ち上げる。胸鎖乳突筋の深くにモーターシリンダーの筋筋膜を、表層に斜角筋を感じることができる。斜角筋の前のスペースに指先を滑り込ませよう。こうすることで、内臓シリンダーの組織を侵害する心配はない。患者の腕神経叢を刺激してしまい、患者の顔が真っ赤になった場合はすぐにやめる。

　肘を広げて、斜角筋のすぐ前で、横に滑らせれば、指腹の下に横突起を感じることができる。頚長筋（胸に向かって、第4胸椎の前面まで到達している）と頭長筋は、横突起のすぐ内側にある（図8.11）。そして、少しでも頭を上げようとすれば、指に当たるだろう。過伸展の患者の場合には、指は患者が長筋群を見つけて、動かすのを手助けするためだけに使う。もしも筋が短くなっており、頚の弯曲が足りない場合や、逆に弯曲している場合には、指を用いて筋を伸ばす。

　横突起の外側には、斜角筋があり、腕神経叢（そして、鎖骨下動脈）は前斜角筋と中斜角筋の間から出てくる。そのため、触診は繊細に、慎重に行う。なお、斜角筋は頚の外側のサポートに大きな役割を果たす。筋自体も、タフで、筋膜が発達している。

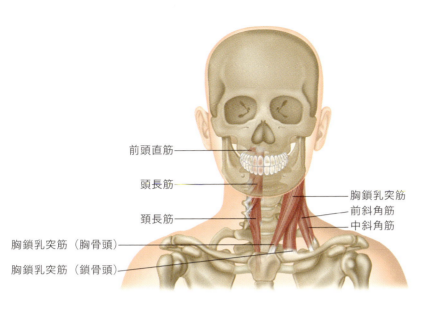

図8.11：頚の前面を走っている長筋は、頚が過伸展に陥るのを防ぐために使用されなければいけない。しかし、頚が屈曲したまま固定されている場合には、リリースされなければいけない。中斜角筋と後斜角筋は、頚の左右の動きを限定すると同時に、動きを作り出してもいる。その間にある前斜角筋は呼吸時に上部肋骨を持ち上げ、機能不全時には下部頚椎を下前方に引っ張る

　前斜角筋に対しては、鎖骨近くの胸鎖乳突筋の後縁に手を当てる。先ほどと同様に、指の爪側で胸鎖乳突筋を持ち上げる。そして指先を鎖骨頭の下に滑り込ませる。前斜角筋は密な束である。幅は約1.3cmで、胸鎖乳突筋の鎖骨頭の深部にある。息を吸い込む時に働く。呼吸中ずっと、機能している場合もあれば、息を吸い込みきった時だけ機能する場合もある。この筋（より正確にいうなら、筋筋膜複合体）は、呼吸時に上位の2本の肋骨を引っ張り上げるように機能する。しかし、肋骨が固まっている場合には、代わりに下部頚椎を下前方に引っ張ってしまうこととなる。本書のテクニックを用いて、下部頚椎と上部肋骨の正常な機能を取り戻そう。

　中斜角筋と後斜角筋は完全に独立していないため、一緒に治療を行う。これらの2つの筋は、頚部におけるいわば「腰方形筋」として機能する。頭部の過剰な左右への動きを防いでいる。これらの筋の筋膜は肩へと到達しており、左右の肩の高さがずれている時には、中・後斜角筋が関係していることがある。

　中斜角筋は容易に見つけることができる。モーターシリンダーの中で、最も外側に位置している筋である。そして、ギターを弾くように頚の横を「かき鳴らした」時に、最も目立つ筋（胸鎖乳突筋と僧帽筋に囲まれた領域の深部）が中斜角筋である。はっきりと、明確にギターの弦のように感じるだろう。後斜角筋は中斜角筋の深部で、少し後方に位置している。そのため、指先を中斜角筋の後ろに押し込めば、中斜角筋の補助役である後斜角筋に触れることができる。

　肩甲挙筋は後斜角筋の後ろで簡単に見つけることができる。3本の指先を斜角筋の後ろ

に置き、もう片方の手で肩甲骨を下に引っ張る。その抵抗に対して、患者が肩甲骨を持ち上げようとすると、肩甲挙筋が指の下に飛び出てくる。一度見つければ、そこから僧帽筋の下を肩甲骨まで辿ることができる。または、斜角筋の付着点のすぐ後ろの横突起へと辿ることができる。

肩甲挙筋の深部では、頭板状筋と頚板状筋が棘筋を囲んでいる。腸肋筋は最も外側に位置し、頚部まで到達している。しかし、頭部までは到達していない。最長筋は頭蓋骨まで結合しており、胸鎖乳突筋や顎二腹筋の下の乳様突起に深く付着している。半棘筋と多裂筋は、縦方向に走る柵状組織によって束ねられており、頚の後ろの真ん中にある棘突起から約2.5cmほど指を動かすと、見つけることができる。これらの筋は、頭部が前方にずれている姿勢では、負荷がかかる（遠心性負荷）。

そして最も深部にあるのが、後頭下筋群である。小さいが、非常に重要な筋群である。小後頭直筋、大後頭直筋、上頭斜筋、下頭斜筋が含まれる。この筋群に属する他の2つの筋である外側頭直筋と前頭直筋は、見つけるのが困難であり、治療が難しい。そのため、次回の書籍のテーマとしてとっておきたい。

後頭下筋群は、第2頚椎（軸椎）の特徴的な棘突起を中心として星形を形成する（図8.12）。棘突起は、後頭部の下の最初の棘突起として容易に触診できる。第1頚椎は実質、棘突起を持っていない。母指を自分の後頭部の下の、第2頚椎の棘突起のどちらかに当てる。指は頭部の側面に置いて、頭が動かないようにする。そして目を回してみると（目は閉じていても、開けていてもよい）、母指の下で、

これらの筋の緊張の変化を感じることができるだろう。これらの筋は、多くの筋紡錘を持っており、それらは目とつながっている。目を動かせば、これらの筋はその動きに「耳を傾ける」。そして、それに従って、脊椎を調整する。このメカニズムは、ネコが着地する際に目と内耳で水平地点を見極めるように、ものすごい速度で脊椎を伸ばす。

後頭下筋群の後退は、第1頚椎の上で後頭骨を前面に移動させる。そのため、過伸展の原因となる。そのような後退は、恐怖を感じる時の一般的な反応であり、不安を抱えている患者にしばしば起こる。上頭斜筋だけが短くなっている場合には、頚に対して、頭蓋骨が回旋してしまう。下頭斜筋だけの短縮は非常に一般的であり、常に脊椎の回旋と同時に起こる。脊椎の回旋は環軸関節において代償されなければならず、さらには下頭斜筋の片側の緊張につながる。

下頭斜筋を見つけるには、胸鎖乳突筋の上端と僧帽筋の上端の間、乳様突起の下の裏側にある「溝」に指先を入れる。頚の中心を目指して、約45度の角度を目安にして、板状筋とその下の多裂筋を通って、下頭斜筋まで入っていく。母指か手掌を、患者の頭部に置く。患者に頭を一方向に回旋してもらう。そして、施術者が与える抵抗に対して、もう一方向に回旋してもらう。患者が頭部を回旋しようとしている側の下頭斜筋が収縮するのがわかるだろう。また、左右の筋緊張の違い（非常に一般的である）を感じる。

他の3つの筋（小後頭直筋、大後頭直筋、上頭斜筋）は、後頭部の後ろに沿って、深部に感じることができる。患者を背臥位にして、頭

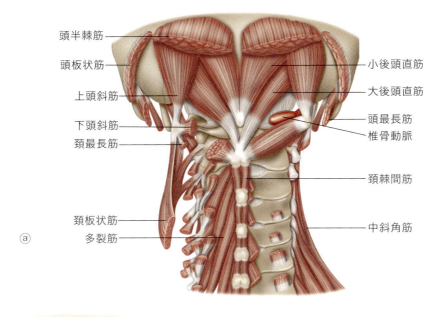

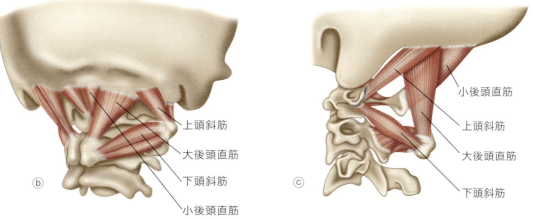

図8.12：ⓐは、後頭下を後ろから見ている。解剖学書には必ず掲載される図である。ⓑは、斜めから見た図。さまざまな回旋を生むために、異なる方向に筋が走っているのがわかる。ⓒでは、小後頭直筋と上頭斜筋が後頭部を下前方、第1頚椎に向かって引っ張っているのがわかる。このような異常は、近視の患者や、外傷後の恐怖パターンを持つ患者でしばしば見られる

側に立つ。手を頭蓋骨の下に滑り込ませる。患者の後頭部に施術者の手掌の曲面を合わせて保持する。頚部付近の指は、自由に使うことができる。指を曲げて、6本の指の先を後頭部の底部に当てる（両手の示指から薬指を使い、小指はベッドの上に伸ばす）。正しい位置になっているなら、両手の薬指の指先は真ん中の項靱帯で、お互いに触れ合いそうになっている。また、示指は、後頭部の後ろ側にする（乳様突起のある側面ではない）。指先は天井ではなく、施術者の方向を向かせる。できる限り、後頭部の深くまで手を入れる。後頭部に指を引っかけて、テーブルから持ち上げて持ってくるようなイメージである。

このポジションでは、大後頭直筋は、中指の指先の下に位置している（そして、指を前後に動かせば、はっきりと弦のような感じや丘のような隆起として感じられる）。他の2つの小後頭直筋と上頭斜筋（深部から発生して、下前方へ走る）は通常、区別して触診することができない。しかし、中指が大後頭直筋の上にあるならば、示指と薬指の指先は、自然と適切な位置にきているはずである。

これらの筋のリリースが、脊椎の動作や仙骨の解放、頭痛の軽減、視覚のリリース、頭部の前方へのずれの矯正、恐怖反応による緊張の軽減、一般的な頸部と頭部の動作性に与える影響はどれだけ強調しても足りないくらいである。これらの筋はスーパーフィシャルバックラインの機能的な中心であり、アレクサンダーテクニークの中心的テーマでもある。

脊椎構造は、このような大小の軟部組織からなる海の中を漂っている。脊椎の複雑さゆえに、敬意と慎重さ、長年に渡る注意深い研究が必要であるが、脊椎を機能させている軟部組織の治療を恐れてはいけない。この部位こそ、深く根付く姿勢パターンの多くをリリースできる場所である。

脊椎のボディリーディング

脊椎は、筋という（実際は筋筋膜だが）一連の補助ケーブルに囲まれたすばらしい生体工学の産物であり、さまざまな動作を可能にしている。患者がわれわれのクリニックを訪れる、最も代表的な理由となる部位でもある。われわれの目的は、自然なバランスのとれた弯曲を取り戻し、側弯を矯正し、正しい回旋を可能にすることである。治療も、目的に沿った順番で行う。前後の問題から始めて、側屈や傾斜を治療し、最後に回旋を矯正する。少し複雑なケースもあるため、いくつかの過去の事例（図8.13〜8.17）を使って紹介する。

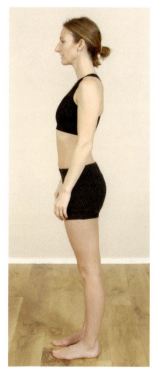

図8.13：脊椎の弯曲のボディリーディング。この女性は腰椎のすべてが伸展しており、上部から中部胸椎までそのパターンが続いている。そして上部胸椎と下部頚椎が鋭く屈曲しているために、頭部が前方にずれている

第8章　脊椎

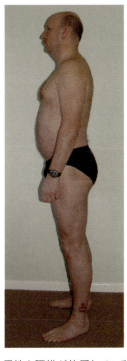

図8.14：この男性も腰椎が伸展している。しかし、中部胸椎から下部頚椎までは屈曲している

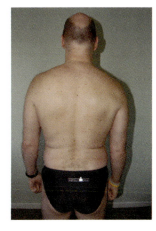

図8.16：だいたい第12胸椎から第3胸椎への長くて強力な脊椎の右側屈を示している。その上では下部頚椎が左側屈していて、頭部をより垂直にしている

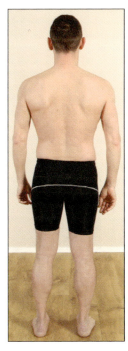

図8.15：後方から見ると、脊椎が外側に傾斜して、曲がっていることがわかる。腰椎は左に側屈しており、上部胸椎が右に側屈することで、徐々に補正されている

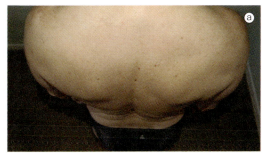

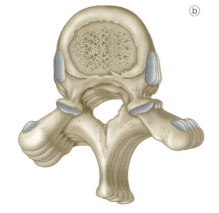

図8.17：男性モデルの背中を真っすぐに見下ろせば、中部から下部胸椎部分の右の脊柱起立筋が、左の脊柱起立筋よりも後方に位置していることがわかる。患者が身体の片側だけを激しく使う運動や動作をしていないのであれば、椎骨が徐々に回旋する。そのためこの男性の場合には、右の横突起がⓑのように脊柱起立筋を後方に押してしまっていると見てよい

215

脊椎のテクニック

■ 脊柱起立筋
（スーパーフィシャルバックライン）

当然ながら、脊柱起立筋は脊椎や胸部の位置にさまざまな影響を与えている。まずは矢状面におけるバランスを整える必要がある。これは、屈曲や伸展のさまざまな角度に対応するためであり、脊椎の第1カーブと第2カーブのバランスを整えるためである。

脊椎が屈曲し、脊柱起立筋の筋膜が制限されていると、脊柱起立筋は棘突起から遠ざかるように外側に移動する傾向がある。脊椎が

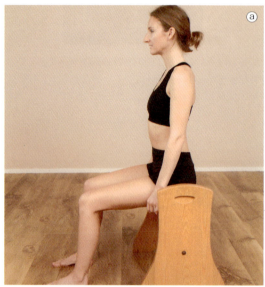
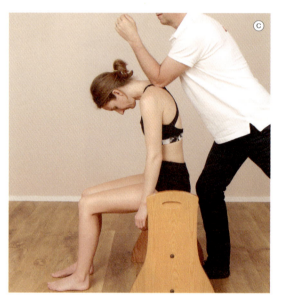
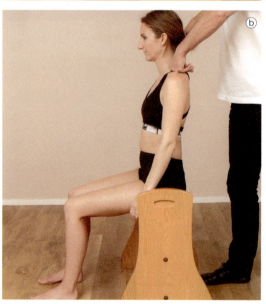
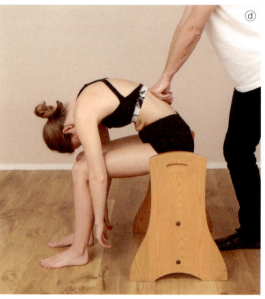

図8.18：患者を正しい姿勢で座らせて（ⓐⓑ）、少しずつ前方に丸まるように指示する。椎骨を1分節ずつ押圧しながら、ゆっくりと身体を前に倒してもらう。その時、脊柱起立筋の組織を下方向に引く。ストロークは徐々に少しずつ深くしていき、脊柱起立筋の筋腹へと入っていく

比較的伸展している時は、逆の現象が起こる。脊柱起立筋の筋膜が、棘突起に向かって近づくように作用している。

本書を読みながら胸椎を屈曲して、再び伸展して体幹を起こすことにより、この現象を実感してみよう。他の筋筋膜組織も同様に矯正が必要であるが、脊柱起立筋の組織を、より自然な位置に戻すことは有益であり、時にはそれだけで効果的となる。

組織の治療に備え、前後の筋膜面のバランスを整えるためには、シンプルな背中のストロークから始める（図8.18）。まず、患者をベンチや、その他の適した椅子に座らせる。股関節は、膝関節よりわずかに高い位置にして、膝関節より低くしてはならない。両足部を股関節幅ほどに開き、膝の前に置く。そして、患者に正しい前屈の手順を教える。椎骨を1つずつ曲げていき、腹部を潰さないように、頭部が膝を越えて前方に移動するようにする。

患者にこの動作を1、2回練習してもらう間に、施術者は視診、または触診によって、脊椎が制限されて棘突起の間隔が開かなくなっている部位を特定する。そして示指と中指、薬指の中手指節関節を使い、患者の動きに合わせて、脊椎の左右両方の組織を下方向に押していく（図8.19）。脊柱起立筋の組織を開き、深被覆筋膜を下方向に引っ張り、組織をより局部的な治療に備える。

組織が温まったら、次は移動した組織を矯正する。脊椎の過剰な弯曲（前方への屈曲）により、組織が外側へ移動している場合は、組織を内側に引っ張る。反対に内側に移動しているなら、棘突起から遠ざけるように引っ張

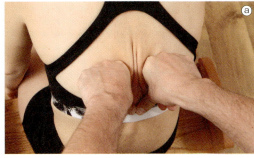
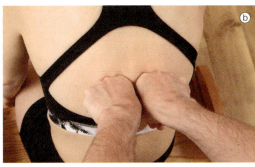
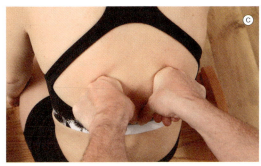

図8.19：脊柱起立筋と関連する組織の内側、または外側への移動を矯正するために、組織を内側ⓐ、外側ⓑⓒに引かなければいけない

る。写真の女性の場合は、上部胸椎の起立筋だけを内側に引っ張る必要がある（見やすいように、写真では少し下方で手技を行っている）。残りは長い距離に渡って後ろに曲っているため、残りの脊柱起立筋の組織は外側に引っ張る。

■ 脊柱起立筋：脊椎の屈曲 （スーパーフィシャルバックライン）

脊椎が一方向に側屈している場合には、側屈している側の脊柱起立筋が短くなる（または、短縮によって側屈が起こる）。図8.15と8.16（p.215）の2人の脊椎の側屈をもう一度見てみよう。中部胸椎の右脊柱起立筋が短く、脊椎から離れていることがわかるだろう。それゆえに、左脊柱起立筋は長く、脊椎に近くなっている。このようなパターンを修正するには、組織の関係を逆転させて、筋膜のつながりを矯正しなければいけない。そのために、外側の組織を内側に引っ張り、内側の組織を外側に引っ張る（図8.20〜8.22）。

このテクニックは、患者を腹臥位にして行ってもよい。体幹の片側を伸ばすために、一方の手を下に伸ばしてもらいながら、先ほどと同様の方法で組織をストロークする。腹臥位でのテクニックは、組織を開く最初の段階ではとても有効である。しかし、新たな姿勢や動作の統合には、座らせての治療が最適となるだろう。腹臥位での治療を行った後は、座位での治療で仕上げるのが望ましい。

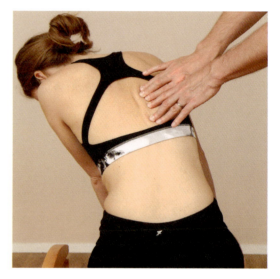

図8.21：組織を内側に押しながら、患者に反対側（写真では左側）に側屈してもらう

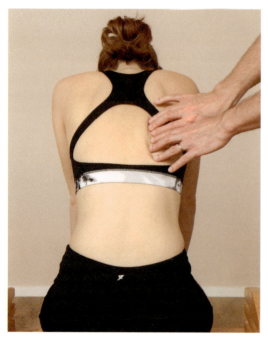

図8.20：患者を椅子に座らせて、肘を膝に置いた状態で前屈させる。短くなっている脊柱起立筋の外側の組織に働きかける

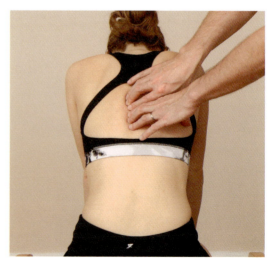

図8.22：手を離し、今度は脊椎の反対側の部位に手を置く。そして、脊柱起立筋の内側の組織を患者が先ほどと同じ方向に側屈するのに合わせて、外側に押す

■ 脊椎の回旋

　脊椎の各部位は、前述のように、脊椎関節の性質に応じて、さまざまな回旋する能力を持っている。この治療部位をもっと研究したい人は、さらに解説書を読んで勉強してほしい。参考文献一覧に、多くの役立つ文献を挙げてある。われわれはフィジオセラピーやオステオパシー、カイロプラクティックのように、脊椎の矯正やマニピュレーションを行っていないことを明確にしておきたい。われわれは単に軟部組織を脊椎のテンセグリティーの中での伸縮素材として使い、骨間の関係を和らげ、負荷を軽減しているのである。

　ここで自身への教訓としても、指摘しておきたいことがある。われわれは患者の体幹に沿ってボディリーディングを行うのであり、誰かが考えた脊椎構造に関する特定のルールに従うわけではない。われわれの経験からいえば、体幹は多くの教師が推奨する法則には従っていない場合が多い。皆、従うべき法則を無視して、独自の道を辿っているのだろう。患者の脊椎には著しい帯や回旋が生じていることがあり、それらは良く治療されるまでは醜い状態であり、背中やその他の部位が患者にとって不快であることが多い。治療や講義で大切なのは、脊椎のずれについてモニターしておくことである。十分な説明と運動方法の指示は、患者にとってとても変化に富む有益な運動の選択肢となり、施術者の徒手療法によって、日常の運動の一部を変えることができる可能性がある。脊椎の運動パターンには多くの感性が含まれ、このような施術と運動再教育は解決の一部となり得る。

　脊椎の回旋は深層筋によって保持される。背中の板のように配置されている組織の最深

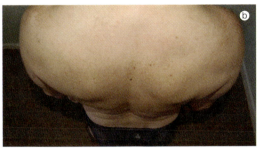

図8.23：再び患者の背中を見下ろしてみる。第2腰椎の周辺から脊椎と脊柱起立筋が元の位置に戻っている第3胸椎周辺まで、回旋が起こっている。真っすぐな状態に戻すには、脊椎は両方向に回旋しなければいけない。ⓐの図では、第8胸椎で脊椎の回旋により棘突起が最も正中線から離れており、飛び出している。それより上の椎骨は、徐々に正中線に戻っている

層である。これらの短い斜筋は棘突起を、1分節下の椎骨の横突起に向かって引っ張り、脊椎を反対側に引っ張る傾向がある。

先ほどの男性は、脊椎が右回旋しており、徐々に回旋が進行しているのがわかる（これとは別に、より明確な屈曲と区別できるだろうか？）。上部腰椎から発生し、第7・8胸椎周辺がピークとなって、徐々に元に戻っている（図8.23）。つまり、分節は第1・2腰椎から第7・8胸椎の間では右回旋しているが、自然に修正しているために、第7・8胸椎と第2・3胸椎の間では、左回旋している（図8.24）。

引き続き同じ男性の事例を見ていく。第1腰椎の棘突起は、2〜4分節下の椎骨の横突起につながっている。そのため、これらの支え綱を矯正するためのストロークは、回旋が発生している部位から、4分節下の部位で行わなければいけない。われわれの治療も同じように、4分節下からストロークを始めて、問題の棘突起に近づきながらリリースしていく（図8.25）。

代償作用として反対への回旋が発生している部位までストロークを続ける。先ほど述べたように、この部位は2つの椎骨がそれぞれ正反対に回旋している場所である。今回の事例では、右回旋を矯正する最後のストロークは、左から第7胸椎にアプローチする。その後で患者の反対側に立ち位置を変えて、代償作用の左への回転を矯正するために、4分節下から第6胸椎にアプローチする（図8.26）。

側屈の治療と同様に、座位でも治療が可能である。患者が自ら体幹に手を当てて、特定の部位を固定し、治療部位以外の回旋を制限してもよい（図8.27）。

治療台で脊椎の回旋に対する施術を行うことは上記の患者との協働的なストロークと抵抗的なストロークを複合化させた新しい戦術である。協働的なストロークにより制限されていた領域における患者の運動を促通し、可動性が低下した部分の制限を改善させる。この結合した方向に対して反対方向に治療することにより（図8.28）、接触している部分より上方での患者の自動運動の効果に集中することができる。

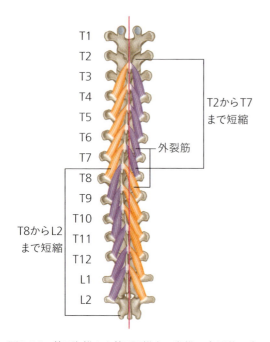

図8.24：第8胸椎から第2腰椎まで脊椎の多裂筋の左側が短くなっていることをわかりやすく示すために、多裂筋は単関節筋として示した。第8胸椎より上では回旋の方向が変わるため、反対側が短くなっている

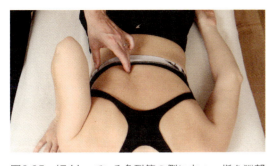

図8.25：短くなっている多裂筋の側に立つ。指を深部の棘筋に沈める。棘突起と脊柱起立筋の間の触診可能な「谷」から入っていく。患者には、押圧している側の手を肩の下に置いてもらう。そして、手でベッドを押してもらうことで、回旋とは反対の方向に部位を回してもらう。患者が身体を回すのに合わせて、多裂筋の組織を内側上方に持っていき、伸ばす。この時、棘突起を押さないように気を付けること

これらの2つの共同的および抵抗的なストロークを複合化すること、ストレスを避けて、少なくても最小限にすることにより、機能不全が生じている脊椎の分節を治療していく。また抵抗的な戦略のみを用いて上位分節を治療し（図8.28）、下位分節を制限することも可能である。下位分節に対して協働的な戦略を用いて（図8.27）、下部分節の運動を助け、その動かすことのない分節の可動性を改善させることに有効である。

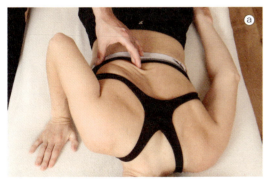
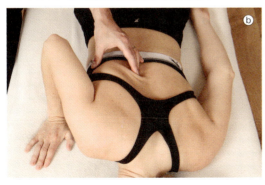

図8.26：回旋が発生している部位の4分節下から、ストロークを始める。深部の脊椎の回旋筋群に手を当て、左回旋した椎骨の棘突起に向かって伸ばす。同時に患者は、手をベッドに向かって押して、施術者が立っている側から遠ざかるように体幹を回旋させる

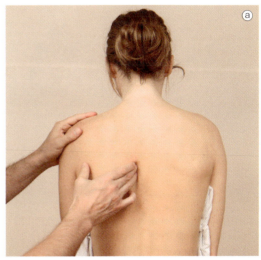
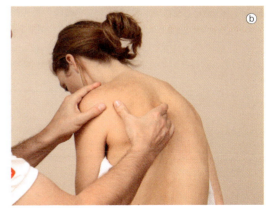

図8.27：患者の片側にひざまずき、患者が腹臥位の時と同じ方法で指を使う。患者が体幹を回旋するのに合わせて、組織を内側上に伸ばす。この体勢は、菱形筋と僧帽筋がリラックスした状態にあるため、胸椎が回旋している患者には特に有効である

221

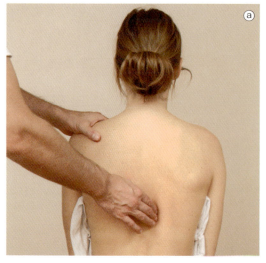

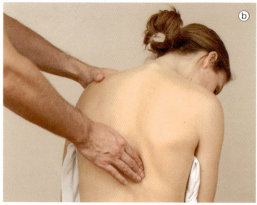

図8.28：施術者の指を当てたところの上の分節に対して、患者の動きを変えることによる効果を見てみる。脊椎に対する回旋を図8.27ⓑと図8.28ⓑで比較してみる。協働した方法（図8.27）では、施術者の指の下の組織と同様、背中全体を緩めるサポートができたが、ここに示されたように制限されたストロークの場合には、それほど有効ではない

■ 側臥位での胸腰筋膜（バックファンクショナルライン、スーパーフィシャルフロントアームライン、スーパーフィシャルバックライン）

　胸腰筋膜は、腰を安定させる上で重要な役割を果たす。その多くの役割については、盛んに研究が行われてきた。健康的な背中を取り戻すためにも、胸腰筋膜が制限されていないことは、非常に重要である。

　施術者は、椅子に座って指先を使う。または立って、軽く握った拳を使う。腰や仙骨周辺の厚くて制限されていることが多い組織を、上方向に押す。そして、患者にゆっくりと骨盤を後傾してもらう（尻尾を下に丸め込むように）（図8.29）。腰背部全体をしっかりとカバーするために、複数の異なる部位をストロークする。患者の動作によるストレッチの効果

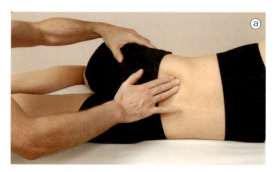

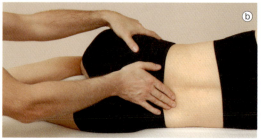

図8.29：指は真っすぐ伸ばす（軽く握った拳で代用可能）。そして補助手を使って、「尻尾を下に押し込む」ようにタイミングを補助しながら患者の骨盤後傾を導く

は、仙骨の先端部近くで最も高く、上に行くにつれて減少する。ストレッチの効果が治療の労力に見合わなくなる部位を感じとろう。

患者の多くの筋を矯正することとなるため、この手技には、骨盤をコントロールしている周囲の筋を強くして、連動性を高め、それらの筋を意識させるという、二次的な利点もある。この手技は、多くのコアスタビリティーのレッスンを紹介するためにも使用できる。例えば、患者に動作に合わせて腹横筋を収縮してもらう。

施術者の指先には、最初は大変な手技と感じるかもしれない。そのため、仙骨周辺では指を使い、腰周辺では拳を使うのもよいだろう。

■ 側臥位での腰方形筋（ラテラルライン、ディープフロントライン）

腰方形筋は、ほとんどの腰痛に関係している。腰方形筋の筋膜は、腸骨と第12肋骨の隙間を埋め、腰椎の各椎骨に付着しているため、3つの骨の部位に大きく影響される。また、骨の位置に影響を与える。

腰方形筋の異なる3層の構造を理解しよう。腰方形筋により生み出される力の方向は、さまざまであることがわかるだろう。縦の線維は脊椎の伸展や側屈に、より関係している。これに対して、斜めの線維は、腰椎を腸骨に向かって引っ張る（下へ、腸腰の線維）か、第12肋骨を腰椎に向かって引っ張る（上へ、腰肋の線維）。これは、骨盤に対して胸骨が外側にずれている患者を治療する際に重要となる。このようなずれは、さまざまな作業を行うために利き手を自由にしようとして片側の股関節に子どもを抱える親の姿のように見られる。自分でこの動作を真似した時に、片側の腰椎と、反対側の第12肋骨がどうなるかを実感してほしい。胸郭を左にずらした時に腰椎が左腸骨に近づくのに対して、右の第12肋骨は下方向に、右腰椎に近づくように動く。

腰方形筋の周りの筋膜への手技は、患者の姿勢に合わせてさまざまな種類がある。平背やミリタリータイプ（腰椎前弯が増強し、骨盤が前傾、胸郭が前方に出ている）の姿勢に対しては、伸ばすのではなく、正中線に向かって働きかけなければいけない。また、骨盤が前傾している場合や、胸郭が後傾している場合には、この部位の組織を開いて、腰椎の過度前弯を抑えるべきである。

腰方形筋の筋膜を見つけるには、腸骨唇の

上で指を曲げて、正中線沿い付近から始めて、後方に向かう。それほど指を動かさないうちに、より深い組織に「端部」を感じる。これが、腰方形筋の筋膜の外側部である。指を縁に沿うように方向を変えて、頭部の方向に、組織を引っ掛けるようにストロークを始める。患者に、上側の下肢を、ゆっくりと伸ばしてもらう（図8.30）。運動認識の高い患者であれば、坐骨結節を肋骨から遠ざかるように落として、単純に骨盤を傾斜させるだけで、同じ効果が得られるだろう。

　頭部の方向にフックを引っかけるようにストロークを行うことで、組織の下部、腸腰の線維だけを局部的にストレッチできる。上部の腰肋の線維を開くには、尾骨の方向にストロークを行う（図8.31）。患者には先ほどと同様の動作をしてもらう。そうすれば、同じ方向に働きかけながら、腰方形筋の上部に負荷をかけることができる。

　腰全体を伸ばしたいなら、腰方形筋の両側を分離させることが重要である。そのため、左右両側、両方向に力を加えることで、よりよい結果を得ることができる。骨盤の上で胸郭が外側にずれている場合には、左右で別々の方向に力を加えることで、最もよい結果が達成できる。

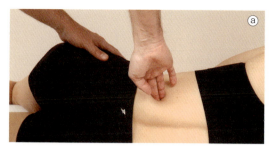
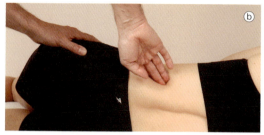
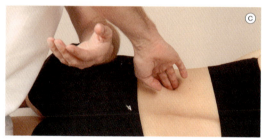

図8.30：組織を頭側に向かって押すことで、腰方形筋の下部のリリースの補助ができる。患者は上方にある下肢を前方に伸ばす（ⓐⓑ）。前者のアプローチが強い場合には、腸骨稜と大転子の間に対して前腕をローリングさせながら下肢を前方に伸ばすことが、より快適な代替法となる

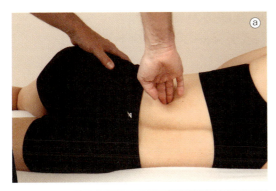

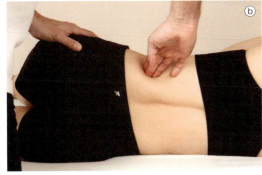

図8.31：尾側に向かって押すことで、腰方形筋の上部線維を局部的にリリースできる。補助手は骨盤を導くため、またはストレッチ効果を高めるために使う。写真では、患者の胸郭の上に置いている。外側肋骨に息を吸い込んでもらうための合図を送る役割を果たすことができる。外側肋骨に空気を入れることで、ストレッチ効果を高めることができる

■ 座位での腰方形筋（ラテラルライン、ディープフロントライン）

　腰をストロークする際は、患者を椅子に座らせるほうが、評価がしやすく、効率的な場合が多い。使用する椅子が、患者が足を床に着けることができる適切な高さであることを確認する。膝がわずかに股関節よりも低い位置になくてはいけない（患者の足が床に着かないような、高いマッサージ台を使うと、股関節屈筋が緊張して短くなってしまう）。車輪が付いた椅子やスツールは使わない。そして、当然、左右の坐骨結節が水平になるような場所でなければいけない。

　腰方形筋の外側組織に働きかけるために、肘を広げた状態で指や指関節を使って組織を下方向に押す（図8.32）。腸骨に向かって、少しだけ後方に組織を引っかける。患者にゆっくりと側屈してもらう。また、施術者が筋膜に指先をロックしたまま、わずかに回旋してもらうのもよい。

　これは強力なテクニックであり、両腕と両手の力が必要となる。胸の筋の力を使うために、上腕は大きく広げておく。正しい部位にとどまるための力や敏感さを高めながら、患者の小さな動作だけを利用する。

　こうすることで、さらに動作に抵抗することができるため、おそらく、より効果的に腰方形筋の上部線維を局部的にストレッチできるだろう。また、前述のように、腰方形筋の下部は、側臥位、あるいは立位（後述の「ボディリーディング上級編」p.240にあるように）で最も負荷をかけることができる。

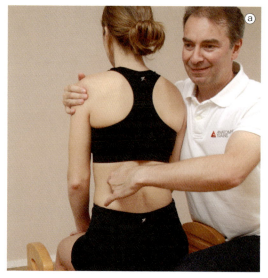

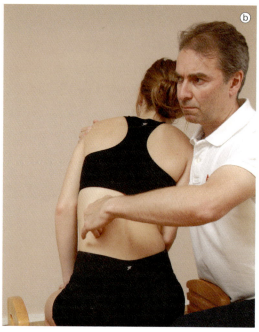

図8.32：左右の腰方形筋の筋膜の縁を見つける。片側の組織に指先を固定し、組織を広げるために患者に側屈をしてもらう。あるいは回旋してもらうのもよい。組織の下方向に働きかける。写真では、右側がリリースされている

■ 腰筋のバランス（ディープフロントライン）

　大腰筋は、骨盤と胸郭の位置に関わる複数のパターンに関係している。三角形の筋であるため、内側線維と下部線維が脊柱を過度に前弯させ、保持する。一方、上部線維と外側線維は通常の弯曲を減少させ、平背の原因となる。片側だけ短くなっていると胸郭はその方向に傾き、おそらく最終的には、その側から遠ざかるように回旋するだろう。

　片側ずつ治療をするため、上前腸骨棘の内側を、腹部に向かって指を沈める。始める前に、外側に向かって肌と脂肪を少し引っ張る。腸骨窩へと沈み込む際に、表層の組織を伸ばさないようにする。深部へと入っていく際は、腸骨の前面の曲線に沿って進めば、深部へ、そして最終的には内側へと入っていく。

　このように大腰筋を見つけることで、施術者は大腰筋と腸骨筋の関係を評価することができる。これら2つの筋は腸骨筋膜によって、結合していることがある。そのような場合には、指を筋膜に沿って動かすことにより、2つの筋を分離させることは有益なことである。

　その後で、大腰筋の組織に集中する。正しく見つけられたかを確認するために、患者に足をベッドから持ち上げてもらう。指の下で、筋が収縮するのが感じられる。直接的に感じることができない場合には、もう少し内側に指を動かす必要がある。施術者の指が大腰筋に触れると、患者は動作を行えなくなる場合がある。これは、施術者の指の圧が動作を抑制しているからであり、患者の筋が弱っている証拠といえる。

最初にストロークを行うのは、外側線維である。内側の線維に到達したいなら、下部組織に入り込みながら、筋との接触を保っておこう。こうすることで、さらに圧を加える前に、繊細な血管を避けることができる。どちらの場合にも、組織をわずかに上方向に持っていく。そして、患者にベッド上で踵を滑らせて、股関節を伸展してもらう。同時に施術者は、対象の線維の伸長に抵抗を加える（図8.33）。

左右同時に治療を行うために、両手を使う（図8.34）。先ほどと同様の手順で、左右の大腰筋を見つける。両手の圧が等しくなるように気を付ける。患者に両足をベッドに向かって押してもらい、仙骨と腰椎を持ち上げてもらう。患者が元の姿勢に戻るのに合わせて、腰筋の筋膜を軽く押す。両手から伝わる情報を使って、組織を伸ばして均一にする。

大腰筋の治療を行う際には、患者が熱い感覚や、ガス痛、焼けるような痛みを感じたら申告してもらうように頼んでおく。大腰筋へ向かう途中で、意図せずに腸組織を押してしまった可能性がある。単純に一度指を離して、角度を変えるだけでよい。虫垂切除術や腹部の外科手術による瘢痕がないか、気を付けよう。そのような形跡があれば、その部位を避け、最初に表層をストロークして瘢痕組織を開いたり、より慎重に組織に入っていったりするよう、臨機応変に対応すること。

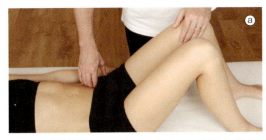
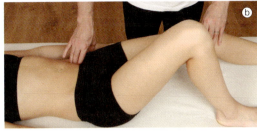

図8.33：大腰筋は、大腿と骨盤に対する運動を併用することで、治療が可能となる

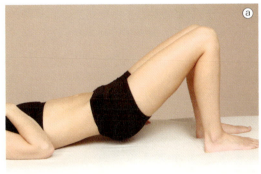
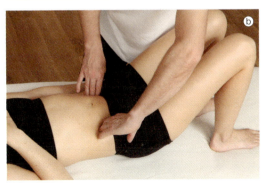

図8.34：患者に、両足でベッドを押すようにして骨盤を持ち上げてもらう。左右の大腰筋に働きかける。患者が椎骨を1つずつ徐々にベッドに戻していく時の組織の伸長をチェックする

頭部と頚部のボディリーディング

頭部が理想的な位置にあれば、頭部の重心は胸郭の重心の上にくる。その場合には、サポートをする筋筋膜による緊張のすべてが、前方に飛び出している頭部を不安定な状態で保持するという余計な負担を被ることなく、本来の役割を果たすことができる。多くの参考書には、耳と上腕骨頭が縦一列に並んでいるべきだと書かれている。しかし、肩甲帯は独立した可動性を持っているために、この表現は混乱を招きやすい。運動により肩甲帯がカウンターバランスとして機能することが必要になるまでは、肩甲帯は頭部と頚部の安定とは関係がない。

頭部を支持する肩甲帯は過去数年、「裸足ランニング」に対する興味の高まりに合わせて大変注目されてきた。Lieberman（2011）は軸椎の突出と肩甲帯と頭部後面を結合し、ランニングの足底接地時における頭部の前方移動を減速させる項靭帯の発達について議論をしている。この機能的な結合は項靭帯周辺の筋膜の構造に関係があり、多くの活動的な患者はこの領域における治療により多くの恩恵をうけるだろう（p.234 図8.43-8.46）。

われわれの事例では（図8.35）、前方にずれている頭部を代償するために、肩は後ろに引っ張られている（後方へのずれ）。そして、肩甲骨の内旋により、上腕骨頭は前方に移動している。さらに、肩甲上腕関節も前方にずれているように見える。

その際、前下方から、後上方に走っているすべての組織が短くなっているのがわかる（胸鎖乳突筋、上部僧帽筋の前部、前斜角筋、小後頭直筋、上頭斜筋）。一方で、喉の上部や、頚胸部では、逆のパターンが見られる。図では、胸鎖乳突筋の線が後傾して乳様突起に向かわずに、ほとんど垂直になっている。

側屈した頚部では、短くなっている側の中斜角筋と後斜角筋に注目する（図8.36）。しかし、まずは同じ側の僧帽筋と頚板状筋のより表面的な組織を見ていく必要がある。このような場合には、頭部は頚部とは逆の方向に傾くことで、目を水平に保つ補助をしていることが多い。このパターンを矯正するには、頭部が側屈している側の後頭下筋群と頚板状筋を伸ばす治療も必要となる（図8.37）。

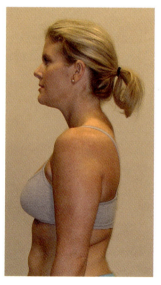

図8.35：この患者は、胸郭に対して明らかに頭部が前方にずれている。しかし、耳と上腕骨頭の配置は、それほどずれてはいないことがわかる

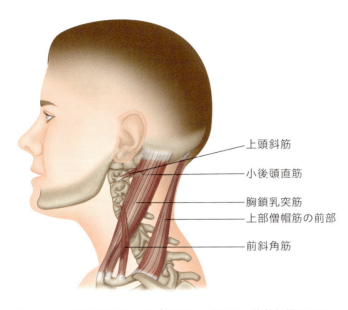

図8.36：ここで示した筋は、すべて頭部の前方へのずれによって短くなる軟部組織である

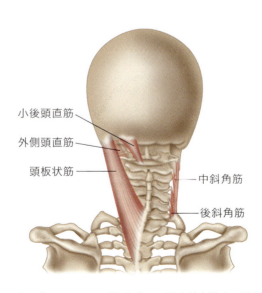

図8.37：左右の傾きでは、また別の「X」パターンが発生する。正中線を挟んで長くなった組織や、短くなった組織を代償している

頚部のテクニック

■ 胸鎖乳突筋（スーパーフィシャルフロントライン、ラテラルライン）

　頭部と頚部を前方下に引っ張り、前方へのずれを引き起こす筋群の中で最大の筋である。胸鎖乳突筋は、頭部にとって重要な筋膜による緊張を生じさせる。頚静脈と頚動脈に近いため、アプローチにナーバスになる施術家も多い。それももっともなことである。これらの構造体はデリケートで非常に重要であるため、かなりの慎重さが必要となる。しかし、それらを覆う胸鎖乳突筋は、非常に動作性が高い頭部や頚部の周辺のバランスを取り戻す最初のステップとして、伸ばさなければいけない場合も多い。

　最初のストロークは、筋を囲む筋膜を開くために、筋膜を後方に引っ張る。まずは、ストロークを行う側に立つ（図8.38ⓐ）。そして、患者に、頭を軸の周りを回すように、または、頭の真ん中に棒が貫通しているように回旋してもらう（図8.38ⓑ）。患者の頭部側にあるほうの手の指を広げて患者の頭の上に置き、ベッドとの接触を保ちながら頭を回旋させる（図8.38ⓒ）。ベッドの上で、普通に頭を転がす動きとはかなり異なる。

　指関節の真ん中（近位指節間関節）で、胸鎖乳突筋の前縁をストロークする。頚の回りで拳をゆっくりと転がす。接触は浅頚筋膜の組織内で維持して、僧帽筋上部の前部に働きかける。気管や食道などの内臓に対する影響に気を配り（少なくとも患者が30度回旋するまで）、表層組織に安定した圧を加えながら大きな接触点を保ち、頚部の周りを真っすぐに一周することは、非常に重要な手技である。患者の頚周りが太く、施術者の手が小さい場合には、ストロークを2回に分けたほうがよい。1回目は乳様突起の高さ、2回目は鎖骨に近い

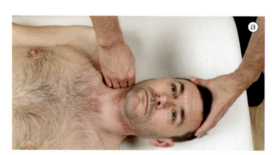

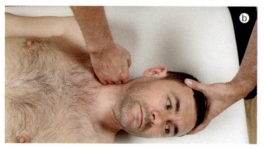

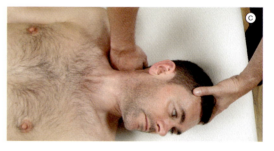

図8.38：接触点を胸鎖乳突筋と上部僧帽筋の前部に保ちながら、頚部外側にて軽く握った拳を転がして、表層シリンダーの組織を後方に引っ張る

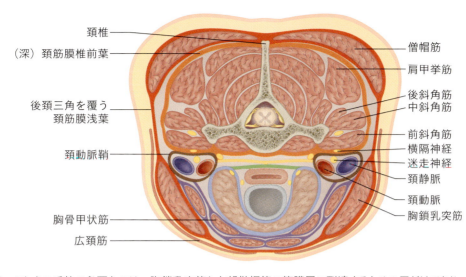

図8.39：これらの手技で必要なのは、胸鎖乳突筋と上部僧帽筋の筋膜層に到達するための圧だけであり、さらに深くにある血管を避けるために、それ以上沈み込んではいけない。次の図8.40のように頭を回旋した状態では、横突起は胸鎖乳突筋のラインの下に位置しているべきである。そのため、押圧している部位から、静脈と動脈を遠ざける

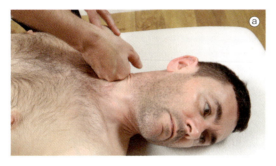
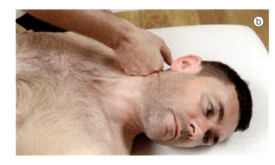

図8.40：指関節を使って、注意深く胸鎖乳突筋の層に働きかける。そして、組織を乳様突起に向かって上方向に持っていく。筋層よりも深くに沈み込まないように気を付ける。筋層の前方をストロークしたり、乳様突起と耳の間にある茎状突起を押したりしてはいけない

レベルにおけるストロークである。

　患者の頭部が完全に回旋した状態では、最大限伸びた胸鎖乳突筋を軽く握って、拳を使ってストロークする（図8.40）。この姿勢では、より繊細な血管は筋の深部にはないため、より安全にストロークができる。もしも、患者の病歴がわかっていなかったり、患者が完全に頸を回旋できなかったり、目まいや気絶、複視、混乱などの経験がある場合は、専門的な医師に椎骨動脈循環不全のチェックをしてもらうまで、この手技は行わないほうがよいだろう。

　指関節（中手指節関節）を使って下縁の組織に働きかけて、乳様突起に向かって滑らせる（図8.41）。気が進めば、そのまま骨の上までストロークを続けてもよい。しかし、頭蓋

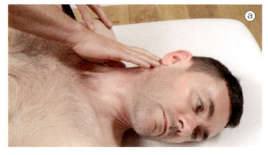

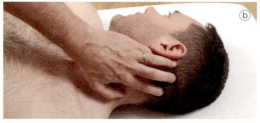

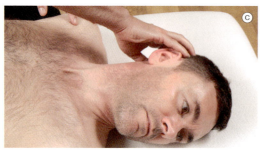

図8.41：乳様突起周辺やその上の組織のすべてが確実に解放されて、適応性を持つように、頭皮の筋膜までリリースしてもよい

■ 僧帽筋を開く（スーパーフィシャルバックアームライン）

　患者を背臥位にすることで、施術者は僧帽筋上部のさまざまな部分を容易に局部的にストレッチすることができる。軽く握った拳で接触点をこの筋に固定して、患者の頭を自動的または他動的に、反対側に側屈する（図8.42）。こうすることで、極めて特定の部位の組織をストレッチすることができる。前面部に集中するために、同側回旋を行ってもよい。筋の外側部では、頚を真っすぐにしたままの側屈のほうがよい。後部に対しては、頭部をわずかに持ち上げて屈曲させる。この姿勢では、上部僧帽筋のいかなる部位にも対応することができる。

　骨の上の組織をストロークする場合には、指関節よりも指を使ったほうが、患者にとっては快適となるだろう。最初の目的は胸鎖乳突筋の筋膜を、伸ばして解放することである。それから、アステリオン（頭頂骨、側頭骨、後頭骨が交わる部位）に至るまで頭皮をほぐして、頭蓋の組織の結合を解く。

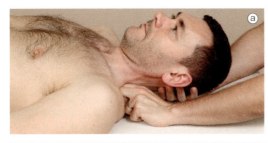
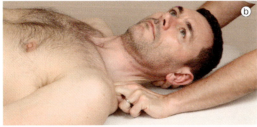
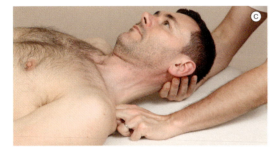
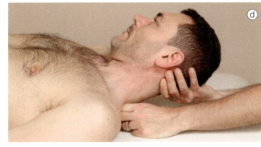

図8.42：ⓐⓑ軽く握った拳を組織にロックして、患者の頭部を側屈させる。回旋と屈曲を使えば、手技の有効性を高めることができる。前斜角筋（ⓑ：同側への回旋と側屈）、中斜角筋（ⓒ：側屈）、後斜角筋（ⓓ：屈曲、対側への回旋と側屈）

■ 後頭下部、頭板状筋、頚板状筋を開く（スーパーフィシャル バック ライン、スパイラルライン）

　頭部がわずかに前方にずれた状態で生活していると、後頭部の組織に余分な負担がかかることになる。そして、後頭下部周辺の組織がかなり制限される。この部位を開くことはとても有効で、後頭下部のより深部の治療に備えることができる。項線には、僧帽筋、上部脊柱起立筋、頭板状筋など、わりと多くの筋が停止している。これらは、後頭部周囲の各筋の筋膜の結合に、かなりの負荷を与えることがある。ほぐすには、指先を徐々に深層へと入れていき、患者に施術者の抵抗に対して頭を回旋してもらいながら、指で組織を引っ張る（図8.43、8.44）。項線に沿って指先で働きかけて、ゆっくりと指を伸展させて、組織を下方向にリリースすることもできる（図8.45、8.46）。

　板状筋は、同じ側への頭部の傾きや回旋、反対側へのずれの原因になっている。そのため、左右で異なる治療が必要となることがある。

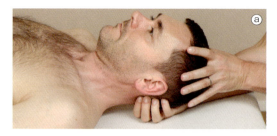
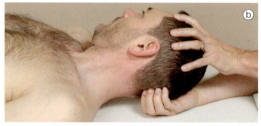

図8.43：乳様突起のすぐ後ろから始める。項線に沿って組織に働きかける。患者が反対側に頭を回旋する際の組織の動きに抵抗する。できるだけ髪の毛を引っ張らない部位に指を置く。しかし、最大限の結果を得るために項線からは離れない

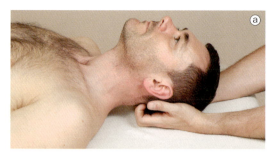
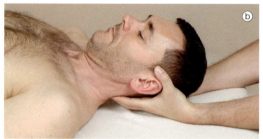

図8.45：項線に沿って指先を組織の下方向に当てて、患者に頭部をベッドから挙げさせることにより後頭部を伸長させ、同時に施術者は曲げていた指先をゆっくりと伸ばすことにより組織を下方向にリリースできる

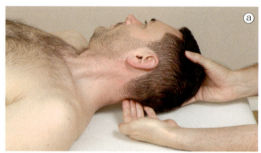
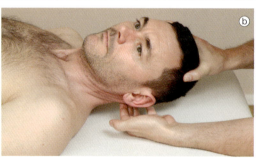

図8.44：正中に近いところから外側に向かうと、頭部前方位となる患者の後部を開くのに有効であり、脊柱の後方の帯のために脊柱起立筋を広げることと同じ意義がある

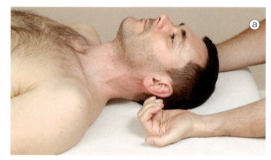
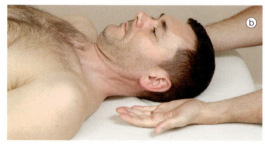

図8.46：指先を曲げた状態から板状筋群の後頭下の付着部に指を沈めて、下方向に伸ばしながら、患者は頭部を対側方向（上方）に回旋させる。なお、左右同時に板状筋群を伸張させる時には患者に頭部を屈曲させる。患者はこれにより、この部分の組織の伸長を増加させる。この技術に必要な指の伸長力は、臨床により培われる

■ 後頭下筋群（スーパーフィシャルバックライン）

この小さな筋群は、固有受容にとって極めて重要である。これらの筋は頚椎の上の頭部のバランスを監視し、評価している。そして、目と耳を水平に保つ。または、目的の方向に目と耳を向ける働きをしている。また、重心の変化を予想して収縮している。

これらの筋による姿勢の重要性や評価および治療について学ぶ意義について、多くの施術者は理解すべきである。

後頭下筋群を横から見ると（p.213 図8.12c）、個々の機能がより明確にわかる。大後頭直筋は、第2頚椎の棘突起のわずかに外側を走る。第1頚椎深部から後頭部の停止へと走る小さな小後頭直筋と比べると、かなり垂直に走っている。第1頚椎の横突起から、項線の外側面に走る上頭斜筋に近い角度である。頭部が前方にずれていると、これらの筋は短くなる。大後頭直筋と下頭斜筋は、頭部と第1・2頚椎の回旋に関わる問題の原因になる。大後頭直筋は、頭が後傾している場合にも短くなる。このパターンは、特に遠近両用眼鏡をかけている人によく見られる。

左右それぞれの上部後頭下筋群を見つけるには、示指、中指、薬指の先端を患者の後頭部に深く沈める。薬指は項靱帯の横、外後頭隆起の下に当てる。指を上下に動かせば、より大きく、より表層にある大後頭直筋の隆起（弦のような感覚のときもある）を、中指の下に感じる（図8.47）。中指の先端を筋腹に引っ掛けて、下方向に向かって指をロックし、患者にゆっくりと頷いてもらって（前傾させる）ストレッチを行うことで、この筋を伸ばすこ

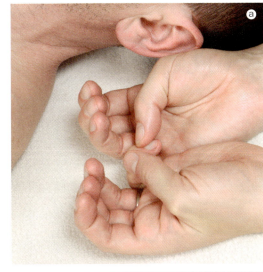

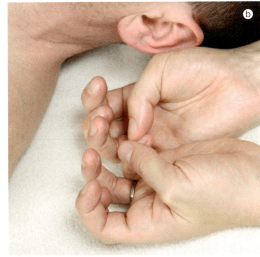

図8.47：3つの後頭下筋群を触知するための指の当て方を示す。図に示したように、小後頭直筋と上頭斜筋に集中するために中指を下げる

とができる。

この姿勢で指を動かすと、速度を低下させるために道に設置されている速度抑制の減速帯のように、中指に大後頭直筋の表層が感じられるだろう。中指のPIPとDIP関節を屈曲させて筋腹に引っかけて下方向に伸長させ、さらに患者に頭部を前傾させてうなずかせることにより、さらに伸長することができる。

中指を組織から遠ざけるように落とし、示指と薬指はさらに深くに入れて、屈曲することで、薬指の下には小後頭直筋、示指の下には上頭斜筋を感じることができる。これらの筋に働きかけるには、手をベッドに落として、後頭部を第1頸椎に対して後方に滑らせる。それから（必ず後で）、後頭部を頭の方向にゆっくりと持っていき、短くなった筋膜を伸ばす（図8.48）。

この手技は、段階を踏んで行わなければいけない。前述の2つの動作を行うことで、たるみを取り除く。これが一時的に生じる「くぼみ」を作り出すことになる。その後、組織がリラックスするのを待って、再びたるみを取り除く。もう一度組織がリラックスするのを待ち、先ほどよりも少し力を入れて、たるみを取り除く。

これらの筋の中枢神経および生体力学的位置により、数回の治療機会において反復される必要がある。徐々に頸部の運動が容易になり、眼球への緊張も減少し、肩やさらに胸椎や腰椎などにおける良い効果が生じることがある。

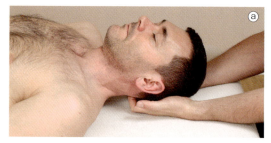

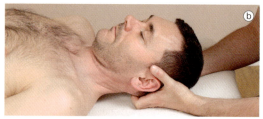

図8.48：後頭骨の下部に指を当てて、頭部を治療台方向に引きながら、ゆっくりと治療台の上端である上方向に引く

■ 斜角筋

この重要な筋群は、さまざまな角度から頸を安定させている。しかし、そのため、構造的バランスにおいて、さまざまな姿勢パターンの原因になることもある。前斜角筋は、頸部を下前方に引っ張る。片方がもう片方よりも強いと、回旋で問題となることもある。中斜角筋と後斜角筋は、頸を一方向に引っ張るため、外側へのずれや傾斜を引き起こす。

前斜角筋は、胸鎖乳突筋に深く入り込んでおり、一部は覆い隠されている。胸鎖乳突筋の下に指を滑り込ませてアクセスする（図8.49）。およそ頸の半分の位置まで入り込む。指の爪側が胸鎖乳突筋の背面に当たり、指の腹が前斜角筋の上部に当たっているか確認する。そこから筋のラインに沿って、第1肋骨に向かって指を滑らせる。患者は膝を曲げた状態で、足をベッドに向かって押す。そして頭部を上方向に滑らせてもらう。こうすることで頸椎前弯を伸ばして、前斜角筋を伸ばす。

筋の停止部を指先で固定し、自動的、または他動的に患者の頭を同じ側に回旋し、反対側に向かって側屈させることで、より強力な効果を得ることができる。

斜角筋群を触診できているかを確かめよう（図8.50）。接触している下の組織は、ロープ状に感じる。まるでベースの弦のようである。患者に深呼吸をしてもらえば、吸気時の最後の5～10％くらいで斜角筋は収縮する。これは呼吸の最後に肋骨をもう少し持ち上げる働きをしているからである。何も感じなければ、患者がしっかりと息を吸い込んでいるかを確認する。患者が呼吸器系に問題を抱えている場合には、収縮が早まっていることがある。または、常に緊張状態にあることもある。

僧帽筋上部の前方の深くに指を曲げて入り込むことで、示指および中指の指先で中斜角筋と後斜角筋の停止部を固定できる。患者には、反対方向に頭部を側屈してもらう（図8.51）。後斜角筋を治療する際は、反対方向に少しだけ頭と頸を回旋してもらうことで、わずかにストレッチ効果を高めることができる。

斜角筋群は上部僧帽筋と同様に深部局所筋であり、類似しているが、いくつかの関節をまたいでいる。前斜角筋と僧帽筋前部線維、上部僧帽筋の中部線維は前下方に、後斜角筋と上部斜角筋の後部線維は下後方に伸びている。上で説明した技術は図8.41（p.232）と鏡像の関係にあるが、どちらかといえば、肩と頭部

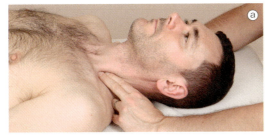
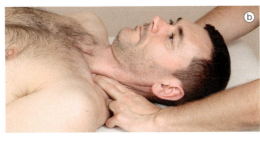

図8.49：外側から胸鎖乳突筋の深部へと、指を優しく入れていく。神経による刺激を感じたら知らせるように患者に説明する。患者に深呼吸をしてもらい、吸気時に指先の下で前斜角筋が収縮していることを確認して、指の位置をチェックする。指先を組織にロックし、患者に足をベッドに向かって押してもらう。頭はベッドの上で施術者に向かって滑らせて、顎は喉に向かって引かせる。こうすることで頸の後ろを伸ばすことができる。その間、施術者は抵抗を与える

（僧帽筋）というよりも頚部と上部肋骨（斜角筋群）に焦点を当てている。

また、斜角筋群は呼吸と関連している。上部肋骨を挙上させ、吸気の最終の数パーセントに関与し、最終呼気時に胸郭を下げる時の抵抗となる。上部肋骨の運動不足は、丁寧な斜角筋群に対する治療により改善することがあるが、注意深く行われるべきで、時に患者の呼吸に合わせて行われることがある。

斜角筋群の伸長は頭部の運動により実施されることがあるが、患者によっては強い施術になり、その場合には上位肋骨に対する軽度の治療により呼気が容易になることもある。

注意：斜角筋は腕神経叢と密接に関わっている。腕神経叢は前斜角筋と中斜角筋の隙間を通って、頚部から上肢へと伸びる。この部位の治療を始める前に、患者に、神経的な刺激を感じた場合には申告するように頼んでお

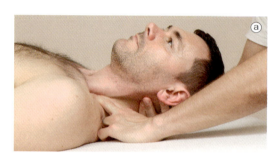
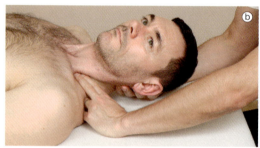
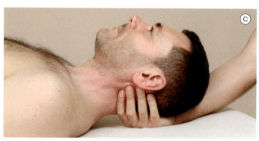

図8.50：前斜角筋は片方ずつ治療する。筋の停止部に指先を固定し、ゆっくりと同側に患者の頭を回旋させる。そして反対側に向かって、側屈させる。斜角筋に対して治療するときには、頭部と頚椎を固定することが重要である。第3頚椎の横突起付近を手で支えて、運動は下部頚椎と斜角筋に集中させる。第2頚椎だけを固定することはよく見られる誤りであり、斜角筋よりも上位頚椎と後頭下筋を動かすことになる

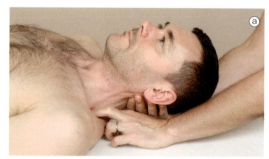
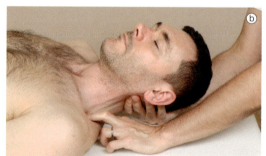
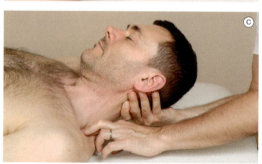

図8.51：中斜角筋と後斜角筋は、僧帽筋の奥に位置している。僧帽筋の前縁の下で指を屈曲すれば、横突起から肋骨へ向かうこれらの筋を弦のように感じることができる。ⓑ中斜角筋を伸長させるためには頚部を側屈させる。ⓒ後斜角筋を伸長させるためには屈曲させる

く。その場合には、前斜角筋と中斜角筋の間に圧を加えている可能性があるので、接触点や接触角度を変えて、再び確認する。筋膜が結合している患者の場合は、斜角筋をリリースするための最初の段階において、腕神経叢に触れることは避けられない。患者の感覚に合わせて圧を和らげることで、腕神経叢を筋筋膜に結合させている筋膜をリリースすれば、神経症状は徐々に和らいでいくだろう。

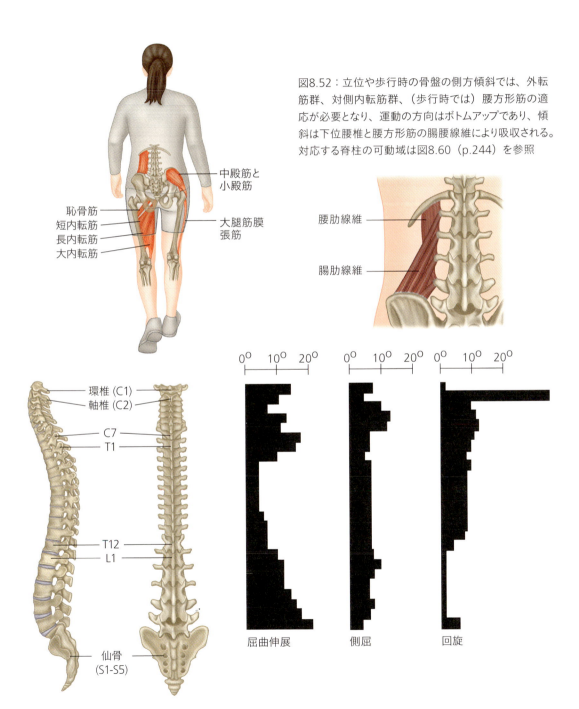

図8.52：立位や歩行時の骨盤の側方傾斜では、外転筋群、対側内転筋群、（歩行時では）腰方形筋の適応が必要となり、運動の方向はボトムアップであり、傾斜は下位腰椎と腰方形筋の腸腰線維により吸収される。対応する脊柱の可動域は図8.60（p.244）を参照

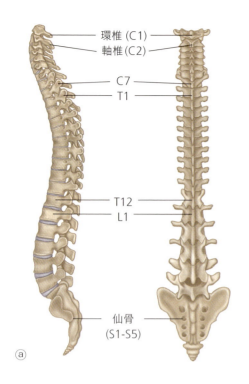

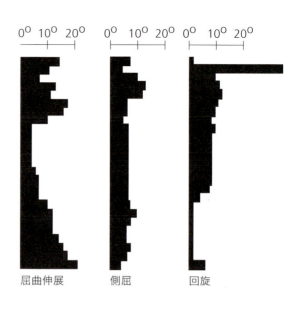

屈曲伸展　　側屈　　回旋

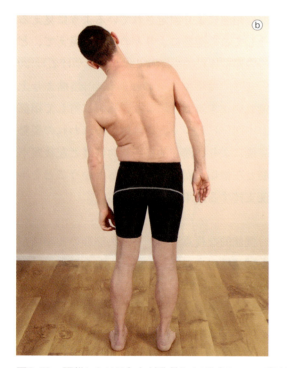

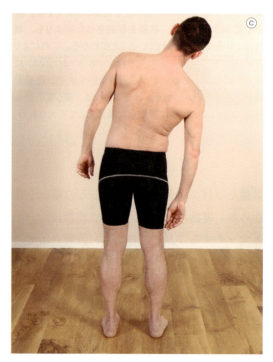

図8.60：頚椎における左右対称性により2点について気付くだろう。1点目は、脊柱の他の部分に比べて頚椎の可動性が大きい。特に上部頚椎である環椎（C1）と軸椎（C2）。環椎後頭関節は側屈では普通であるが、後頭骨からのトップダウンの運動では、下部頚椎の可動性が十分ではないように見える。この検査では、左に傾斜した時に上部頚椎がより右側で開くことが、反対への運動に比較してわかる。この結果は、これまでの姿勢の評価と一致している

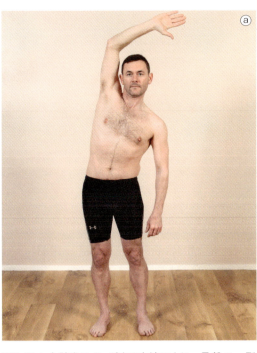
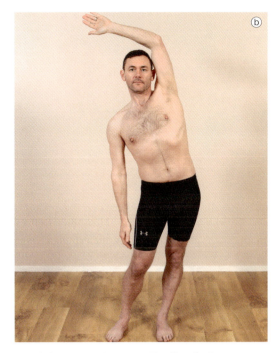

図8.61：上肢をスイングする方法により、骨盤の一側への傾斜を付加することができる。膝関節を曲げさせることにより腰方形筋を検査することができる。ここで大切なのは、上肢を動かしても視線は前方を維持させることである。この運動により、スイングしている上肢とは対側の胸郭が下がる。この運動により他の多くの部分からの影響、つまり本書で示す「騒音」が入り込むので、足部の回内外能力、股関節内外転と体幹側屈の能力がわかる。斜角筋群に対する検査を含めないが、短縮した斜角筋のボトムアップによる機能検査は次の項目に示す

　第3腰椎から第9胸椎まで右深部脊柱回旋筋群に対して施術を行い、第2腰椎から第2胸椎まで左側深部脊柱回旋筋群に対して施術を行う。この重複する部分は読者を驚かせるかもしれないが、深部脊柱回旋筋群は、回旋している椎体よりも3～5分節下より始まることを覚えておいてほしい。

4. モデルBは、上部肋骨が挙上している（p.241図8.56）。これは胸郭が後傾しているパターンの一部である。全体的な効果としては胸郭に対して前方にずれているが、重力に対して胸椎の傾斜を修正することによる隠されたものであり、正中よりも頭部が前方に見えるだろう。

　以前の背中屈曲検査による脊柱伸展の効果を見たが、運動のドライバーは上肢であり、トップダウン方向の運動である。頚部の下で肋骨を動かすことにより修正することができる。図8.62では、モデルBに目標を見つめながら、ボーリングのように床に沿ってものを転がすように上肢を後方にスイングするように指示した。上肢の後方へのスイングは上部胸椎と下部頚椎を伸展させることにより頚椎から肋骨を前方に引かせている。もし前斜角筋が短く短縮しているのであれば、後頭下領域が圧迫され、頚椎の真ん中でヒンジ（蝶番）が見えるだろう。

5. 自動的、機能的なウェークボード（図8.57ⓑ）から、モデルBの構造についてたくさん説

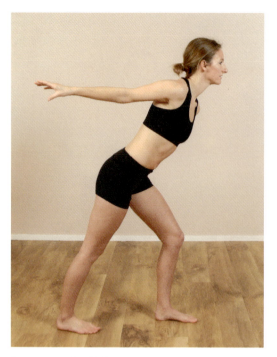

図8.62：上肢の後方へのスイングは、脊柱の伸展と頚椎に対するボトムアップの姿勢検査となる。ここでは、後頭下にわずかに圧縮、中部頚椎にヒンジ（蝶番）が見られる

明できる可能性がある。ウェークボードのコードを引くために胸椎で後方傾斜が必要となる。足部はボード上で固定されるが、身体の他の部位は可動性がなくてはならない（第4章の評価で確認した）。肩と上肢の組織には多くのストレスと、それによる筋力が必要となるが、それは第7章で確認した制限に結びつき、そして彼女の脊椎で見られる全体的な伸展が前方から引かれるウェークボードのコードに対するカウンターバランスとして必要となっている。

　この姿勢では（競技において変化するが、彼女が好む姿勢）、骨盤は右に回旋し、脊椎の下部を通して段階的な左回旋が胸椎まで続くことにより、両手をバー（衣服のハンガー）にのせることができている。彼女の頭部は前方をみていて、頚椎まで右回旋が生じる。

　下位脊椎において左回旋は見ていないが、右脊柱起立筋はより突出していて、身体を通してインバランスな力が生じていることを覚えておかなければならない。モデルBが好むクルージング姿勢（p.242 図8.57ⓑ）として、右脊柱起立筋にはよりストレスが生じ、潜在的に右側により大きな筋膨隆が生じる原因となっている。

　この複合的なパターンは明らかに矛盾しているが、われわれの患者に対するすべての情報を入れなければならないということを気付かせてくれる。われわれは純粋に構造的評価と機能的評価に分けていないが、最善の絵を完成させるためにできるだけ多くの情報を集め続ける必要がある。

第 9 章
肩と上肢

Chapter 9

The Shoulder and Arm

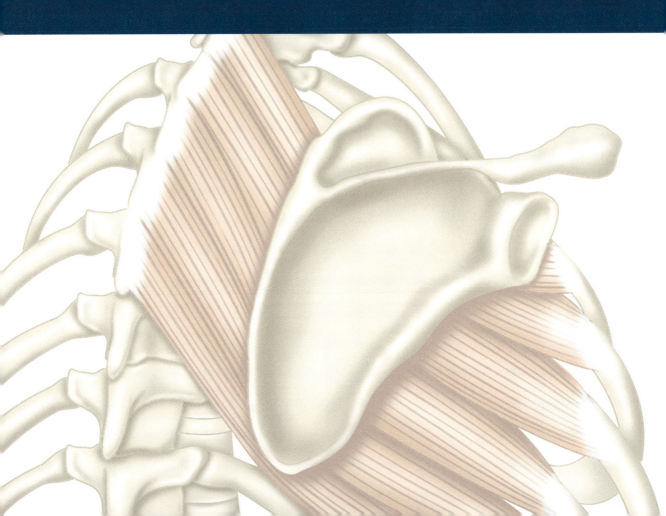

肩

　動物界において、人間の肩と上肢は独特である。母指の対立がいかにホモ・ハビリスを「器用」にしたかに関しては、これまで何度も耳にしたはずである。しかし、われわれ人間の非凡な能力と生体心理学は、母指だけでなく、肩や上肢全体が身体の残りの部分につながっている仕組みに基づく。同様の視覚、手指協調運動は他の霊長類にも見られる。チンパンジーはつるを使ってシロアリを捕獲するが、人間は言語を使い、世界を操作するまでに発達した。

　言語の構造（主語、動詞、目的語）が、われわれが世界の物を変化させて、動かす手を持っているという事実を基に発展してきたことに間違いはない。同様に大きな脳を持つイルカやクジラ（手の代わりにひれを持ち、頭の側面に目を持つ）が、全く異なる言語を構築するのも容易に想像できる。

■ 肩の歴史の概略

　肩は、その歴史においてさまざまな構造であった。おそらくは魚の横から飛び出していた胸びれより、発生したのではないだろうか。その段階においては、脊椎が水の中を進むための主要な推進力を与えていたのに対して、胸びれは身体を安定させ、かじのような役割を果たしていた。魚が陸上に上がるにつれて（より正確にいうならば、水位が下がり、陸上へと追いやられた）、ひれが身体の前方についていた魚が、より適応に成功した。これは、ひれが地面に触れることができるため、推進と方向性の両方の機能を持つことができ、陸上でも安定性を保つことができたからだと考えられる。

　動物学的に概要を述べると、些細な部位であった「ひれ」から肩までの発達を辿ることができる（図9.1）。両生類は、上肢全体が平らに地面に着く傾向がある。手のひらを下にした状態で両上肢を横に出して、床にうつぶせになる。これにより「ひれ」は、陸での機能を持つようになり、脊椎は環境に適応して、より大きな牽引力とより効率的なてこ作用を持つようになった。

　アメリカワニとその同種の前脚は、肘で曲がっている。上半分は身体から真っすぐに突き出しており、下半分は「手のひら」が身体の横で地面に着くように、真っすぐに下がっている。両生類の脚よりは、目的に適した構造である。しかし、横に飛び出しているために、体幹を地面から長い時間浮かせておくことはできない。

　主な哺乳動物は、体幹の下で前脚を真っすぐに伸ばせるように、肩が前方突出して、水平に屈曲している。そのために、体幹を地面から持ち上げやすい。このような構造（馬、猫、犬、ライオンなどで見られる）では、肩が主に体重を支える役割を担う。そのために、このタイプの動物では、前脚は通常、後脚よりもわずかに真っすぐになっていて、その一方、後脚はさらにより強力に地面を押して、跳躍をする際にもっと有利になるように曲げることができる。

　肩は真っすぐな前脚の上に位置しているために、大きな上半身の体重を支えることができる。

　このパターンを機能させるために、実際、胸郭は、主に肋骨の下の肩甲骨の内側縁から走っている前鋸筋とその筋膜によって宙づり

第9章　肩と上肢

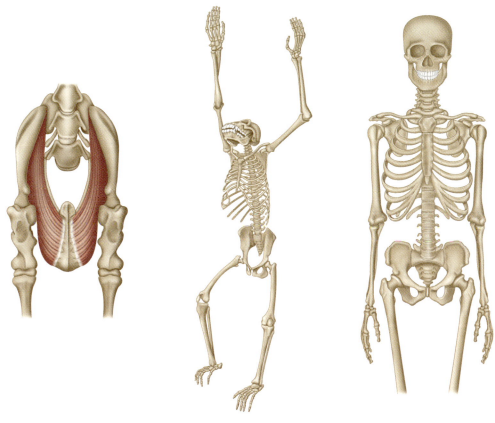

図9.1：肩は歴史上、さまざまな形状を取ってきた。「ひれ」から進化して、圧縮時に体重の大部分を支えるようになり、その後、張力がかかる時に体重を支えるようになった。最終的には、体幹によって肩自身の重さが支えられるようになった

になっている。猫はよく肩甲骨をできるだけ身体の中心に近づけようとするが、実はそのためには、鎖骨はあまり必要とされていない。ゴリラにいたるまで、ほとんどの四肢動物の胸郭は左右方向に細くなっており、中央では前後に向かって深くなっている。

　樹上で生活するサルは、人間と同じ「系統」とされており、同じ骨と筋を持っていた。そして、サルは鎖骨を持つようになったために、全く異なる支持構造を作り出した。枝からぶら下がる際の張力のかかる状態で、上肢によって体重を支えることができた。このような「新たな」構造では、より幅広い胸郭と、鎖骨によってさらに側面へ押し出される肩甲骨によって、肩を身体の中心線からさらに遠ざけることで、さまざまな動作が容易に行われるようになった。そして上肢の筋膜は違った方法で結合して、関節靱帯にそれほど多くの引張りとひずみをかけることなく、部位から部位へと張力を伝えている。

　馬の肩においては、体重は主に骨を伝っていく。軟部組織は身体を安定させる役割を持つ（人間の下肢のよう）。枝からぶら下がっているサルでは、張力は主に軟部組織の腱を通して伝わる。

249

人間の肩も、同様に骨と筋を使った構造である。胸郭の上にあり、頭部と頚椎からぶら下がって、身体の安定性に寄与しているというよりも、肩以外の他の部位から安定性を得ている。動く時は、張力がかかっている状況でも、圧がかかっている状況でも、さまざまな姿勢で素早く機能する。金づちやラケットをつかんだり、バイオリンや剣を握ったり、ネックレスをとめたり、バーベルを持ち上げたり、スワンダイブを行ったり、キーボードの上で身構えたり、さまざまである。

■ 肩の圧縮力

人間の肩は、このようにさまざまな姿勢で機能するように設計されているが、肩甲帯を多様な位置に持っていく上肢の複雑さや、高い動作性は、容易に姿勢の異常を引き起こす。これが、肩や頚の損傷の主な原因となってしまう。そのため、本章では、身体における機能不全の大部分を矯正する際に大切になる、肩甲骨の適切な位置について集中的に見ていく（図9.2）。

肩甲骨は指先から軸骨格の肋骨と脊椎の間で12個程度ある選択点（関節）の1つである。高い動作性が間違った使い方の原因にもなることも多い。肩甲骨の筋の詳細を見ていく前に、上肢から伝わる圧縮力の流れを見ていくことで、生体工学的には、上肢は見た目以上に長いということを伝えたい。

馬の上肢（前脚）と残りの骨格との間に正

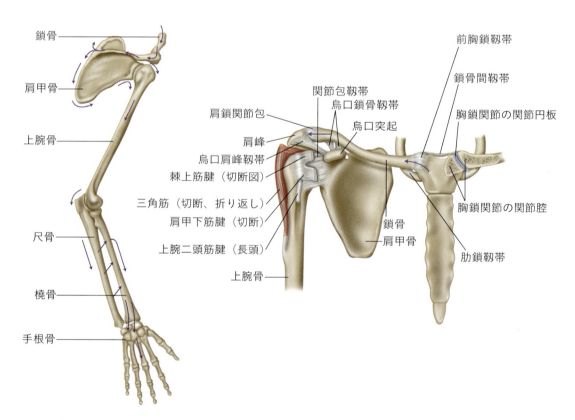

図9.2：力は肩から上肢へ、上肢から肩へ複雑に伝わる。上肢の圧縮損傷の後遺症を治療する際には、この仕組みを理解していなければいけない

式な「関節」は存在しない。しかし、人間は鎖骨を有しているため、胸骨柄の上端の胸鎖関節において軸骨格と付属肢骨格が結合している。指先を胸骨の上部に置き、肩甲帯を回してみれば、表層にある鞍関節が分回し運動をするのを感じることができるだろう。

　ここからは、鎖骨から、肩甲骨の肩峰へと力を伝える肩鎖関節までを見ていく（肩鎖関節は、肩の先端から内側へ3cmほどの位置に、小さなくぼみとして感じることができる）。しかし、この位置から骨を辿っていくと、力は肩甲棘に沿って内側縁へと向かう。そこで、力は内側縁に沿って肩甲骨の上下に向かうか、隣接する肩の回旋筋腱板を介して、肩甲上腕関節を横断して上腕骨へと伝わる。

　上腕骨は肘まで真っすぐに伸びている。しかし、そこからまた複雑になる。上腕骨は尺骨に直接的に結合している。しかし、尺骨は手根骨と手関節でほとんどつながっていないのである（以前は橈骨手根関節と呼ばれていた）。代わりに、力は尺骨から骨間膜を通して橈骨に、橈骨から手根骨の近位列の3個へ、そして遠位列の4個へ、その後で手へと伝わる（下肢では、体重は大腿骨から脛骨、そして距骨へと直接的に伝わり、腓骨は体重を支えない予備の支柱として存在している）。そのため、骨間膜はボールをつかみ、転んだ時に手で着地する際の衝撃吸収材として機能している。

　上肢を伝わる力（筋から発生、または衝撃から生まれる）は衝撃を吸収し、回り道をして負荷を分散させる。肩の位置異常は、このような繊細なシステムを乱してしまう。衝撃が備えのない組織へと伝わり、損傷しやすくなる。肩甲骨の動作性と、上腕骨から鎖骨、または鎖骨から上腕骨へと力を遠回しで伝える重要な役割によって、肩の統合性を取り戻すことは、しばしば重要である。

■ 肩甲帯の筋群

　当然ながら、肩甲帯の骨を保持している筋膜と神経の長さ、緊張によって、それらの骨の位置は決定される。そのため、肩甲帯に関係する筋に注目していく。また、深層の位置を決定する肩の深部筋に時間を割きたいと思う。僧帽筋や広背筋、胸筋、三角筋などのより一般的で、表層にあり、連携している筋に関しては簡単に触れるだけにしたい。

　サルと人間が持つ新しい骨である鎖骨は、わずか3つの筋によって軸骨格に結合している。鎖骨下筋と僧帽筋上部、胸鎖乳突筋の鎖骨頭である。最後に挙げた胸鎖乳突筋から見ていく（図9.3）。胸鎖乳突筋の鎖骨頭は、静止時と動作時両方の鎖骨の位置にはほとんど影響を与えない。これは鎖骨頭が胸鎖関節の軸のあまりに近くに停止しているからである。胸鎖乳突筋は主に頚部と頭部を動かす機能を持

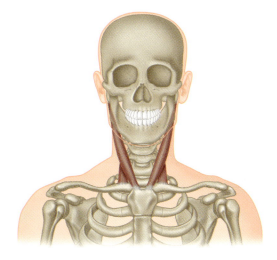

図9.3：胸鎖乳突筋は胸鎖関節の近くに停止しているため、肩にはほとんど影響を与えない

ち、鎖骨の停止部は胸骨の停止部と同様に、ほとんど動かすことができないといってよい。そのため、胸鎖乳突筋は肩の筋としては、無視しても支障はない。

これに対して、僧帽筋上部前縁は重要である（図9.4）。鎖骨の遠位部に停止しているため、当然ながら僧帽筋は肩甲帯を動かす主要な筋である。僧帽筋上部前縁は、肩をすくめる動作をした時のように、鎖骨の外端を持ち上げる。この筋が常時緊張状態にあると、鎖骨を前面から見た時、鎖骨の両肩峰端が挙上して特徴的な「V」の形状になってしまう（「自然」な状態では直線である）。または、頭部を前方に引っ張ることになる。

鎖骨下筋は、鎖骨の下制筋として名前が挙げられる。しかし、鎖骨が下制することなど、どれくらいの頻度で起こるだろうか？ 鎖骨下筋を一目見れば、鎖骨の長軸にほぼ平行して走っていることがわかる。これは、鎖骨下筋の主な役割が関節の補強であることを示している。いうなれば、鎖骨を胸骨より表層の関節につないでいる筋の形をした「靭帯」のような存在である（図9.5）。

鎖骨下筋は胸鎖関節において、多少の横方向の動きを許容している。筋や筋膜が硬くなりすぎていると（一般的に起こりうることである）、上肢を広げた時に、肩甲骨が持ち上がってしまう。筋、または筋膜が緩くなりすぎていると（まれであるが、損傷によってしばしば起こる）、鎖骨は不安定になり、肩甲骨の周りの他の筋が、代償のために硬くなる。

後部胸郭の上に位置している可動性の肩甲骨に目を向ければ、さまざまな方向から多くの筋が走ってきていることがわかる。肩甲骨

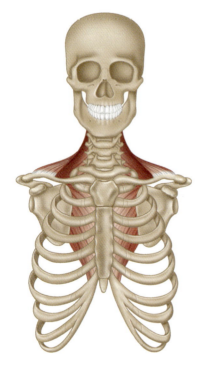

図9.4：僧帽筋上部前縁は鎖骨の肩峰端を強力に持ち上げる

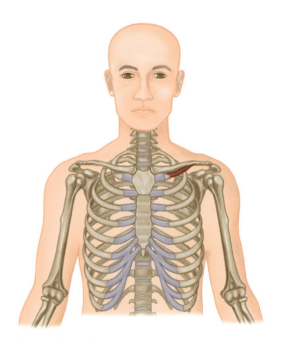

図9.5：鎖骨下筋は鎖骨をつなぐ「靭帯」のような存在である

は、多くの方向から引っ張られながら、つるされている。肩甲挙筋、小菱形筋、大菱形筋、9つに分岐した前鋸筋、小さな肩甲舌骨筋、小胸筋、広背筋、そして同時に3方向から引っ張っている僧帽筋である。肩甲骨は、他動的に、これらの多くの筋の間のバランスの中で保持され、動かされている。それでは、これらのさまざまな引っ張る力を、どのように理解するのか？

■ 肩甲骨の「X」

肩甲骨を軸骨格に結び付けているすべての筋を考えると（肩回旋筋腱板のような肩甲骨を上腕骨に結び付けている筋に関しては、本章の後半で取り上げる）、肩甲骨の位置を主に左右している筋が形成する「X」に気付く。この「X」の筋筋膜を見つけて治療することを覚えれば、肩甲骨を生物力学的に適切な位置に戻すことは、それほど難しくはない。

個人差はあるものの、肩甲骨は内側縁が棘突起に平行で、肋骨と同じ角度で、横から見て垂直であるのが理想的だといえる（屋根ではなく、崖のように）。

この強力な「X」の片方を形成しているのは、菱形筋と前鋸筋である（図9.6）。菱形筋（大菱形筋と小菱形筋をまとめて考える）は、肩甲骨の内側縁を上部胸椎と下部頚椎の棘突起に結び付け、内側縁を上内側に引っ張る。前鋸筋は内側縁を外側肋骨に向かって、下外側に引っ張る。実際、肩甲骨内側縁が浮かぶ「大きな筋のつり革」が菱形筋と前鋸筋であるといえる。

前鋸筋に求心性負荷が加わり、短くなった状態で固定されている場合には、肩甲骨は低

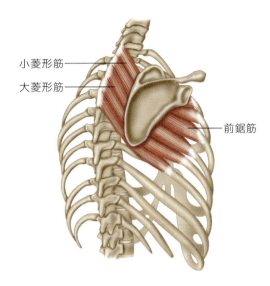

図9.6：菱形筋と前鋸筋は、1つの筋膜を形成し、肩甲骨を保持している

くなり、胸郭に対して外側にずれることになる（例えば、重量挙げ選手や、脊柱後弯症の人）。このような場合は、菱形筋は過剰に伸ばされており、遠心性負荷がかかっているか、長くなった状態で固定されている。そのような菱形筋はトリガーポイントと不快症状だらけになるが、伸ばすべきは前鋸筋である。一方、菱形筋に求心性負荷がかかっていると、前鋸筋は過剰に伸びていて、肩甲骨は肋骨の角度よりも内側に傾いている。このパターンは、必ずではないが、しばしば、胸椎のカーブを減少させ、平背の原因となる。

時には、菱形筋と前鋸筋の両方が短くなっているパターンも目にする。通常は、これらの筋が含まれるスパイラルラインが短縮しているからである。このような場合には、肩甲骨は高い位置に持ち上げられるため、肩甲帯全体が身体に対して小さくなって見える。このような症状の患者には、菱形筋と前鋸筋の両方を伸ばしてあげる必要がある。

肩甲骨の「X」の片方が上内側、または下外側に移動している場合は、もう一方が下内側、または上外側に移動しているはずである。下内側に移動している場合は、簡単に見つけることができる。第5～12胸椎の僧帽筋下部の三角形が、肩甲棘が内側縁と会合する場所で下内側に引っ張られている（図9.7）。広背筋は肩甲骨の下角と筋膜でつながっていることがある。その場合には、肩甲骨を下内側に保っておくための補助をしている。

　当然ながら、肩峰から上外方向に引っ張られている筋はないのだろうか？　もちろんない。しかし、バックパックのストラップのように肩を越えていくと、小さいながらも強力な小胸筋が前方で下内側に引っ張られており、肩甲骨に対して同様の効果を与えている。肩甲骨を肋骨から持ち上げ、外側に、肋骨の周りを回るように引っ張り、前傾させている。

　これらはすべて一般的に「前突」と呼ばれる要素である。しかし、われわれは部局的に小胸筋、一般的に肩甲骨複合体を対象にした治療オプションを特定するために、これらの要素を分離する。

　小胸筋は、前面から肩甲骨をつないでおり（図9.8）、上部肋骨（多くの書籍では第3から第5と書かれているが、実際は第2から第5であることが多い）から烏口突起に停止している。烏口突起は肩甲骨から前面へ突き出し、上肢の屈筋や小胸筋が起始や停止として付着している小さな骨である。適切に機能している場合には、小胸筋は大きな表層の筋によって生み出された肩甲骨の動作を抑制する中心的な役割を果たす。

　しかし、この筋は適切に機能していない場合がほとんどである。筋膜が短くなっているか（表層の大胸筋と同じくらい大きな鎖骨胸筋筋膜の中にある）、筋が収縮してしまっている。どちらのパターンも、肩を完全に屈曲させる能力に影響を与える（高い棚に手を伸ばすのに苦労している高齢者のように）。そして、呼吸に悪影響を与え、肩甲骨を胸郭から持ち上げてずらしてしまう。

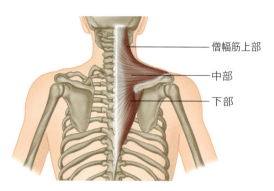

図9.7：僧帽筋下部は肩甲骨の内側縁より下内側方向に肩甲骨を引いている。広背筋が肩甲骨に結合している場合には、これを補助することもある

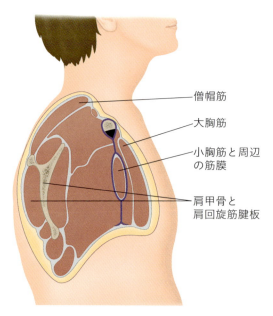

図9.8：小胸筋は肩甲骨を胸郭の前面につないでいる

筋トレーニングの観点からいえば、この「X」のバランスの悪さを解決するには、さまざまなボート漕ぎ運動によって僧帽筋下部を引き締めればよい。かなりの時間にコンピュータを操作し、画面を眺めて過ごす人の大部分にとっては、とてもよい運動である。しかし僧帽筋を鍛える前に、小胸筋をストレッチして、開くことをお勧めしたい。そうすることで、姿勢の矯正において、運動の効果を高めることができ、持続性も向上する。先進国で暮らす人々においては、反対のパターン（僧帽筋下部が短くなり、小胸筋が過剰に伸びている）は、極めてまれである。

これら4つ以外にも、肩甲骨のスポークとして機能する筋がある。肩甲舌骨筋は触診が困難であり、肩の機能や位置に影響を与えるには小さすぎる。しかし、肩甲挙筋は肩甲骨の負荷の原因となっていることが多い。

患者が肩上部のこりを訴えてやってきたとしよう。肩甲挙筋の停止である肩甲骨上角を触診すると患者の誰もが痛みを訴える場所である。どうしてこの場所に負荷がかかるのかを考えることは有益である。その答えを知るには、側面から見た時の頭の位置を見る必要がある。

頚が真っすぐで、胸郭の上でバランスがとれているなら、頭部は2つの体軸筋の複合体によって支えられ、回旋させられている。その2つとは、より深部にあり、小さい筋であり、後頭下の複合体によって補助されている板状筋と胸鎖乳突筋である。

もしも、近視やけがなどによって、頭部が前方にずれ始めたら、この体軸筋の複合体のバランスが乱れる。そのため、頚の上で頭の均衡を保って、可動性を失うかもしれない。そのような場合には、肩の筋が頭と頚を安定させるために使われる。これは、頚と肩の両方に負荷をかけることとなる。この問題を修正することにより、頚と肩の両方を、頚の変性疾患や肩の損傷の長期的な原因となりえる緊張から解放することができる。

頚を横から見れば、2組の胸鎖乳突筋と頭板状筋、頚板状筋の間の力の適切なバランスを見ることができる（図9.9）。しかし、肩の筋が形成している「X」も見ることができる。僧帽筋の前縁は胸鎖乳突筋と重なっている。頭が前方にずれているパターンで、肩甲挙筋

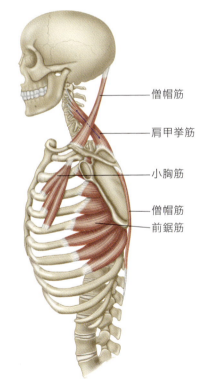

図9.9：頭は体軸の筋である頭板状筋と胸鎖乳突筋によって支えられるべきである。しかし、しばしば肩の筋（図で示した僧帽筋上部と肩甲挙筋）が代償することとなる

は「頭部前方移動防止筋」になっている。重たい頭のつなぎ綱になってしまうため、常に負荷がかかり、名前が示す通りの「肩甲骨の挙筋」ではなくなってしまう。

この一般的なパターンを解決するには（Jandaによって円背姿勢と名付けられた症状に似ている。Chaitowが引用。2006）、短いために頭を身体の上に戻すことのできない体幹前部をリリースする。それから、肩関節の運動のために機能する肩甲挙筋と僧帽筋ではなく、軸複合体（頭板状筋と胸鎖乳突筋）により頭を安定させて動かすことを、患者に教えなければいけない。

肩から指先まで、われわれは上肢の筋筋膜の経路における構造を通して施術を考えるべきである。

第6章における股関節周囲筋と同様の方法により、肩関節周囲筋について検討する。肩関節周囲筋は正確には平行ではないが3つのファンにより構成される。

1番目の筋によるファンは、外側にある体肢ファンであり、僧帽筋と三角筋（スーパーフィシャルバックラインにつながる）、大胸筋と広背筋（スーパーフィシャルバックアームライン）、そして胸鎖乳突筋につながる。これらはともに、肩関節周囲筋の表層を筋筋膜として覆い、肋骨、頭部、そして股関節へと連結している。そして左右の肩を合わせて後方では広背筋、前方では大胸筋として筋膜を伸ばしている。

体肢ファンの下の2番目の筋によるファンは肩甲骨を軸骨格に安定化させる肩コアファ

ンであり、肩甲挙筋、大小菱形筋、前鋸筋、小胸筋と筋膜により形成される。このファンは上腕骨の骨頭を肩甲骨関節窩の浅いソケットに保持するために傾斜と回旋を調整させる機能がある。

3番目の筋のファンは、肩甲骨から上腕骨への連結であり、ローテーターカフと大円筋と烏口腕筋が含まれるであろう。

治療に対する一般的構造は、体肢ファンを緩ませることで肩関節中心と肩甲骨に対する上腕骨のバランスを調整することと解放することにより、そして新しくバランスの取れた体肢スリーブにて再度覆われるようにすることである。

上肢のライン

上肢と下肢は非常に似ているが、より高い動作性を持つ上肢の構造は、下肢の構造よりも複雑である。この複雑さに対処するために、上肢の構造を4つの筋筋膜が連続する観点から示す。運動連鎖として機能し、脊椎と肋骨から指へと続いている。すべてを網羅しようとすると、本書がそれだけでいっぱいになってしまうため、上肢の構造の詳細について多くを記載することはできない。しかし、これらのラインを使うことなく、上肢の全体的なレイアウトを示すことはできないため、必要だと思う部分に関しては詳細を調べていただきたい。

4本の上肢のライン（スーパーフィシャルフロントアームライン、ディープフロントアームライン、ディープバックアームライン、スー

パーフィシャルバックライン）は、中心軸から指先まで上肢全体を走っており、それぞれ腋窩との関係性に基づいて名前が付けられている。スーパーフィシャルフロントアームラインは胸部前面の大胸筋を含む。ディープフロントアームラインは大胸筋の深部で、腋窩の前面の鎖骨胸筋筋膜の小胸筋と鎖骨下筋を含む。ディープバックアームラインは腋窩後方の肩回旋筋腱板のすべてを含む。そしてスーパーフィシャルバックアームラインは腋窩のちょうど後方にあり、肩回旋筋腱板の上に位置している僧帽筋を含んでいる。

　スーパーフィシャルフロントアームラインを最初に見ていこう（図9.10）。手のひらを前面に向け、かつ肘を下に向けて上肢を体の横に持ってくる。この場合、スーパーフィシャルフロントアームラインは上肢の前面にくる。われわれが順に説明するのに合わせて自分の身体で確認してほしい。スーパーフィシャルフロントアームラインは5本の指の腹から発生する（または終わるといってもよい）。手根管を通って、上肢の深層へと走っている深指屈筋と浅指屈筋と一緒に手のひらを通過する（興味深いことに、身体の他の部位では長い筋は表層にあり、短い筋は深層にあるのに対して、この部位で最も長い筋は最も深層にある）。

　一方、手のひらより上では手関節屈筋が関係してくる（図9.11）。尺側手根屈筋と橈側手根屈筋は、指の屈筋と合流して、屈筋腱で結合している。肘の内側にある、上腕骨内側上顆で容易に触診が可能である。この目印となる内側上顆の少し上を指で触れると、上腕を上っていく束を感じることができる。この束は内側上腕筋間中隔の一部であり、上腕二頭筋と屈筋を上腕三頭筋から分離する筋膜の一部となっている。そして手指の屈筋は大胸筋と広背筋の遠位付着と筋膜によってつながっ

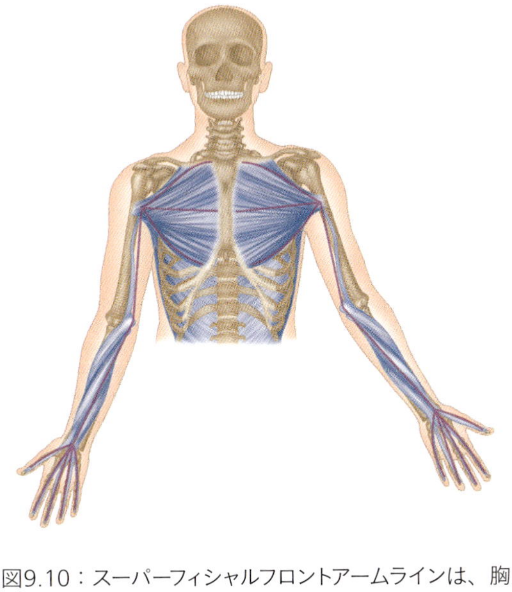

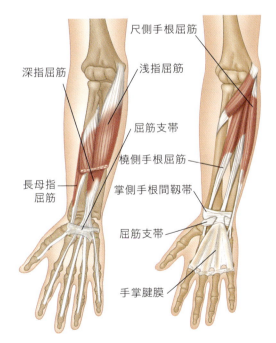

図9.10：スーパーフィシャルフロントアームラインは、胸郭に広い起始があり、投球や腕を道具として使う運動を最大限にコントロールする

図9.11：多くの前腕屈筋群、例えば浅指屈筋は、筋膜による木の葉のように上腕骨内側上顆に結合する

ている。

「背中で一番幅広い筋」である広背筋がスーパーフィシャルフロントアームラインとしてどのように機能しているのかと疑問に思うだろう。しかし、広背筋は上腕筋の前面に付着しているため、このラインとつながっているのである。発生学的に、広背筋は身体のより前面（腹側）で発生することがわかっている。そして、発達するにしたがって後方に移動する。信じられないような考えだが、根拠となる論理はある。実際には、2つの筋（広背筋と大胸筋）がスーパーフィシャルフロントアームラインに、胸郭と背中、そして腰までを含む大きな影響を与えている。そのため、上肢を幅広くコントロールしている。特に、物を投げたり、捕ったりする時に使用される。

次に、ディープフロントアームラインについて見ていこう（図9.12）。このラインは、肘を後ろに向けて、手のひらを地面に向けると、最もわかりやすい。一方の手で、もう一方の手の母指をつかんでみよう。このラインは母指から発生し、母指の付け根の母指球を通り、橈骨の外側の筋膜を走る。そして、ラインは屈筋と伸筋の中に消えて、上腕二頭筋とともに肘の内側に再び姿を現す。

肘の屈曲部で、上腕二頭筋腱を見てみよう（図9.13）。橈骨に合流するために、上肢に入り込んでいくことがわかるだろう。腱の両側の筋が「V」型を形成している。円回内筋と回外筋である。基本的には橈骨を通して母指の角度をコントロールしているこれらの2つの筋はこのラインに含まれている。

上腕二頭筋は上肢の内側表層を上昇して、2つの頭に分岐している。長頭は上腕骨頭を回り、肩関節の上部に潜り込む。これに関しては、後述する。短頭は上方向に走り、肩甲骨の烏口突起に起始を形成している。上腕二頭筋の下には2つの筋が走る。上腕筋は肘だけを越える。抵抗に対して肘を屈曲した時に、上腕二頭筋腱の両側、上腕二頭筋の深部に隆起

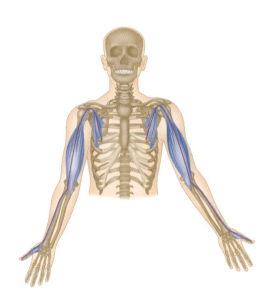

図9.12：ディープフロントアームライン

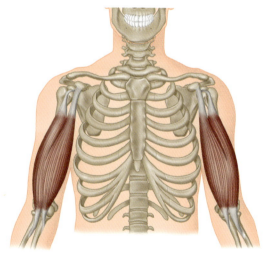

図9.13：上下に2つの分岐を持つ上腕二頭筋は、3本のアームラインにまたがる筋であるが、主にディープフロントアームラインの一部である

として感じることができる。烏口腕筋は肩を越えており、主に肩を内転させる働きをしている。肘が手関節よりも体幹に近くなっている患者は、この筋の治療が必要となる。

ディープフロントアームラインをつなぐ最後のリンクは小胸筋である（図9.14）。小胸筋は烏口突起から前面の第3～第5肋骨まで走行している（そして、上腕二頭筋と烏口腕筋とは筋膜で強力に結び付いている）。筋膜に目を向けると、小胸筋ははるかに大きな鎖骨胸筋筋膜に挟まれて、一緒になって鎖骨下筋を囲んでいる。これらの重要な筋に関しては、すでに説明した。

ディープフロントアームラインは、物を握る時に必要な母指をコントロールしている。また、上肢を安定させているため、スーパーフィシャルフロントアームラインが母指球に運動量を伝えることができる（平行棒の上で身体を支える時や塀を飛び越える時）。ボディワーカーにとって、母指を使った手技（トリガーポイントのリリースなど）によって、このラインを開いて、結合させておくことは重要である。この時、母指の付け根に圧力をかけすぎないようにしよう。

ディープフロントアームラインが握力をコントロールし、強力な風にぶつかる上肢の「翼」の前縁であるとしたら、ディープバックアームラインは後縁をコントロールし、上肢の外側を安定させている補助的なラインといえる（図9.15）。ディープバックアームラインは肘を後ろに向けて、手のひらを下に向けると最もわかりやすい。ディープバックアームラインは上肢の後面に沿って走行している。

末梢部から見ていくと、小指に沿って走る筋膜は手の付け根の外側にある小指球につながっている。そしてラインは尺骨の筋膜から肘頭へと走り、上腕三頭筋に合流している。この筋群は上肢の後ろを走って、肩甲骨の外端へと向かっている。そして肩回旋筋腱板の「肩甲骨のサンドイッチ」全体がこのラインに含まれている。これに関しては、この後詳しく見ていく。そしてラインの最後には、肩甲挙筋と菱形筋である。これらの筋に関しては、すでに説明している。

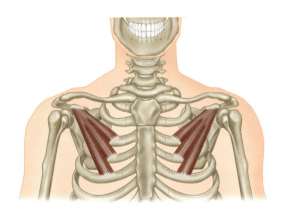

図9.14：ディープフロントアームラインの付属肢と体軸をつないでいる小胸筋は、このラインと一般的な肩の機能において重要な役割を果たしている

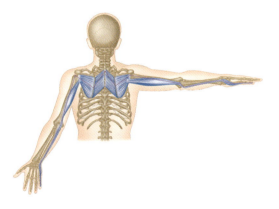

図9.15：ディープバックアームライン

一方、肩回旋筋腱板の構造と機能に関しては少し注目すべきである。肩甲骨は非常に薄い。それは肩関節包を補強し、身体が目をコントロールするように、上肢を「操る」大きくて強力な筋の起始となっている。

　肩は身体で最も可動性の高い関節である。もしも関節包を切り裂いて広げたら、肩甲骨関節窩から上腕骨を約2cmは引っ張り出すことができるだろう。これほどの可動性には、相応の安定性も必要となる。棘上筋、棘下筋、小円筋、肩甲下筋の腱が結合して関節包靱帯（肩回旋筋腱板）となり、肩の完全な動きを可能にするために緩まり、関節の安定性を増すために引き締まるというように、適応性のあるサポートを与えている（図9.16）。関節包自体は、前面部が脆い。そして、関節は下の筋によって補強されていない（だからこそ、アメリカンフットボールの選手はショルダーパッドを付けている）。

　4つの肩回旋筋腱板は上腕筋頭の後ろと上と横をカバーしている。小円筋と棘下筋が後ろをカバーし、上腕骨の外旋において三角筋後部を補助し、内旋を抑制する働きもしている（肩の内旋筋の数と強力さを考えれば、大変な役割である）。棘下筋は非常に見つけやすい。滑らかな筋膜を持ち、肩甲骨の下部全体を覆うのに十分な大きさを持っている。一方小円筋は小さいが、十分見つける価値があり、上腕骨を後方につないでいる。肩峰の後縁と背中側の脇の肌がしわになっている部分の中間付近にある棘下筋の深くに位置している。小さくて丈夫な筋を見つけるために、指を動かしてみよう。通常は、患者の小指、つまりは大きなペンくらいのサイズである。

　棘下筋と同様に、棘上筋も外旋筋に分類されている。しかし、棘上筋は主に、三角筋（その後、僧帽筋）がスムーズに外転するように上腕骨頭を肩甲骨関節窩の中に保持することで、外転を補助しているだけである。そのため、棘上筋は関節の上に位置し、肩甲骨の棘上窩を満たしている。この棘上窩は約2cmの

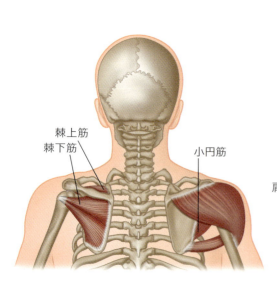
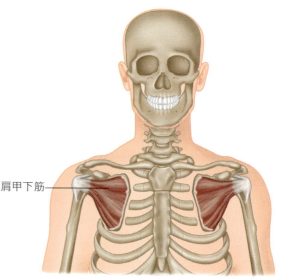

図9.16：肩回旋筋腱板の4つの筋。棘上筋、棘下筋、小円筋、肩甲下筋

深さを持つ。この筋を活性化させ、本当に伸ばしたいと思えば、この棘上窩に入り込んで影響を与える必要がある。表層を何度かストロークするだけでは、治療の効果は期待できない。

肩甲下筋は肩甲骨の前面全体を覆っており、肩回旋筋腱板の中では唯一の内旋筋である。肩甲下筋は複数の腱を有する多羽状筋であるため、完全に伸ばすことはできない。しかし、しばしば筋が硬くなっていることがあり、より頻繁に深層の前鋸筋と筋膜が結合してしまっている。完全に機能させるために、時間をかけて結合を解く価値はあるだろう。

これらの4つの筋は一緒に機能することにより上腕骨頭をコントロールする。これは、目の周りの4つの筋が、注目している対象物に眼球を「向ける」のと同様の仕組みである。この重要な役割を果たすには、力を持っているだけでなく、自由でなければいけない。肩回旋筋腱板に時間をかければ、治療においても、予防においても、見返りは大きい。

最後のアームラインはスーパーフィシャルバックアームラインである（図9.17、9.18）。体側にて肘を伸ばしたまま、手のひらを前方に向けると、最もわかりやすい。指の爪からすべての伸筋を伝って、手の甲を走り、伸筋支帯の下に入る。そして尺側手根伸筋、橈側手根伸筋から、外側上顆の伸筋腱に合流している。この腱は、前腕の裏側、肘の近くで容易に触診が可能である。

外側で屈筋と伸筋を分けている外側上腕筋間中隔は、内側上腕筋間中隔ほど容易に触診することはできない。しかし、上腕骨外側上顆から三角筋の端まで、触診は可能である。三角筋は三角筋粗面から、鎖骨の外縁、肩峰、肩甲棘へと走行している。そして僧帽筋が三角筋から続いて、後頭部から頚椎と第12胸椎へと走行して、ラインを完成させている。このラインはスーパーフィシャルフロントアームラインを補助している。テニスのバックハンドや物を持ち上げる時に働く。われわれの頚から肩甲帯に続く「翼」の最上部に位置している。

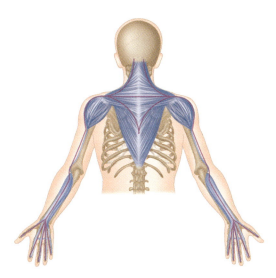

図9.17：スーパーフィシャルバックアームライン

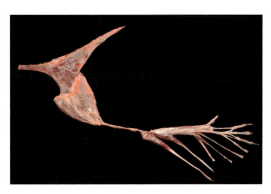

図9.18：スーパーフィシャルバックアームラインの解剖体は、筋膜が筋から筋へと連続していることを明確に示している。ほとんどの解剖学者はメスを下に向けて、筋を区別する。われわれはメスを横向きにいれて、筋の連続性を見る

アームラインが上肢の構造を秩序立てて理解する助けになってくれればと願う。しかし、ラインが不完全であるように感じるかもしれない。これは、実際にそうだからである。上肢は多様な安定性と動作性が要求されるため、いくつかの筋、筋の一部、または筋膜構造は複数のラインを越える必要がある。まとめとして、いくつかの「クロスオーバー」構造を紹介する。

上腕二頭筋は最適な例であろう。下方で2つに分かれているだけでなく、上方で2つに分かれている。そのため、2つの筋の2つのラインをまたいでいる。短頭はディープフロントアームラインに含まれるが、長頭は上腕骨頭を越えて、棘上筋の近くにつながっている。そのため、ディープフロントアームラインをディープバックアームラインにつなげている。そして下方側では、上腕二頭筋は上腕二頭筋腱膜を持っており、それは屈筋に広がっている。つまりディープフロントアームラインをスーパーフィシャルフロントアームラインにつなげているのである。

腕橈骨筋はスーパーフィシャルバックアームラインとディープフロントアームラインを越えている。そして方形回内筋は手関節で2本のディープアームラインを結んでいる。これらの構造によって、流し台を直したり、子どもと遊んだり、ボートを漕いだりするような、上肢の多くの関節をスムーズに機能させることができる。上肢は、すばらしい発明品である。体重を支える役割から解放され、手を伸ばし、抱きしめ、何かを書いて、治療することもできる。独特な方法で、人間は手を使う方法を学んできた。

肩のボディリーディング

肩甲帯は、さまざまな面で動作が可能であるため、評価するのが難しい部位である。それらを個々に分けて考えると、どのように組み合わされて、通りを歩く個々の人々が持つ無数のパターンを形成しているのかを理解することができる。

まず、肩は上下にずれることがある。これは、鎖骨を見ればわかる。通常鎖骨は、地面と平行である。しかし、われわれは身体の一部を、その他の部分との関係において読み取らなければいけない。一貫してリーディングを行うよりよい方法は、鎖骨を胸骨の線と比較する方法である。胸骨は、地面よりも胸郭とより強く関連している。もしも胸郭が傾斜しているなら、鎖骨と胸骨を直角に保つために、肩甲帯も傾斜しているはずである。

本当に上方向にずれている場合には、明らかに僧帽筋上部や肩甲挙筋などの肩の挙上筋に注目する。しかし、前述したように「X」の一方である菱形筋と前鋸筋のつり革のバランスに注目してもよい。患者を背後から見れば、このパターンは容易に識別できる。

下方向へのずれに対しては、鎖骨下筋や肩の多くの下制筋に働きかけなければいけない。しかし、しばしば肩甲帯が下の肋骨からサポートを受けていることを確認する必要がある。なぜなら、肩の位置が下がる一般的な理由は、胸郭の反対側へのずれだからである（図9.19）。肩をリラックスさせて、胸郭の上に乗せた状態で胸郭を片側に移動させて、このことを体験してみてほしい。大部分の人は、サポートを受けていない肩が耳から遠ざかっていくよ

うに感じるだろう。

肩は、前後にずれることもある。これは肩甲骨の「X」のバランスを見て判断することができる。前方にずれている場合には、小胸筋と前鋸筋は短くなり、菱形筋と僧帽筋下部は伸びる。そして後方にずれている場合には、逆である。

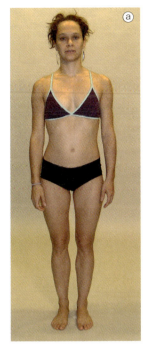
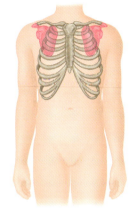
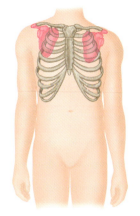
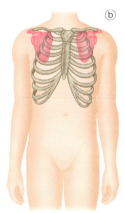

図9.19：例えばⓐでは、床に対して、右の肩甲帯が下方向にずれていて、左の肩甲帯が上方向にずれていることがわかる。しかし、胸郭を見ると、右に傾斜しているのがわかる。そのため、主な問題は胸郭と、胸郭を骨盤につないでいる軟部組織にあり、肩の軟部組織ではない。ⓑでは、左から順に肋骨とバランスがとれている肩、肋骨に対して左に傾斜している肩、そして床に対しては水平であるが、胸郭に対しては右に傾斜している肩を見ることができる

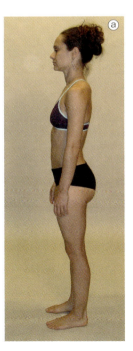
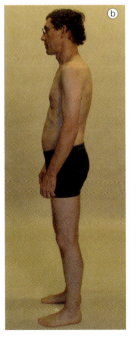
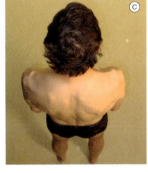

図9.20：前方・後力へのずれを見るには、肩甲帯と胸郭の重心の関係を評価する。胸郭の重心は、胸骨の下部と脊椎のちょうど中間くらいにあり、肩甲帯は肩甲棘と鎖骨によって形成される「V」型の中間点として見ることができる。女性ⓐはこの2つのバランスがとれている。しかし、男性ⓑは、肩甲帯が胸郭の重心から明らかに前方にずれている。この症状は患者を上から見てⓒ、2本の線の間の「V」を別の角度から見ると特に明らかである

次の動作の軸は回旋である。肩甲骨は内旋、または外旋する（外旋は胸郭によって制限されるため、頻繁には起こらない）。男性を上から見ると（図9.20c）、肩甲骨が内旋しているのがわかる。肩甲骨の内旋はしばしば肩の前方へのずれと同時に起こるが、図9.21の女性のように後方へのずれと同時に起こることもある。

最後の動作の軸は傾斜である。内側縁が肋骨と脊椎に対してどのような角度に位置しているかを見れば、肩甲骨の傾斜がわかる（図9.22）。傾きは、2つの面で発生する。内側・外側は、肩甲骨の内側縁と脊椎の本来の平行関係からの逸脱だといえる（脊椎が十分に真っすぐだと仮定して）。そして、前・後は、肩甲骨と、その下にある肋骨の間の角度によって評価できる（図9.23、9.24）。

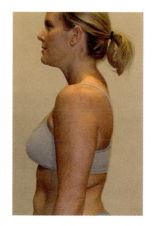

図9.21：すでに述べたように、肩は前方にずれている頭部の重さとバランスをとるために後ろに引っ張られている（後方へのずれ）。そして、身体の前面で上肢を使うために、肩甲骨は内旋している。このような肩のパターンを満足いくほどに和らげるには、頭と頚の位置を胸郭と合わせる必要がある

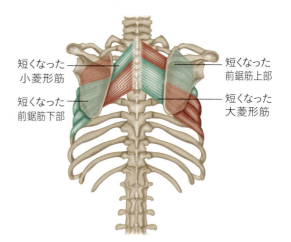

図9.22：肩甲骨の内側・外側への傾斜は、上方向・下方向への回旋と表現されることもあり、肩甲骨の「X」の異なる部分を調整することで矯正できる

肩と上肢のテクニック

■ 大胸筋と胸肋筋膜（スーパーフィシャルフロントライン、スーパーフィシャルフロントアームライン）

患者の側方に立ち、指先か軽く握った拳を使い、第5肋骨から組織を上方向に持ち上げる。胸骨の両側に働きかける（図9.25）。体格が大きな男性患者に対しては、両手の拳を同時に用いてもよい。女性患者に対しては、2～3本の指で十分である。ブラジャーの中間部の下をストロークする際はなおさらである（手技を行う前に、患者に治療箇所と理由を正確に説明して許可を得ること）。

剣状突起から鎖骨の近位付着までストロークを行う。使用する部位の幅にもよるが、2、3回のストロークで、胸骨の表層と側面、そのわずかに外側の部位をカバーできるだろう。一般的な組織を持ち上げるストロークも効果的だが、胸骨のすぐ横の胸肋関節もかなりの治療が必要だとわかるだろう。

鎖骨の下のラインに沿って、大胸筋の鎖骨部までストロークを続けることができる。胸の両側を、同じ側からストロークすることはできる。しかし、施術者の身体の構造を考えると、上部組織をストロークする際に、患者の身体に覆い被さるように治療できる側に立ったほうが容易である。

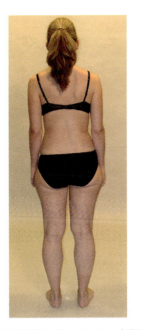

図9.23：両肩が外側に傾いている。内側縁の下部が、脊椎に接近している。そのため、大菱形筋と前鋸筋上部の治療が有益となる

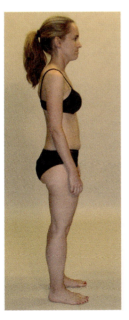

図9.24：立位では、肩甲骨がわずかに前傾している。また、胸郭が後傾しているのがわかる。もし、胸郭を矯正したら（胸部が垂直になるまるまで本書を傾けてみよう）、肩甲帯の前面（小胸筋）もかなりの矯正が必要になる

■ 鎖骨下筋
（ディープフロントアームライン）

鎖骨の下の部位は、非常に制限されることが多い。特に呼吸に問題を抱えている人に顕著である。この部位を完全に開いて、鎖骨下筋に直接アクセスするには、骨の下で指を動かし、患者に上肢を外旋してもらう。こうすることで、鎖骨が指から離れるように回旋できる（図9.26）。

鎖骨の動きが胸鎖関節で制限されている場合には、直接、鎖骨下筋に働きかけたいと思うことがあるだろう。そのためには、患者を施術者側のベッドの端に移動させて、手を天井に向けて伸ばしてもらう。施術者は指を鎖骨の下の深部に置き、指の腹は骨に当てる。その状態で、患者に肘を床に向かって下げてもらう。鎖骨下をリリースするために、肘はベッドの高さよりも下げなければいけない（図9.27）。

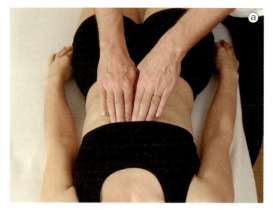
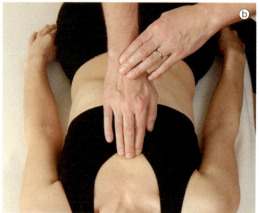
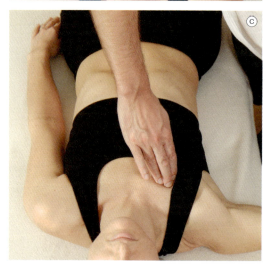

図9.25：患者の許可を得て、胸筋の両側とそれに沿う筋膜を持ち上げ、鎖骨の下の上腕骨までストロークを行う

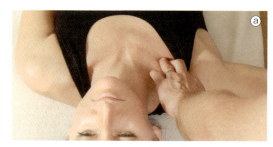
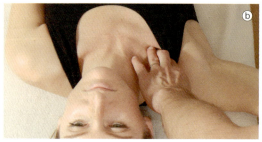

図9.26：鎖骨の下の表層組織に指先を固定し、上肢を外旋させる。そうすれば、鎖骨が動いて筋膜を開くことができ、より深層の治療に対して、この部位を備えることができる

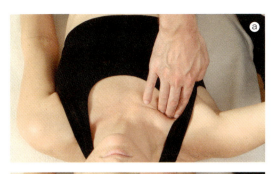
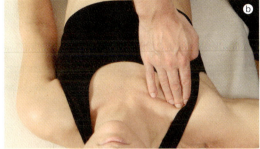
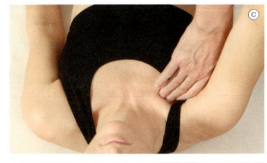
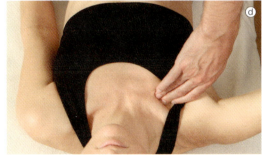

図9.27：患者の上肢を上げた状態で、鎖骨下筋に指先を固定する。それから、ゆっくりと、真っすぐに床に向かって患者の上肢を外転させる

■ 小胸筋

　この繊細な部位に働きかける際には、患者の横にひざまずくか、座るほうがよい。こうすることで安定性が増し、患者も力まずにストロークを受けることができる。この部位のストロークも、患者に治療箇所と理由を説明しておいたほうがよい。そして、患者が神経的な刺激を感じた場合には申告してくれるように頼んでおくこと。組織をほぐしている時に、腕神経叢の周りの筋膜を侵害することやストレッチしてしまうことはよくある。そのような場合には、わずかに指先を離し、体勢を変えればよい。少しストロークの角度を変えるのもよいかもしれないが、完全に手を離す必要はない。また、焦らないようにしよう。何度も組織に出入りすると、患者の気が散ってしまう。施術者が困った顔をするのも、患者には悪影響となる。

　小胸筋は、肩甲帯を安定させている主要な筋の1つである。僧帽筋下部に対する拮抗筋であり、胸郭への付着に応じて（少なくとも）わずかながら異なる3方向から肩甲骨を引っ張っている。また、上肢を走る腕神経叢を補助する胸筋の筋膜の中に包まれている。

　患者の手関節付近に座るか、ひざまずいて、患者の頭部側にある手の指を大胸筋の外側縁に滑り込ませる（図9.28）。指先は肋骨に沿って平行に滑らせる。肋骨をつつかないように気を付ける。肩から力を入れて、指を押す。指先をできる限りリラックスさせておくことで、患者に受け入れられやすくなり、患者の組織をより容易に開くことができ、治療部位の防衛反応を防ぐことができる。

　もう一方の手で、患者の手関節を持ってサ

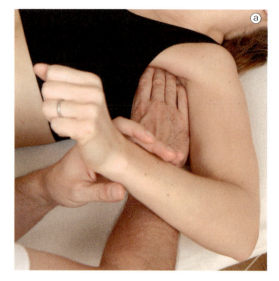

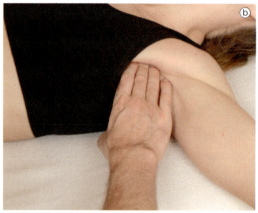

図9.28：大胸筋の後ろと胸郭の間に指を滑らせる。優しく胸筋筋膜を開いて、小胸筋に到達し、ロックする。それから患者の上肢を図のように頭側に持っていく。または、肩甲骨を近付けて下制させ、ストレッチしてもらう

ポートする。患者の上肢をわずかに外旋させることで、アクセスが容易になる。そして患者を次の2つのうち、どちらかの動作に導くことができる。小胸筋に指先を固定したら、患者はとてもゆっくり背泳ぎをしているように上肢を頭部に持っていく。または、患者の僧帽筋下部を使って、肩を正中線に向かって、背後に持っていく。2つ目の動作をすれば、弱くなりやすく、あまり使われていない僧帽筋の部位を鍛えることもできる。一方、1つ目の動きは、より単純な固定とストレッチである。両方の動作は、より制限されている部位を集中的にストレッチするために、応用が可能である。例えば、肩甲骨が内旋しているなら、小胸筋の上部片（第3肋骨）が短くなっていて、肩甲骨が内側に引っ込みすぎているということを示している。もし、肩甲骨がより前傾しているなら、組織に指先を固定した後で、患者に組織を下方向へ動かす動作をしてもらいながら、下部片（第5肋骨）に集中しなければいけない。

■ 広背筋と大円筋:肩甲上腕関節の開放

上腕骨と肩甲骨が密接になっていることは、かなりよくある。腋窩後方の筋膜が短くなっているのが原因の場合もあるが、反対に、腋窩にそのような症状を引き起こしていることもある。このような症状をチェックするには、単純に、上腕を外転させる。そして上腕の外旋時の肩甲骨の可動性を視診、または触診する。その両方でもよい。制限がある場合には、肩関節をわずかに内転させて、組織をリラックスさせるだけでよい。腋窩後壁を形成している広背筋と大円筋の筋筋膜に沈み込み、皮膚を伸ばさないように気を付けながら、他動的または自動的に頭の上まで患者の上肢を外転させる。

股関節と同様に、肩甲上腕関節は一連の扇形の筋や三角形を形成する連続する筋によって囲まれている。ほぼ水平の棘下筋の線維からほぼ垂直の広背筋の線維まで存在するため、さまざまな角度に引っ張られる可能性がある。水平に走る線維が上部の水平内転を制限する際、広背筋のより垂直に走る線維が上肢の単純な外転に影響を与える(上肢を体の横に伸ばして、耳に近づける通常の外転)。

この動作は患者を立たせた状態で評価できる。または寝かせた状態で他動的、自動的に横にも評価できる(図9.29、9.30)。ストロークをしながら、患者の上肢の動作の角度を、治療対象部位の組織の角度に合わせる。線維がより垂直に走っているなら、上肢をその分、耳に近づける。水平に走る線維をリリースするには、患者の上肢を身体の前で交差させたほうがより効果的である。これらの2つの動作は、容易に組み合わせてスムーズにつなげることができる。単純に、接触の角度と位置、そして患者の上腕の動きの方向を変えればよい。すべての手技において、患者の組織パターンに応じて微妙な調整を加えることは、一般的な手順の反復よりは重要である。

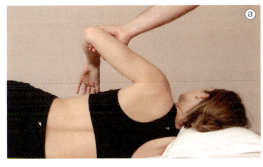

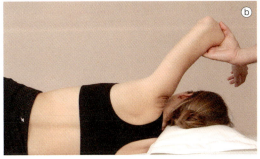

図9.29:患者を側臥位にして、体幹と近位上腕の関係を評価する。必要以上に肩甲骨を傾斜させている硬いラインや制限されたラインを探す

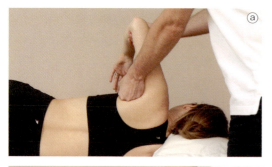

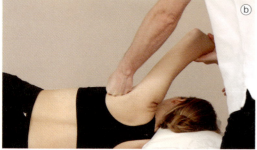

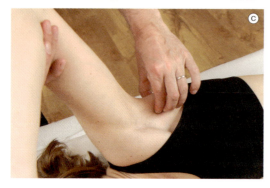

図9.30：上肢をリラックスさせた状態で、軽く握った拳か指関節を使って、硬くなっている線を押圧する。そして、組織をストレッチさせるために、わずかに患者の上腕を外転させる

■ 座位での広背筋のリリース（スーパーフィシャルフロントアームライン）

患者を椅子に座らせた状態で、胸郭の外側面に沿って、広背筋をストロークする（図9.31）。患者に上肢を、横から上、そして前へと動かしてもらう。これらの動作を組み合わせることで、特に硬くなっている部位を分離させることができる。

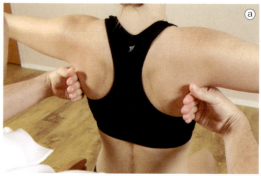

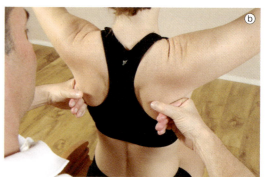

図9.31：広背筋と大円筋に指関節を固定し、患者に上肢をさまざまな方向に動かしてもらうことは、上腕骨を肩甲骨や体幹から自由にする助けになる

■ 菱形筋
（ディープバックアームライン）

ミリタリータイプの姿勢以外は、菱形筋は長くなっていることが多いが、上部と下部の線維の長さが異なることもある。肩甲骨の内側縁が自然な位置関係にある時、脊椎と平行だという考えを受け入れるなら、肩甲骨が外側に傾いている場合には、この筋の下部線維は上部線維よりも短くなっているだろう。もちろん肩甲骨が内側に傾いている場合には、この逆の現象が起こる。

菱形筋の部位を分離するには、ベッドの反対側に立ち、対象部位に手を置く。どの部分の線維が最も短くなっているかに応じて、第7頸椎から第5胸椎の間で、棘突起の外側からストロークを始める。そして、肩甲骨の内側縁を目指す。上部を開くためには、脊椎からストロークをしながら、患者に上肢を足に向けて伸ばしてもらう（図9.32）。下部に関しては、上肢を横へ伸ばしてもらい、そのまま頭の横へと動かしてもらう。これらの2つの動作はそれぞれ、菱形筋の上部と下部を開く。

筋筋膜が長くなって固定されている場合には、線維を横断するようにストロークを行う。菱形筋は、ベッドの上部から簡単にアクセスすることができる。軽く握った拳や肘を使って、治療する。

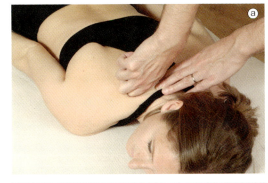
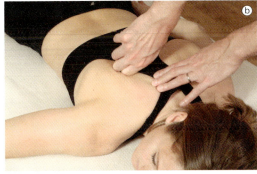

図9.32：菱形筋上部線維を開くには、治療しながら患者に上肢を下肢に向かって伸ばしてもらう。下部を開くには上肢を横に伸ばしてもらう。これらの動作は、肩甲骨の内側や外側への傾きを矯正する手助けになる

■ 前鋸筋（スパイラルライン）

菱形筋の延長であるこの筋は、横臥位や座位で簡単に治療することができる。前鋸筋はさまざまな角度に線維が走っているややこしい筋である。そして、他の筋同様に、肩甲帯の位置に応じて、ストロークの方向を変えなければいけない。

前鋸筋の上部線維は、ほぼ水平に走り、肩甲骨を胸郭から前方に回るように引っ張っている。一方、上部線維は肩甲骨を下外側に引っ張り、最終的には胸郭から前方に回るように引っ張っている。

リリースは、患者を側臥位にして、手の近位指関節を使い、優しく肩甲骨の外側縁をストロークする。患者の頭側にあるほうの手で、肩峰を包みこむ（図9.33）。そうすれば、両手で完全に患者の肩をほぼ完全にコントロールできる。肩甲骨を後方、上方向に持っていくことで、下部組織を局部的にストレッチすることができる。これらの骨を真っすぐ施術者に向かって後ろに引けば、中部、または上部線維を集中的にストレッチできる。この手技を行っていると、施術者は制限されている部分を正確に、そして敏感に特定できるようになる。患者に息を吸ってもらいながら、肩甲骨を後方の位置に保持する。さらに胸郭の拡大を強調するには、患者に「施術者の手があるほうに向かって息を吸い込む」ように頼むとよい。

座位では、施術者も患者の後ろに座って治療を行うことで、左右同時にストロークすることができる。指関節を使って、左右の肩甲骨を引っ張りながら、患者に息を吸い込んでもらう（図9.34）。その際、息は「胸骨に向

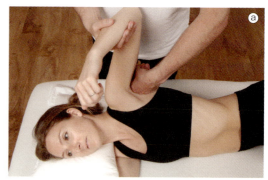

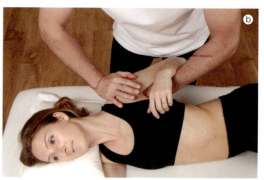

図9.33：前鋸筋に対しては、指関節で肩甲骨の外側縁に軽く働きかける。肋骨や骨の端部を押さないように気を付けながら肩甲骨を後ろに引く。同時に、もう片方の手で肩峰を包み込むように持ち、患者の動作をコントロールする。組織に到達した後に、患者に呼吸をして外側肋骨を膨らませてもらうことで、組織をさらにストレッチすることができる

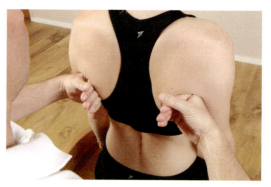

図9.34：患者を椅子に座らせて、施術者はその後ろで床に膝をつく。そして左右の肩甲骨の外側縁に入り込み、胸郭を回り込むように後ろに引っ張る。そして、患者に胸郭に息を吸い込んでもらえば、左右の前鋸筋を開くことができる

かって、胸骨を持ち上げるように」吸い込んでもらう。施術者が肩甲骨を後方の位置に保持しながら、患者が上肢を前方に出して、はさみのように交差させることで、ストレッチ効果を高めることができる。片方の肩甲骨が、もう片方よりも制限されている場合には、片手は動かさずに患者を支え、もう片方の手で治療を行う。治療時は、自分の肘を上げて両上肢を広げる。拳が患者の肩甲骨を胸郭から切り取るようなイメージである（ただし肋骨を押しつぶしてはいけない）。力の角度をわずかに調整することで、適切な線維に力を加えることができる。

■ 僧帽筋（スーパーフィシャル バック アームライン）

多くの参考書籍は僧帽筋を2つ（上部、下部）か、3つ（上部、中部、下部）に分類している。しかし、われわれは僧帽筋が4つに分類されると考えたい。鎖骨の外側3分の1に付着している前面部は、他の部位とはかなり異なる機能を持っているからである。前面部は、身体の前部から後部に走っている。そのため、頭部を前方に引っ張り、反対方向に回転させることもある。

この前面部を治療するには、患者を背臥位にする。一方の手を後頭部の下に入れて、動作を誘導する（図9.35）。もう一方の手は軽く握って、肩の隆起のわずかに前面に置く（僧帽筋の前縁は容易に触診が可能である。拳はこの縁の後ろ側に保っておく）。僧帽筋の表層の薄い組織に沈み込んだ後、患者は他動的、または自動的に頭部を同じ側に回旋させて、反対側に側屈させる（同側回旋と反対側側屈）。施術者は、患者がこの動作をしている間、動作の反対側に線維をストロークするか、1カ所にとどまる。

僧帽筋後部の上部は、同じポジションで、拳を肩の隆起の後ろに持ってくることで治療ができる。単純に患者の頭部を反対側に側屈させれば（自動的でも他動的でよいが、できれば自動的に）、組織を開く助けになる。

中部、上部をストロークするには、患者を腹臥位または側臥位にするか、座位にする。菱形筋と同様に、短くなっていることはほとんどない。長くなっている線維内の筋膜をリリースするために、横方向のストロークが必要な場合が多い。患者を腹臥位にして、手を前方

に伸ばしてもらう（中部線維）か、頭部に伸ばしてもらいながら（下部線維）行うことが最も容易である。

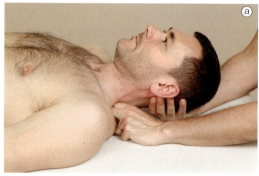

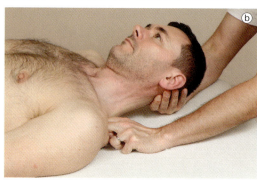

図9.35：僧帽筋前面部に対しては、軽く握った拳を組織に固定して、患者の頭部を側屈させる。手技を円滑に実施するため、回旋または屈曲をさせてもよい

肩 回旋筋腱板のテクニック

■ 外旋筋：棘下筋と小円筋（ディープバックアームライン）

患者をベッドの端で腹臥位にする。肘がベッドの端にあり、上肢がベッドの横からぶら下がるような位置となる（図9.36）。そして患者に、肘を動かさずに、手のひらを天井に向かって持ち上げてもらう。こうすることで上肢が内旋して、対象組織をストレッチすることができる。施術者はその間、肩甲棘の下に位置する2つの筋指関節を固定しておく。

■ 内旋筋：肩甲下筋

体表からは隠れているため見ることができず、触診もできないために、ほとんど注目することのない部位がある。肩甲下筋は、そのような筋の1つである。治療を行う際は、患者の不快感を最小限に抑えなければいけない。施術者は身体を安定させるために、患者の横に座るか、ひざまずく（図9.37）。立ったままこの手技を行うと、自分の身体を安定させるために、余分な緊張が生まれてしまう。そのような緊張は、患者に伝わり、手技を必要以上に難しいものにしてしまう。

肩甲骨の前面（深い）表層の肩甲下筋に働きかけるには、患者に肩甲帯を施術者の手に向かって動かしてもらうほうが、離す方向に動かすよりはよい。

施術者の手は肩甲骨の外側縁の前面で胸郭の横に置く。そして、頭側の手は肩峰に添えて、動作を導く。患者は肩を身体の前面に出し、身体の反対側に動かす。この動作により、肩甲骨が施術者の指の上にくるだろう。

組織に働きかけるために、指先を中に押し

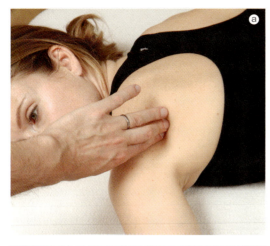

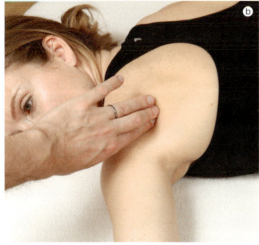

図9.36：施術者の指関節を棘下筋と小円筋に固定する。そして、患者に手のひらを天井方向に持ち上げてもらうことで、上肢を内旋してもらう。この動作を数回繰り返す。毎回、肩甲骨の後ろにある、この小さな扇形の筋筋膜のわずかに異なる部位に指関節を固定すること。同時に、肩甲帯の内旋を促す。この部位は短くなっていることが多いため、しっかりと治療する

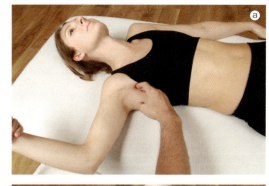

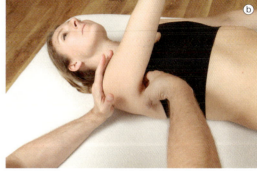

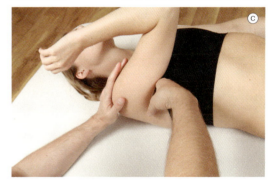

図9.37：指を優しく肩甲骨の前面と胸郭の間の中隔に入れて、前鋸筋と肩甲下筋の間の中隔を開く。患者に、上肢を身体の反対側に向かって伸ばしてもらい、肩甲骨の前面にある肩甲下筋を施術者の指まで近づけさせる。施術者は補助の手で肩峰をさらに強く押圧する。その後で、患者にゆっくりと上肢を外旋させて、ストレッチする

込むのではなく、補助の手で肩峰を優しく押して、患者の肩甲骨を指に向かって押したほうがよい。こうすることで、指先が肩甲下筋の筋膜に当たる際、最大限リラックスした状態になる。指先を組織に完全に固定することができたら、患者に肘をできるだけ体幹から離さないように、手の後面を施術者に向かっ

て動かしてもらい、上肢を外旋してもらう。治療を始める前に、患者に肩を動かしてもらい、上肢の外旋を練習してもらうこと。

■ 回旋筋群を分離する

大円筋と小円筋の筋間中隔に対して施術を行うことは、上肢と肩の運動に制限がある患者にとって有益である（図9.38）。肩関節の内外旋運動により、この領域で反対の運動を行い、近い部位にある筋を同定することができる。筋間中隔を見つけることにより、施術者が小円筋あるいは大円筋の筋筋膜に対して指を沈ませて、または患者が肩甲上腕関節を内旋や外旋させることにより、組織の谷間に対して治療することができる。

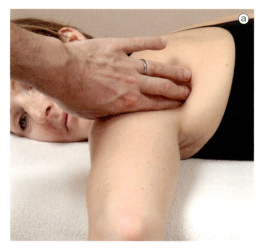

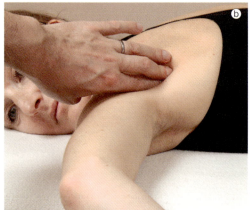

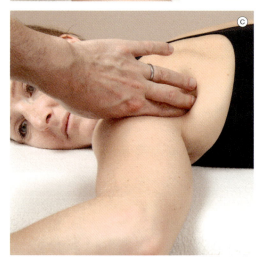

図9.38：肩甲上腕関節の回旋を用いて大円筋と小円筋の筋間中隔のくぼみを見つけ、疎性組織に対して治療を行う（p.115 第5章のハムストリングスの分離の部分を参照）。施術者は上腕骨の外旋を利用して、抵抗を用いた一側へのストレッチを交互に行うことにより施術する

■ 外転筋：棘上筋
（ディープバックアームライン）

棘上筋は分厚い筋で、僧帽筋の深部、肩甲棘の上の谷状の部分に位置している。肩峰の深部、上腕骨頭の上を通過し、外側に付着する。上腕骨頭を肩関節に押さえ込んでおり、上肢の外転力を作り出している。

患者の姿勢は腹臥位、背臥位、側臥位のいずれでもよい。筋を収縮させてもらうために、患者に上肢をわずかに外転してもらう（図9.39）。そして、施術者は指先を慎重に、しかしかなり深くまで入れる。患者がゆっくりと肘を内転させるのに合わせて、組織を内側に引っ張る。母指が対象部位にフィットする最適な道具になるだろう。しかし、この後さらに繊細な手技で必要となる母指に負担をかけないために、最初は指関節で試したほうがよい。

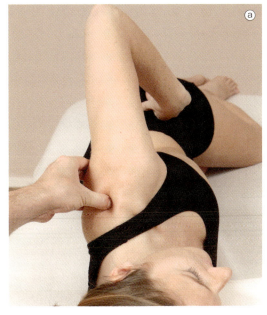

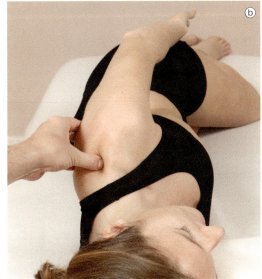

図9.39：患者を側臥位にして、肘が天井を指すように、外転させる。これにより、施術者は棘上窩に深く沈み込んでいくことができる。そして患者に手を足の方向へと滑らせてもらうことで、棘上筋に負荷をかける

■ 側臥位での外旋筋：棘下筋と小円筋（ディープバックアームライン）

患者に上肢を水平外転から水平内転へと動かしてもらい（または、単に上肢を前方に伸ばしてもらう）、上腕骨と肩甲骨の間の関係を見てみよう（図9.40）。そして、動作のどのぐらいの早い段階で、肩甲骨が上肢と一緒に動き出すかを評価する。上肢が外旋筋によって肩甲骨に「結び付け」られているなら、このような制限は、肩甲帯全体をさらに内旋させる原因となる。そのため、この部位のリリースは、肩甲帯上部の位置の矯正を長続きさせるためには欠かせない。

患者を側臥位にし、上側の手を水平外転させる。そして、患者の尾側にある手を使って、棘下筋と小円筋の組織に働きかける。頭側の手は肩峰に置き、肩甲骨を支える。この手の示指は、患者が上肢を胸の前から身体の反対側へ動かす際に、肩甲上腕関節の動作を助ける支点として機能することができる。

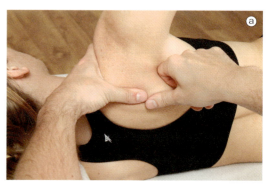
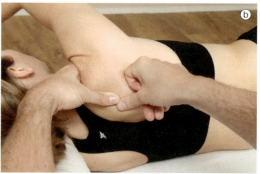
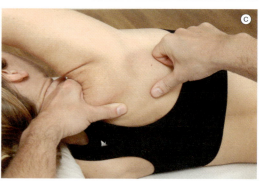

図9.40：水平内転する時の患者の肩甲骨を観察して、棘下筋と小円筋の状態を調べる。肩甲骨は胸郭の周りで翼状して大きく運動する。頚や顔の前、あるいは頭上にて、上肢を交差させるように対側に内転させることを繰り返すことにより、棘下筋、小円筋、大円筋のファンにおける異なる組織に対応するラインを検査することができる

図9.41：患者が上肢を身体の前面に持っていくのに合わせて、小円筋と棘下筋を内側方向にストロークする。内転の異なる角度を用いることにより、棘下筋と小円筋におけるファンの方向にあるさまざまな線維を治療する

■ 前腕屈筋コンパートメントのリリース

　肩甲帯はサポートされていないため、指と手関節の屈筋はしばしば酷使されており、余分な負荷がかかりやすい。この部位における一般的な機能不全は、ゴルフ肘と手根管症候群である。この部位を治療することで、これらの症状に対して効果が期待できる。しかし、胸郭や骨盤を含めた総合的なバランスに対する施術が必要になることが多い。

　患者を背臥位にし、前腕がベッドからはみ出すように上肢を置いてもらう。施術者は軽く握った拳、指、または肘で屈筋コンパトメントをストロークする。停止部付近で腱炎が起こっている場合には、組織にさらなる負担をかけないように、肘に向かってストロークを行う。手根管症候群の患者や、指が過剰に屈曲している患者に対しては、反対方向にストロークを行ったほうがリリース効果が高まる。患者に手関節を屈曲、伸展してもらう（図9.42）。治療中に患者に橈側屈曲や尺側屈曲を行ってもらうか、単純に手関節を回してもらうのもよい。

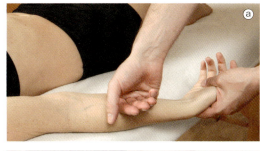
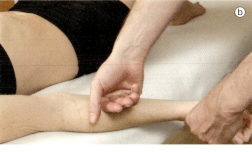

図9.42：軽く握った拳か前腕で、屈筋の組織に沈み込む。そして、近位または遠位方向にスライドして、屈筋コンパートメントを開く。同時に、患者に手関節と指を屈曲または伸展をしてもらう

■ 前腕伸筋コンパートメントのリリース

伸筋は、屈筋と比べてはるかに鈍感である。そして通常は、前腕や肘によるより強力な接触に耐えることができる。伸筋はテニス肘とより密接に関わっていて、その近位の付着部である上腕骨外側上顆における炎症を生じる。リリース効果を長期的に持続させるには、症状を軽減するための局部的な治療とともに、肩甲帯全体に最大限のサポートを与えることが必要である。患者の姿勢と動作は、屈筋の時と同じである（図9.43）。

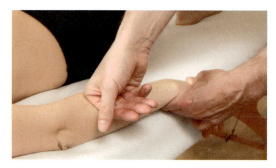

図9.43：屈筋と同様に、最も適切だと感じる道具で、伸筋コンパートメントに働きかける。そして、患者が手関節と指を動かすのに合わせて、組織を近位または遠位方向に引っ張る

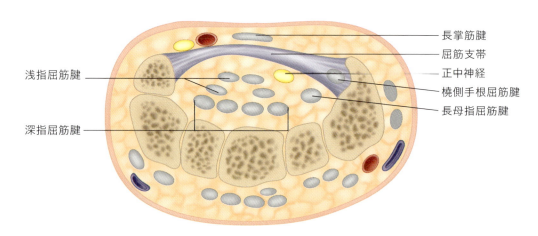

図9.44：手関節における横断面

■ 手根管を開く

手根管は、丈夫で硬い支帯から形成されている（図9.44）。これは手根骨のアーチを超えて走り、その深部には、屈筋腱、血管、神経が走っている。腱や滑液鞘のいずれかが炎症を起こして膨れ上がり、他の血管を圧迫している場合に、コンパートメント症候群のような症状が起こる。この手根管の筋膜による「屋根」を開くことで、ある程度のリリース効果はある。

両手の母指球を外側手根骨に接触させる。そして、四指で患者の手の背面を押しながら、母指の付け根で、患者の手関節の前面を広げる（図9.45）。手根管の前面を開いて、手根管の筋膜をストレッチし、その下を走る腱により多くのスペースを与えること。

ここでも、他の肩関節複合体を忘れてはいけない。胸郭に支えられていることを確認しよう。アフターケアと管理に関しては、患者に適切な指示を与えること。評価も慎重に行わなければいけない。多くの患者は、本当の原因は胸郭出口やその通り道のどこかに障害があるにも関わらず、「手根管症候群である」と間違った評価を受けていることがある。評価の技術を磨き、徹底した評価ができる同僚がいれば、一緒に診てもよいこの部位の治療において特に有益である。

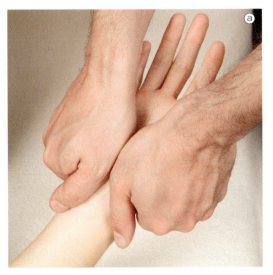 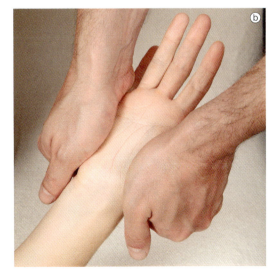

図9.45：母指球と指で、患者の手関節を挟む。そして四指にて手関節背部を押し上げながら、母指の付け根で下外側方向に押すことにより手根管の前面を開く

■ 前腕のリリース

多くの患者は、前腕の回内パターンを強く示す。このパターンでは、前腕が内旋しているように見える。立ち姿勢では、手背が前方を向いている。前腕の円回内筋が関係しているが、前腕筋膜の深被覆筋膜をほぐしたり、リリースしたりしても、症状を和らげることができる。患者を背臥位にして、橈骨側の組織に働きかける。尺骨に向かってストロークをしながら、患者に前腕を回外してもらう（図9.46）。

患者が、反対のパターンを示すこともある。その場合は単純に患者に前腕を回内してもらいながら、前腕の後部をストロークすればよい。

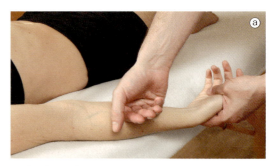
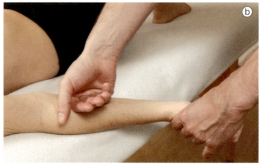

図9.46：指を使って、患者が前腕を回外、または回内するのに合わせて、前腕に対してストロークする

第9章　肩と上肢

■ 外側、内側上腕筋間中隔のリリース

　外側と内側上腕筋間中隔は、それぞれ手関節の伸筋と屈筋と結合している。そのため、この部位の筋膜を治療することで、アームライン沿いのさまざまなパターンのリリース効果がある。外側上腕筋間中隔は、スーパーフィシャルバックアームラインの一部であり、スーパーフィシャルフロントアームラインは、内側上腕筋間中隔に沿って走行している。

　患者を背臥位にし（図9.47）、筋膜ラインが屈筋腱や伸筋腱に合流している部位からわずかに近位の筋膜ラインに指を当てる。そして、組織を広げながら、患者に肘を屈伸してもらう。

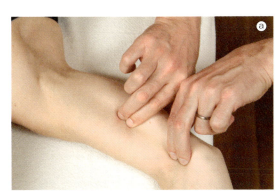
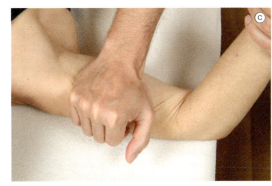
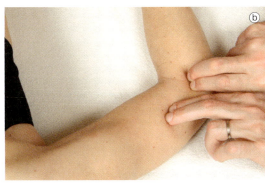
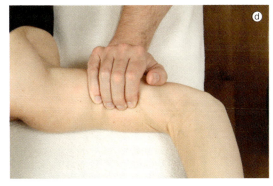

図9.47：ⓐ内側上腕筋間中隔にアプローチするために、患者には上肢を外転し、肘を屈曲するように指示する。ⓑ外側上腕筋間中隔に対して施術する場合は、患者の体側に上肢をおいて実施する。ⓒⓓ両方の筋間中隔に対して治療を行い上腕の筋膜すべてに可動性を出させるためには、指と手掌基部の間に組織を保持しながら対側の手で上腕をゆっくりと回旋させる

■ 三角筋のリリース

三角形という形のために、三角筋は、上腕骨の内旋、外旋パターンの両方に関係している。三角筋は、肩甲上腕関節しか越えていないため、肩甲帯全体のポジションにはほとんど影響を与えない。

患者を側臥位にして、三角筋のどの面が短くなっているかを見る。三角筋が収縮するように患者に上肢を動かしてもらう。そして、ストロークを始める。患者に、図9.48と図9.49で示したような、反対方向の動作をゆっくりと行ってもらう。

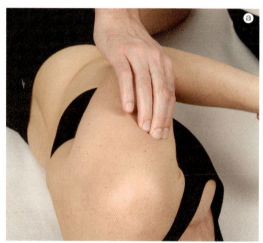

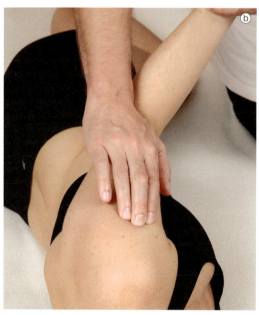

図9.48：患者が肩関節を外旋させるのに合わせて、三角筋前部をリリースする

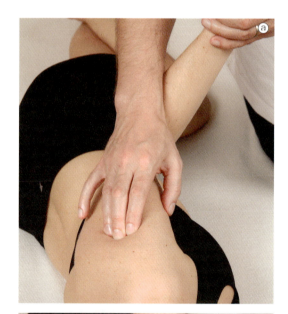

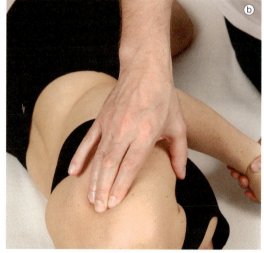

図9.49：患者が肩関節を内旋させるのに合わせて、三角筋後部をリリースする

■ 上腕三頭筋

上腕三頭筋の表面をリリースするには、患者に背臥位で上肢を挙上してもらう。そして、施術者は母指を対象組織に固定して、患者が肘を屈曲する時に組織の伸長に抵抗を加える（図9.50）。

低緊張である上腕三頭筋の「たるみ」を心配する患者もいるだろう。引き締め効果が期待できるもう1つの手技は、異なるポジションにて実施する。この方法は、上腕三頭筋のさまざまな面をより柔軟性を持ってストロークすることができる。患者に、頭の横に肘を屈曲して手を置いてもらう（動作の範囲がまだ限定されている場合には、補助枕を使ってもよい（図9.51ⓑ）。患者の頭部側から指を使ってストロークすれば、深部の線維に働きかけることができる。表面に働きかけるには、患者の横から軽く握った拳を使う。このポジションでは、患者は肘を上下に動かす。こうすることで、肩甲上腕関節の後部を開いて、上腕三頭筋の長頭をリリースすることができる。

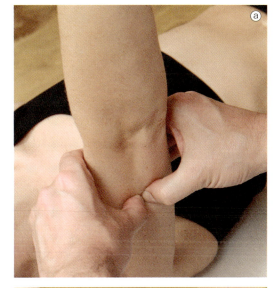

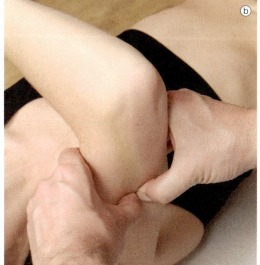

図9.50：患者に肘を屈曲してもらうと同時に、母指で上腕三頭筋を近位方向に押す

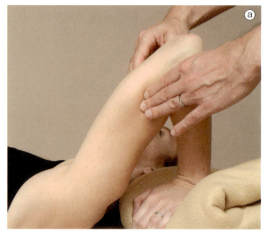
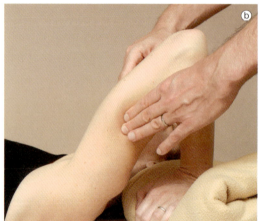
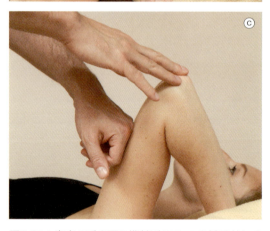

図9.51：患者の手を頭の横付近のマットや補助枕にのせた状態で、患者に肘をさらに頭方向に動かしてもらい、両手の指で挟み込むように上腕三頭筋の深部に働きかける。または、軽く握った拳で、表面に働きかける

■ 烏口腕筋

烏口腕筋は、無視されることが多い筋である。しかし、上肢の内転筋として、さまざまな制限を引き起こしていることも多い。最も明らかなのは、上肢が身体に近づきすぎている場合や、歩行時の上肢の動きが限定されている場合である。胸が大きな女性は、特に走っている時やスポーツをしている時に、胸の動きを安定させ制限するために上肢を使うので、烏口腕筋が硬くなっていることが多い。

烏口腕筋を見つけるには、一方の手指を上腕の内側に置く。そして、患者に上肢を内転してもらう。施術者は、もう一方の手を患者の肘に当てて、抵抗を加える。施術者の指先が筋筋膜に沈み込んだら、患者に力を抜いてもらう。その後で、上肢を下方向に伸ばしてもらう。施術者も、指を筋腹に向かって屈曲することにより、患者の組織を下外方向に引っ張る補助をする（図9.52）。

■ 上腕二頭筋

慢性的に肘が屈曲している患者は、上腕二頭筋が明らかに短くなっており、常にホルスターから銃を引き抜こうとしているように見える。単純に組織をつまむか、ストレッチをするだけで上肢の前面の表層組織のすべてを開放することができる。施術者が上腕二頭筋を治療している間、患者は肘を屈曲した状態で横になっている。そして、肘をゆっくりと伸展させる（図9.53）。

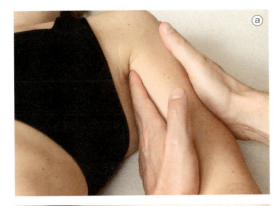
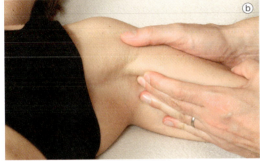

図9.52：施術者は手指を屈曲させて烏口腕筋に向かって力を加える。そして組織を下に引っ張る。患者は、上肢を下方向に伸ばす

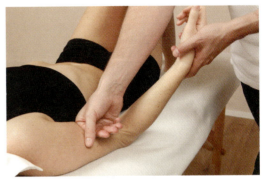

図9.53：肘を曲げた状態の上肢の前面組織に指関節を固定して、上腕二頭筋をゆっくりと伸ばす

■ 上腕筋

表層組織をストロークすることで、かなりのリリースが可能だが、常に、より深層の筋に注目する。特に深層にある単関節筋が大切である。なぜなら、深層の筋は表層の筋をより自由に動かせるように、パターンの保持に関係していることが多いからである。肘の屈筋はその典型であり、パターンの大半は、上腕筋に左右される。この組織に、より集中的に働きかけるため、上腕二頭筋腱の両側に指を置く（図9.54）。そして、指先を内側上方向に沈み込ませて、患者が上肢を伸展する時の組織の伸長に抵抗する。

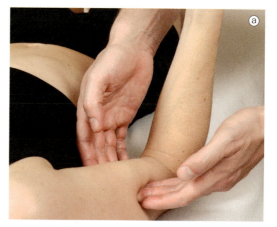

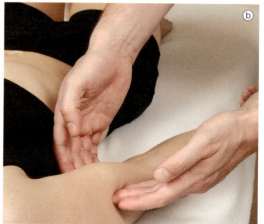

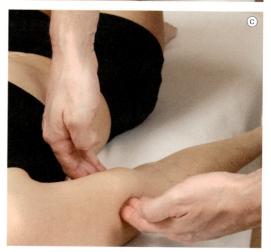

図9.54：より深層の肘の屈筋に働きかけるために、指を使って、上腕二頭筋の下にて上腕筋周辺の筋筋膜に入り込む

統合

整形外科検査といくつかの運動様式においてのみ、上肢や肩を独立させて動かせる。テンセグリティーのテーマに戻るなら、本書の以前の内容では上肢を動かした時にどんなことが起こるべきかについての地図を描いた。身体は上肢のスイングやリーチ、押すことや引くことにより反応し適応する（図9.55）。この時、まず肩甲帯が適応し、そして胸椎やその他の脊椎が適応する。またわれわれが脊椎を動かす時には肋骨、関節（肋横突関節や肋椎関節）、関連する靱帯と筋、肋骨間筋と呼吸を含む胸腔の内部にある多くの組織が位置を変える。もし胸郭が動けば、骨盤は重心と床反力の変化に反応して、わずかであるが回り、捻転する。骨盤と大腿骨、脛骨、足部はそれらにより変化する。

われわれは、もうあなたが十分な武器を装備し、身体をテンセグリティー構造として探検する準備ができていると期待している。それは一般的な解剖書において、いろいろな部位の集積ではなく、言葉を用いる現実では全体を見るために、用語を定義する必要があり、そのためには考察を限定する能力と要素を理解することが必要となる。

われわれの最後のボディリーディング上級編では、上肢の運動を身体の他の部位と統合している。1冊の書籍としての限界の中では、いくつかのリーディングに制限する必要があり、読者には自身の患者あるいは個別のクラスのレッスンへの参加を含めた現実の多次元的な可能性がある。

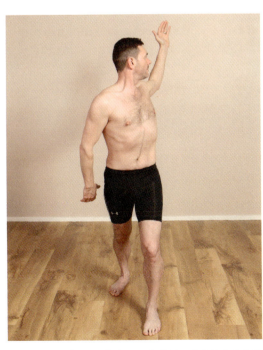

図9.55：モデルAの後方への上肢リーチを前方から見る。この運動は肩関節と腹筋群のラインを緊張させ、骨盤を回旋（この場合左へ）させる。そして両股関節を回旋させ、右足部を回内し左足部を回外させる

ボディリーディング上級編

これらの運動は、姿勢や構造の質問に対する手短な答えを与える方法として使える。彼は胸筋群が短縮しているように見えるだろうか？ 彼の身体の前面はどのように開き、運動により適応するのか。股関節や足部に及ぼす運動の効果はなにか。

モデルA（図9.55）では、胸郭が左に引かれ、腹筋群が開かれていることを見てきた。これは、股関節を適度に動かし、骨盤を傾斜させることで腰部を適応させているモデルB（図9.56）とは対照的である。

モデルAにおいてはフロントアームライン、特に胸筋群、肋間筋群、胸郭における評価が

Chapter 9　The Shoulder and Arm

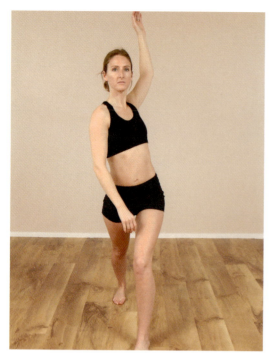

図9.56：モデルB。この図は図9.55の運動の複製に近いが、正確には異なる。この場合、頭部は後方に伸ばした手の方向に向くのではなく、前方に向けている。これにより脊柱をさらに回旋し、図9.55のバリエーションの1つとなる

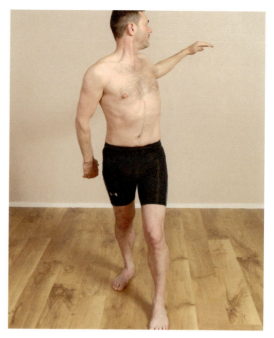

図9.57：左手を下げ、肘を伸展させて後方に伸ばすことによって、胸筋群（図9.55）より、前鋸筋とスパイラルラインを伸長させる

有益であると考える。つまり、この部分の鑑別診断が不足している。また、これまでの章において股関節と足部について見てきたが、股関節を個別に評価することが有益である可能性がある。長鎖運動＜訳注：上肢と下肢の組み合わせにより、身体の遠位における柔軟性にまで影響する運動＞により、下肢と上肢の制限が明らかになり、彼の背中の真ん中に比較的可動性が高い領域が生じている原因となっているようである。

　運動から胸筋の緊張を取り除く（図9.57）と2人のモデルに類似したパターンを発見する。本来であれば、頭部を前方に向けたり、回旋させたり2人に全く同じ運動を行わせるべきであるが、ここでは、全身に生じている運動に対して運動軸を考え、予測できるイベントという観点で、難しい運動のプロセスを比較していく。

　目を前方に受けて、その下で胸郭を回旋させる（図9.56と図9.57）ことにより、ボトムアップの方向の運動に対する頚部と肩の組織のさらなる情報がわかる。図9.56と図9.57では右上部肋骨が左に向き、中部頚椎にて右横突起から離れるが、これは右前斜角筋の伸長能力を示す。頭部の回旋（図9.55と図9.57）を許可することにより、上部肩甲帯と頚部の組織による運動を取り除き、これにより第7頚椎以下のすべての組織に何が生じているのかについて、より明確な像が得られるようになる。

　手（図9.58ⓐ）または肘（図9.58ⓑ）を後

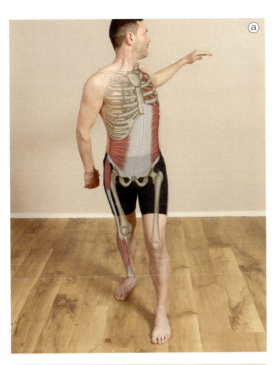 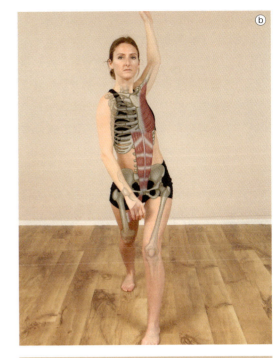
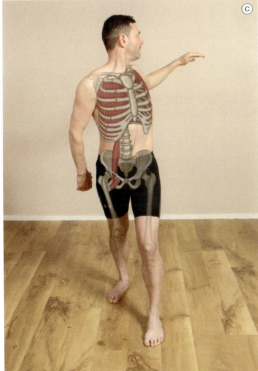 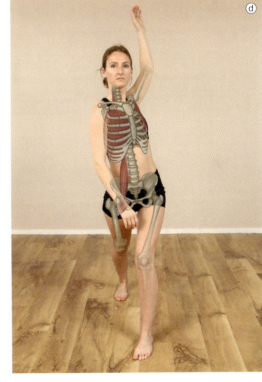

図9.58：実生活やスポーツにおける多くの運動は、多くの組織の協調が必要となる長鎖運動に影響を与える。ⓐとⓑでは、力のベクトルが比較的表層となっているが、力のバランスが崩れている（特に上のモデルA）。そのためにⓒとⓓに示した関節をまたいで安定化させる作用がある深層の局所組織を評価する必要がある

ろに伸ばすことにより、最終可動域周辺における運動によって前方の組織の異なるラインのストレッチを生じさせる。手を挙上させるとさらに胸筋群を使い、ラインはより垂直となり、後方への肘の運動と比較してMyersの機能ラインであるスパイラルラインと近くなる。

われわれの解剖にテンセグリティーを適用してそれぞれの運動を理解することは、身体の残りの部分にわずかに影響する。その大きさは運動の勢い、速度そして戦略により変化するが、われわれの解剖学における自然な制限の中でかなり想像可能なレベルである。図9.58に示された両方の運動により、肩甲胸郭（前鋸筋）と胸骨骨盤帯（対側への腹斜筋群、第7章参照）、股関節（第6章参照）の可動性が必要であることがわかるであろう。

われわれはテンセグリティーの別の次元、つまり両方の運動は多くの胸郭における捻転が必要であることがわかる。これは、肋間筋群（第7章参照）と多裂筋（第8章参照）、そして肋横突関節と肋椎関節、椎間関節（第8章参照）に関連して影響するのである。

股関節（第5・6章参照）と足部（第4章参照）も回旋に反応しなければならないだろう。われわれが身体を全体として機能するように施術を行うのであれば、まっすぐに立つことだけではなく、統合された身体全体として運動ができ、それぞれの身体部位が運動に必要な貢献ができなければならない。

（図9.59、9.60に示されたように）屈曲回旋の評価と運動のためには、運動の伸展回旋のバランスが必要となる。この運動では、肩と股関節に関連があり、一方が制限されると他方に大きな運動を生じさせる力が生じ、特に運動に勢いがある多くのスポーツにて、それは増加する。

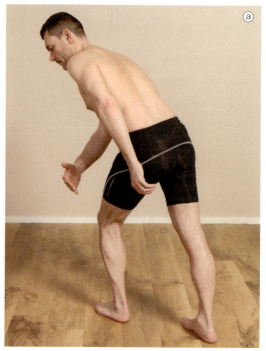

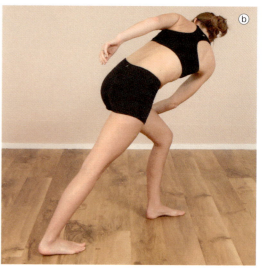

図9.59：前方および外側へのリーチにより、屈曲と回旋に対する能力をいくらか評価することができる。2人のモデルには異なる前方への屈曲させた状態より、左に回旋させている

最も運動する領域だけが評価されるべきではなく、身体のうち、固定して動かない部分と可動性がある部分（本症例では足部と右手）のそれぞれで評価される必要がある。そのために施術者は足部（第4章参照）から身体の上方、膝（第5章参照）から股関節（第6章参照）、そして腹部と胸郭（第7章参照）、脊椎（第8章参照）、肩甲帯（第8章参照）に生じる反応を理解するための表現力が必要となる。

この運動における多関節をまたぐ組織は、Myersによるバックファンクショナルライン（図9.60ⓐ）であるが、それよりも深部にある短い組織（図9.60ⓑ）、右棘下筋、右菱形筋群、右肋間筋群、左肋間筋群、左多裂筋、左梨状筋とその他の深部外旋筋群の可動性も必要である。

複雑な組織については、可動域だけではなく、運動の質についてもわかるように訓練することは容易ではない。ヒトの運動は幸いなことに、ストレスが溜まるほど複雑である。書籍という制限の中で、筋筋膜を介した構造と機能的バランスに対しアプローチするために、かなり完全な技術をまとめてきた。

われわれは本書に記した考えとコンセプト、技術と共に評価することを支援する。一人ひとりの患者は独特であり、独特の運動に対して必要となる構造である。患者が呈する個人のパターンは、とても素晴らしいものであるが、しばしば不快となり、個人のパターンとして未知の領域のものである可能がある。しかし、それらに対してできる限り探検することにより、治療は形成され得る。

いくつかの領域は、危険や解剖学的複雑性のために、上級編として将来に残してある。他の徒手療法でも、関節系であればスラストや、患者に喜ばれない頭蓋や腹腔に対する治療は、われわれが行う臨床手技の一部ではあるが、本

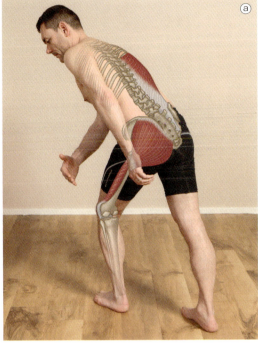

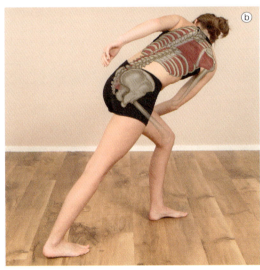

図9.60：この動作におけるバックファンクショナルラインは、右の広背筋と胸腰筋膜から左の大殿筋、左の外側広筋へと続く。深層では右棘下筋、右菱形筋群、右内肋間筋群、左外肋間筋群、左多裂筋、左梨状筋が関与している

書の目的を超えている。

ヨガやピラティス、アスレティック・トレーニングなど、運動を通してのトレーニングも、神経筋を強化し、連動性を高めることに有益となり、構造的バランスを得る上で非常に有効である（筋膜のバランスも調整する）。本書のアプローチとも相性がよい。本書が読者の皆様の役に立ってくれればと願っている。しかし、本書で紹介した理論は、あくまでも人間の身体のバランスの一部をカバーしているだけであるという事実を、われわれは十分に理解している。

何度も繰り返し述べてきたが、もう一度伝えておきたい。手技を説明するには、直線的に体系づけて示す必要がある。しかし、実際の現場では、これらの手技を読者の皆様に合うように自由に応用させる必要がある。また、患者に合わせて応用しなければいけない時もあるだろう。手技に慣れるには練習するしかない。そうすることで、手技を効率的に、滑らかに行うことができるようになる。

ボディリーディングはテキストに従うのではなく、究極の権威者である患者の身体に対して精確に、理想的な機能に対して行う必要がある。映像を用いて学ぶことが良い方には、多くのテクニックがインターネット上にあり、研修会も開催している。われわれの研修会は世界中で行われ、これらの技術を信頼して実施できるように構成されている。本書はいわば受講生のための備忘録であり、またそのような講習会に参加できない方のために役立つであろう。

このページまで辿り着いた読者の皆様は、多くの患者の人生をより楽に、痛みのないものにすることに関心があるだろう。皆様の幸運を祈るとともに、すばらしい技術を身につけてくれることを祈っている。

James Earls & Thomas Myers

付録 1

アナトミートレインライン

それぞれの筋筋膜経線は、1点の付着点からもう1点の付着点、片端からもう片端まで走る一次元的な張力のラインとして、あるいはより大きな表層筋膜を網羅する二次元的な筋膜面として見ることもできる。または、本書のように、全筋骨格系を構成する筋と結合組織の三次元的な集まりとして見ることができる。

■ ラインの概要

上記の考えを基に、人間の静止時と動作時に一般的に使用されている12本の筋筋膜経線を構築することができる。

・スーパーフィシャルフロントライン
・スーパーフィシャルバックライン
・ラテラルライン（両側）
・スパイラルライン
・アームライン（4本）
・ファンクショナルライン（3本：前1本と後ろの2本）
・ディープフロントライン

最初の4本は、左右前後4つの基本面に沿って、ほぼ真っすぐに身体を上下に走っていることから「カーディナル」ラインと呼ばれている。

■ スーパーフィシャルフロントライン

スーパーフィシャルフロントライン（SFL）は、身体の左右両側を足のつま先から頭蓋骨まで走っている。下から順に、下腿部の前部コンパートメントの筋やその筋膜、大腿四頭筋、腹直筋、胸部の筋膜、胸鎖乳突筋、頭蓋骨の帽状腱膜を含む。筋と張力の観点からいえば、スーパーフィシャルフロントラインはつま先から骨盤までと、骨盤から頭部までの2つに分けることができる。立っているときのように、股関節が伸展した状態では、1本のラインとして機能する（図1）。

スーパーフィシャルフロントラインには、速筋線維が多い。体幹と股関節を屈曲させ、膝関節を伸展させ、足関節を背屈させる働きを持つ。立ち姿勢では、スーパーフィシャルフロントラインは下部頚部を屈曲させるが、上部頚椎を過伸展させる。姿勢の面では、スーパーフィシャルフロントラインは膝関節と足関節の伸展を保持し、腹腔の柔らかい臓器を保護する。また、陰部、胸郭、顔などの重力線よりも前方に出ている骨格を引っ張ってサポートしている。そしてもちろん、スーパーフィシャルバックラインの引っ張る力とバランスをとっている。

衝撃を受けた時や、攻撃された時の一般的な反応である驚愕反応は、スーパーフィシャルフロントラインの収縮によって引き起こされる。このラインが慢性的に収縮している（トラウマ的体験の後によく見られる）と、体幹前面を下方向に引っ張り、後面に負担をかけるため、痛みを伴う姿勢パターンを引き起こす。

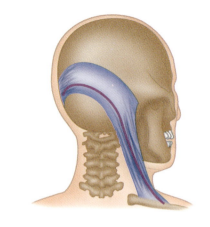
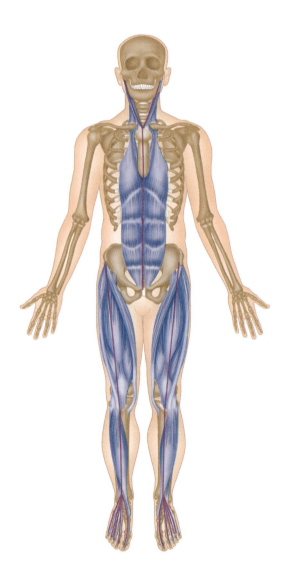

図1：スーパーフィシャルフロントライン（SFL）

■ スーパーフィシャルバックライン

　スーパーフィシャルバックライン（SBL）は足趾の底面から、踵を回り、背中を上り、後頭部から額へと走り、眉毛がある前面の隆起に到達している。スーパーフィシャルフロントラインのように、このスーパーフィシャルバックラインもつま先から膝までと、膝から頭部までの2つに分けることができる。膝関節を伸展しているときは、1つとして機能しており、足底組織、下腿三頭筋、ハムストリングス、仙結節靭帯、脊柱起立筋、頭蓋筋膜が含まれている。

　スーパーフィシャルバックラインは、脊椎と股関節の伸展時、そして膝関節と足関節の屈曲時に機能する。また、発生学的な屈曲から開眼させ、徐々に体幹を伸展させる（図2）。

　姿勢面では、スーパーフィシャルバックラインは身体の立ち姿勢を保持する。骨格の一次的カーブと二次的カーブに影響を与える（一次的カーブの頭蓋や踵、二次的カーブの膝や足のアーチを含む）。そのため、スーパーフィシャルバックラインはスーパーフィシャルフロントラインよりも密度の高い筋膜ラインであり、足と脊椎では丈夫な束になっており、筋の大部分は遅筋線維が占める。

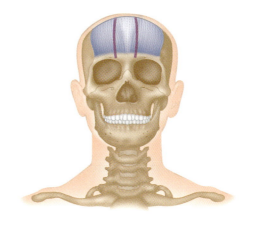

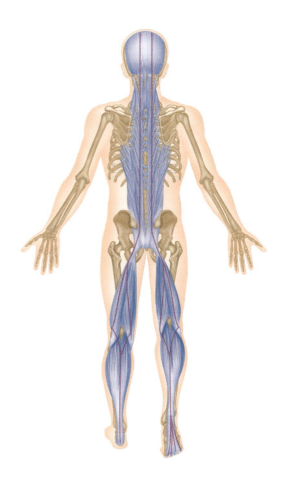

図2：スーパーフィシャルバックライン（SBL）

■ ラテラルライン

ラテラルライン（LTL）は、身体の両側で足の内側と外側の中間点から、外果を通り、下腿部と大腿部の外側面を上がり、交差しながら体幹を走り、頭蓋骨の乳様突起まで到達している（図3）。

動作時は、ラテラルラインは脊椎の側屈、股関節の外転、足の外返しを起こす。また、体幹の側方運動や回旋運動に対して調整可能な「ブレーキ」としても機能する。

ラテラルラインは身体が静止状態の時、テントの支柱を連結させるガイワイヤーのように機能し、身体の左右のバランスをとっている。また、人間の動作においては、ラテラルラインは動作を生み出すよりも、抑制している場合が多い。世界の中で、われわれの方向を特徴づける屈伸をコントロールし、エネルギーの無駄使いを防ぐために側方への動きを制限している。

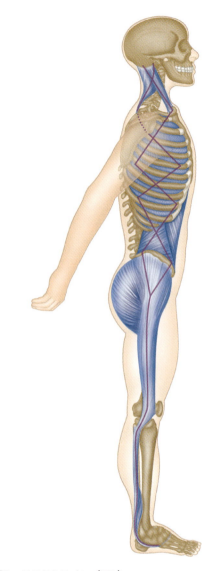

図3：ラテラルライン（LTL）

■ スパイラルライン

スパイラルライン（SPL）は3本のカーディナルラインを取り巻くように走っている。体幹をらせん状に走り、股関節からアーチまで到達するまでにもう一回転し、背中へと戻っていく。頭蓋骨の片側から、正中線を越えて反対側の肩へ走り、身体の前面を斜めに横断し、股関節、膝、足のアーチを通り、今度は背中を通って、頭部へと上昇している（図4）。

動作時には、スパイラルラインは身体を回旋させることや回旋の度合を調整している。スパイラルラインは多くの機能において、他のカーディナルラインと相互作用している。

静止時は、スパイラルラインは体幹を2つのらせんで固定しているため、すべての面において、脊椎の長さとバランスを保っている。スパイラルラインは足のアーチを膝のトラッキングや骨盤の位置と関係づけている。しばしば、脊椎や骨盤のコアでの深部の回旋を代償している。

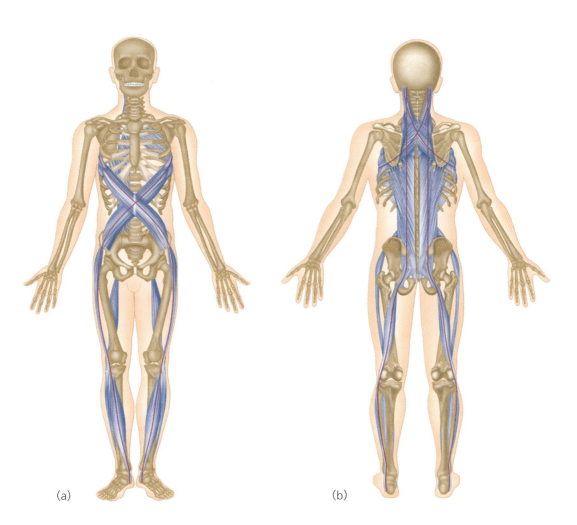

図4：スパイラルライン（SPL）：(a)前から、(b)後ろから

■ アームライン

・スーパーフィシャルフロントアームライン
　（SFAL）
・ディープフロントアームライン（DFAL）
・スーパーフィシャルバックアームライン
　（SBAL）
・ディープバックアームライン（DBAL）

これら4本のアームラインは体幹の前面、あるいは後面から指先へと走っている。ラインは、肩の構造における平面関係に基づいて名付けられており、下肢の4本のラインに類似している。これらのラインは途切れることなく、ラテラルライン、ファンクショナルライン、スパイラルライン、スーパーフィシャルフロントラインなどを筆頭とした他のラインに接続している（図5）。

動作時、アームラインは、目的の作業に適した位置に手を動かす（調べたり、操作したり、環境に反応する）。アームラインは上肢の約10個の関節に渡って機能し、物を身体の近くに持ってきたり、押しのける。また、自らの体幹を押したり、引いたり、安定させたりする役割も持ち、文字を読んだり、何かを修正する時に物事を動かないように持っておく役割も持つ。

アームラインは、構造的な柱の一部ではないため、姿勢には間接的な影響しか与えない。しかし、肩と上肢の重さを考慮すると、静止時、または動作時の肩の位置のずれは、他のラインに影響を与える。反対に、体幹の構造的なずれは、特定の作業における上肢の効率性に影響を与え、損傷を起こしやすくすることがある。

体幹から手の4部分まで、まっすぐに伸びる経線だけでなく、これらのラインをつないで「クロスオーバー」する筋があるが、これらの筋は、さらに上肢を安定性させている。

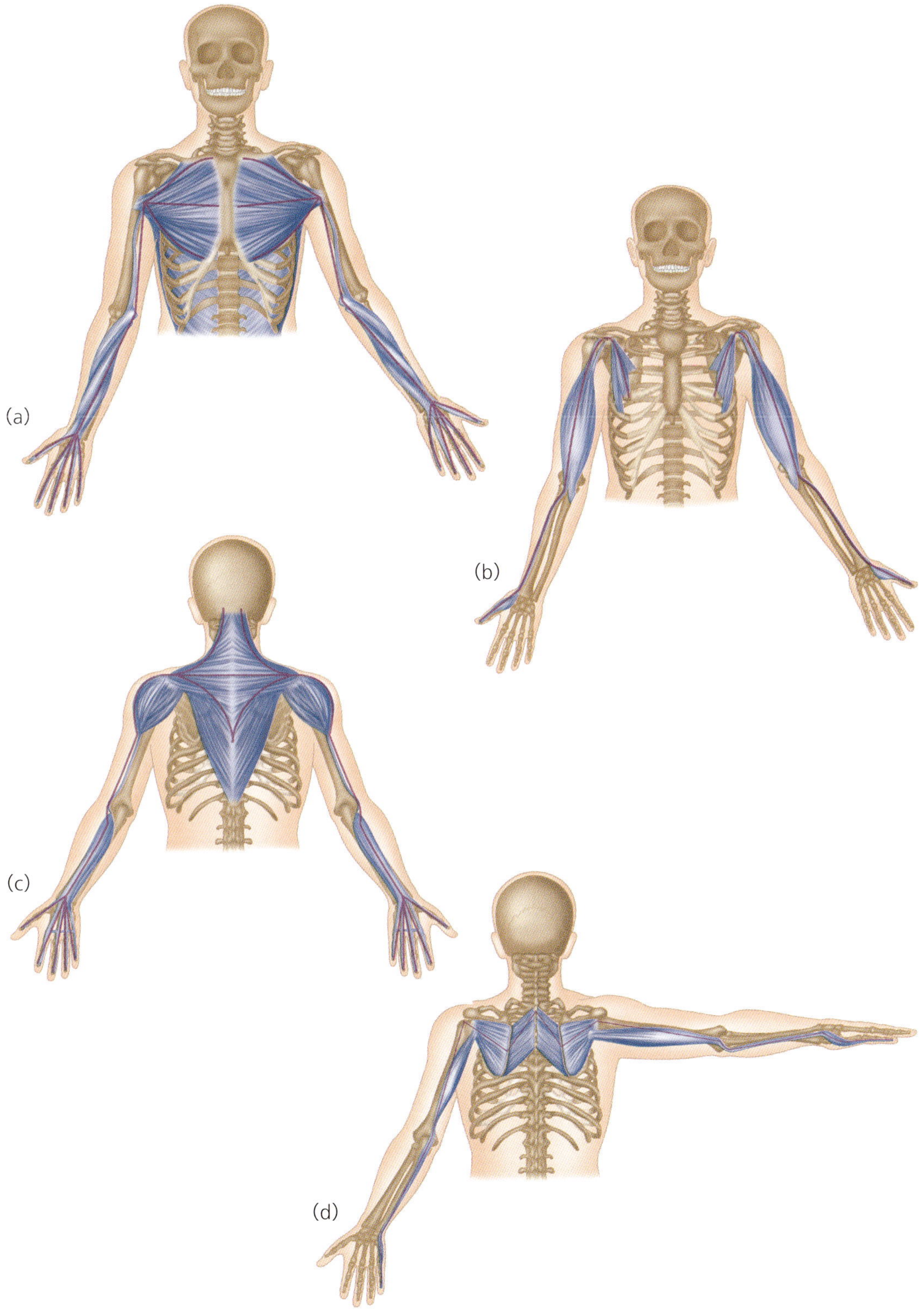

付録1　アナトミートレインライン

図5：4本のアームライン。（a）スーパーフィシャルフロントアームライン、（b）ディープフロントアームライン、（c）スーパーフィシャルバックアームライン、（d）ディープバックアームライン

■ ファンクショナルライン

・フロントファンクショナルライン（FFL）
・バックファンクショナルライン（BFL）
・イプシラテラルファンクショナルライン

　フロントファンクショナルラインとバックファンクショナルラインは、左右の肩甲帯と骨盤帯を体幹の前後で結び付けている。それぞれ、片側の上腕骨から、もう片方の大腿骨まで走っている（図6）。イプシラテラルファンクショナルラインは、上腕骨から同側の膝の内側に伸びている。

　ファンクショナルラインは、歩行から、極めて激しいスポーツまで、無数の動作で使用されている。カヤックを漕ぐときや、野球やクリケットのボールを投げるときなど、上肢を反対側の下肢に向かって伸ばす役割を持つ（サッカーでシュートするときはその反対に、下肢を上肢に向かって伸ばす）。スパイラルラインのように、ファンクショナルラインもらせん状に走っているため、強力な回旋運動を生む。静止時のファンクショナルラインの機能は、ほんの少しである。

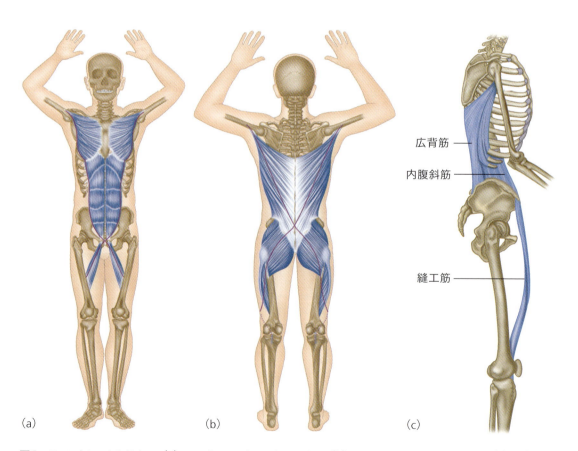

図6：ファンクショナルライン。(a)フロントファンクショナルライン、(b)バックファンクショナルライン、(c)イプシラテラルファンクショナルライン

■ ディープフロントライン

ディープフロントライン（DFL）は、足の内側アーチから、大腿内側、骨盤を通り、脊椎の前面を上昇して、頭蓋骨底と顎まで走っており、身体の深部に複雑な構造を形成している。この「コア」ラインは、矢状面ではスーパーフィシャルフロントラインとスーパーフィシャルバックラインの間に位置し、冠状面では2本のラテラルラインの間にあり、周囲をスパイラルラインとフロントファンクショナルラインに囲まれている。このラインは、あまり目立たない多くのサポート筋を含み、深部に位置していることから、すべてのラインの中で筋膜の密度が最も高い（図7）。

構造的には、このラインはアーチや股関節と密接に関わっており、腰のサポートや頚のバランスとも関係が深い。機能面では、呼吸の波と流れ（横隔膜によってコントロールされている）を、歩行のリズムにつなげている（腰筋によってコントロールされている）。体幹では、ディープフロントラインは自律神経節と密接に関わっているため、神経筋の「体幹」と腹腔の細胞支持体の原始的器官の間で交感神経系と副交感神経系のバランスに独特な方法で関係している。

ディープフロントラインの動作、姿勢における重要性は、極めて高い。ディープフロン

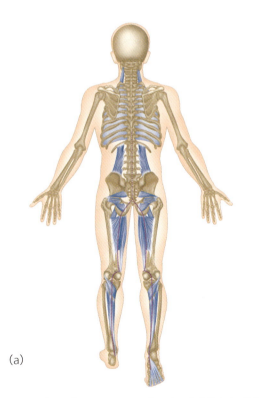
(a)

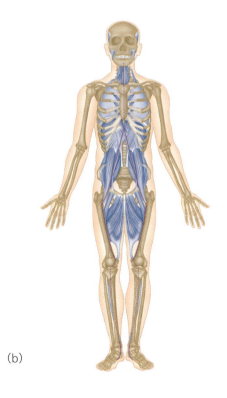
(b)

図7：ディープフロントライン（DFL）。(a)前から、(b)後ろから

Appendix 1 The Anatomy Trains Lines

トラインを空間的に把握することは、ほぼすべてのマニュアルセラピーや運動療法を成功させるために欠かせない。ディープフロントラインの運動機能の多くは、表層のラインの機能と重なっているため、その機能不全が目に見える形で現れることはほとんどない。しかし、これらの機能不全は徐々に、より大きな問題へと発展する。マニュアルセラピー、運動療法にとって、ディープフロントラインの適切な機能の回復は、最も効果的な予防措置である。

付録 2

禁 忌

本書で紹介した手技や考えは、身体の構造をしっかりと理解しているマニュアルセラピストによって行われれば、ほとんどの患者にとって安全である。しかし、当然ながら、これらの手技を行うべきではない条件がある。または、少なくとも患者の状況に合わせて、変更が必要な場合がある。

施術者の手技が、患者にどのような影響を持つかを理解することは重要である。力学的、生理学的、心理学的、精神的な影響が考えられる。また、施術者の治療スタイルや、患者の身体構造によっても左右される。施術者が基本的な病理学やファッシャルリリーステクニックの生物学的、心理学的な影響をより深く理解していればいるほど、これらの手技をより効果的に、適切に応用することができる。

局部的な禁忌に関しては、一般常識があれば理解でき、特定部位を避けることができるだろう。切り傷、外傷、骨折、打撲、皮膚の発疹、肌が割れているような湿疹などがある場合、強力なストロークは悪影響を与えることがある。これらの部位から離れるように他の部分を治療することは、痛みや制限のある箇所に対する代償作用を軽減する上で有益な場合が多い。治療中の患者の姿勢や構造的サポートに、より気を配るようにしよう。

治療を修正、または中止すべき時を示唆する条件を提示することは有益ではあるが、結局は限定的であり、施術者の治療の種類によっても異なる。ある施術者にとっては注意するだけの点が、別の施術者にとっては禁忌となることがある。

いつ施術を行うかは、これまで施術者が行ってきたトレーニングの量やスタイルによって決まるものである。例えば、脊椎すべり症に精通している施術者は、本書で紹介されている考えを有効に応用して、患者をサポートできるだろう。もしも、医学辞典を急いで手に取り、関係する身体構造が把握できていないようであれば、その患者は他の施術者に任せるのが最善となる可能性がある。

以上を踏まえた上で、禁忌に関する便利なガイドラインを本書に掲載することにした。研究を参考にさせていただいたシュリエプ博士に感謝するとともに、読者の皆様は、自らの専門的なトレーニングの枠内から出ることがないように注意していただきたい。患者に対して、本書の治療スタイルの影響に疑問を感じる場合には、経験豊かな同僚や、患者の担当医に助言を求めてほしい。最近では、インターネット上でのフォーラムやオンラインの参照資料も多く、貴重な情報源となる。

筋膜を通して構造を変化させることは、患者にとってもかなりのエネルギーを要する。また、特定の条件が患者の治療を受け入れる能力を阻害していることがある。線維筋痛症や慢性疲労症候群、エプスタイン・バーウイルスに感染して症状がある場合など、障害を持つ患者に対しては注意を払う必要がある。呼吸の問題を解決するには特に治療が役に立つだろうが、介入をより短く、軽く調整する必要がある。

同様に、患者が高齢の場合には、体力レベルや組織の健康に応じてアプローチを調整しなければいけない。骨粗鬆症の患者には、数日や数週間ではなく数カ月をかけて、骨梁を新たなパターンに矯正するための力学的な変化を起こすことで、ゆっくりと構造的な変化を達成することができる。短期間に大きな変化を加えれば、力が骨を伝わる進路が変わる。もしも、骨を修復する時間が十分でなければ、骨は弱くなってしまう。

骨が潜在的に弱っている場合には（診断されている、または疑いがある）、押圧をする際に、それらの骨を考慮しなければいけない。

専門性が高いと判断されうる多くの条件が、ボディワークの分野に入ってきている。以前は禁忌とされていた臨床症状が、施術者が関連知識を有している場合には、現在では治療対象として判断されることもある。がん治療中やがん治療後のボディワークは、そのような一例である。現在、そのような考慮されるべき問題を集中的に扱う参考資料やトレーニングワークショップが数多くある。

治療が循環系へ影響を与えたため、がんが転移したなどと非難される状況を避けるために、ボディワークにおいて、がんは多くの場合で禁忌とされてきた。

同様に、妊婦に対するボディワークも、流産や早産を引き起こす危険性から行うべきでないとされてきた。これら両方の事例においては（妊娠が医学的症状だといっているわけではない）、慎重に、患者の身体を尊重して治療が行われれば、適切な治療は、とても有効に患者をサポートすることができるだろう。

当然ながら、妊婦（またはその可能性がある女性）に対しては、腹部の深層の治療は避けるべきである。妊娠期間の経過とともに、身

体では、出産に備えた変化や代償的な変化が多く起こる。施術者は、これらの変化を補助し、和らげることができる。しかし、長期的な変化を起こす治療は、産後に行うべきである。

　他には、神経学的、精神的な条件が含まれるかもしれないが、それらのすべては施術者のトレーニングレベルやその他の専門分野に応じて、禁忌である場合もあれば、そうでない場合もある。

■ 注意が必要な場合

動脈硬化：動脈が硬化する。通常、アテローム動脈硬化や高血圧も関係しているため、注意が必要となる。症状が進行している場合には、ボディワークを行ってはいけない。患者が循環障害で薬を飲んでいる場合には、治療前に医師から承諾を得ること。アスピリンなどの血液の流れをよくする薬（ワルファリンやヘパリン）は、組織を傷つけるリスクを大幅に増大させる。

アテローム動脈硬化：動脈壁におけるプラークの形成。血栓を取り除かないように、注意が必要である（p.308「塞栓症、血栓」を参照）。

自己免疫疾患
　免疫システムが、身体の組織に対する抗体を作る。激しい炎症を起こしている箇所は避ける。
a）全身性エリテマトーデス：免疫システムが主に皮膚、腎臓、関節、心臓の結合組織を攻撃する。炎症がひどい場合は禁忌となる。
b）関節リウマチ：免疫システムが関節やそれに関連する筋、腱、靭帯、血管を攻撃する。

炎症が起こっている場合は禁忌（変形性関節症に対しては、深層へのボディワークは効果的な場合が多い）となる。
c）強皮症（「皮膚」の硬化）：臓器の周りや皮膚におけるコラーゲン線維の集積によって現れる（小腸の周りで起こった場合には吸収に関する疾患につながる可能性がある）。また、関節が硬くなったり、筋が弱くなっていたり、炎症が起こっている場合は禁忌となる。
d）強直性脊椎炎：脊椎の周りの組織の炎症が、仙骨と脊椎の結合組織を硬化させる。急性の痛みや、炎症がある部位は避けること。

双極性障害（躁うつ病）：躁状態では、深層へのボディワークは禁忌となる。極端な感情起伏の振れ幅を大きくしてしまう可能性がある。

心理学的診断の境界：神経症と完全な精神病の境界に位置している患者に対しては注意が必要となる。深層への治療が精神病エピソードを引き起こすという報告が、（極めて）少ないながらもある。精神病は、ほとんどの場合において禁忌となる。そして、当然ながら治療は、精神科医の監視下において行われなければいけない。

がん：結合組織はしばしば、がんの転移に対して、がん性細胞を包み込むことで、バリアとして機能する。理論上では、深層組織に治療を行うことで、がんの転移を促進させてしまうことがある（循環系やリンパ管を通って身体のほかの部位に広がる）。実際、ほとんどのがんは、この方法で転移しないことが証明されている。しかし、非ホジキンリンパ腫だけは例外である。そのため、この症状は禁忌となる。術後5年間健康である患者に対しては、深部への治療が問題になることは通常な

い。腹部のしこりや、股間や腋窩のリンパ節に気を付ける（腹部のしこりは排泄物が硬くなっている可能性もあるため、患者に観察してもらう。3日経っても変化がないなら、詳しい検査を患者に勧めよう）。

乳房切断術の後は、その部位のマッサージ（上肢も含めて）を行ってよいかを医師に確認する。対象部位のリンパ液の流れを増加させないほうがよい場合もある。腋窩リンパ節や鼡径リンパ節ががんの移転具合の診断のために切断されている場合、またはリンパ節の除去や放射線治療を受けている場合には、影響を受けた部位のリンパ系は機能不全となっている。影響を受けている部位の循環を刺激するかもしれない介入（深部への圧、激しいマッサージ、患部の温熱など）は、リンパ浮腫を引き起こしたり、すでに存在しているリンパ浮腫を悪化させたりする可能性がある。

脳性麻痺：脳性麻痺に対するロルフィング（筋膜リリースの一種）の研究によって、症状がひどくない場合は、ロルフィングが役立つ可能性が判明した。症状が深刻な場合は、身体機能がさらに低下してしまうことがある。最新の研究結果によると、脳性小児麻痺の患者において、予想されていた以上に結合組織の制限が重要な問題だとわかっている（例えば、下腿三頭筋の組織が短くなっていれば、足の背屈と動作性がかなり制限されるために、歩行能力が限定されてしまう）。

結合組織の障害：骨髄炎や全身性エリテマトーデス、強皮症などの疾患が含まれる。深部へのマッサージは行ってはいけない。

糖尿病：組織の状態と、感覚の喪失に気を付ける。インスリン注射を間近に受けた部位で

は、深部へのマッサージは避ける。インスリンの摂取を促進する可能性がある。糖尿病患者に一般的な「あざ」に気を付けよう。

塞栓症、血栓

a) 静脈血栓は、通常肺を詰まらせて肺塞栓症を引き起こす。

b) 動脈血栓は、冠状動脈で起こり、心臓発作を引き起こす。脳では脳卒中を引き起こす。腎臓や下肢でも起こり、静脈炎を引き起こす。

血栓症の場合には、血栓を発生させる危険性があるため、深部へのボディワークは禁忌である。凝血塊に対する予防として、患者が抗凝血剤を飲んでいる場合には、循環系に影響を与える深層組織の治療を行う前に、医師の承諾を得ること。肺動脈血栓塞栓症の患者や、下大静脈フィルター（凝血塊が肺に届くのを防ぐために大静脈に付けるフィルター）を付けている患者を治療する際には、医師の承諾を得ることを強く勧める。

てんかん：過呼吸を避ける。運動を禁止されている患者には、治療を行わない。

頭痛：頭や頚、肩の近くをマッサージすることで、悪化してしまう頭痛もある。これは、急性期の片頭痛には、かなり一般的である。おそらく、感染または中枢神経系への過剰な刺激によるものだろう。患者が以前に、治療処置としてマッサージを受けた経験がある場合には、上半身への治療が効果的かどうかを分かっている場合が多い。緊張性頭痛（通常は左右対称）は、治療に対してよりよい反応を示す傾向がある。

心臓病：運動を禁止されていない心臓病患者

には、基本的には治療を行って問題はない（患者の爪が紫や青色になったら、治療を中止する）。

血管腫：先天性の良性腫瘍であり、新たに形成された血管から構成されている。さまざまなタイプがあり、皮膚で発生するのが一般的だが、脳や臓器の場合もある。内臓のタイプに対しては（例えば、肝血管腫）、内出血を引き起こしてしまう深刻な危険性があるため、腹部の深層組織への治療は避けるべきである。

ヘルペス：感染部位に触れてはいけない。いぼなど、その他の感染する皮膚疾患に関しても同様である。

高血圧：患者が息を止めなければいけないような治療を行ってはいけない。コントロールされていない高血圧を持つ患者の深層組織への治療は、医師の監視の下で行われなければいけない（深層へのボディワークはしばしば血圧を上昇させる）。

排泄システムの異常：結腸瘻造設術を受けたり、カンジダ菌に感染していたり、腎臓や肝臓の問題を抱えている場合には注意が必要である。慎重に治療し、セッションの間隔を長くする。

椎間板の異常：非急性の場合には、ずらすような動きや過度の屈曲は避ける。安定している組織を悪化させてはいけない。急性の場合には、ボディワークは組織が撤退するスペースを作り、二次的な代償作用の一部を解消できるが、細心の注意を払って治療を行い、問題の部位だけに集中してはいけない。局部的な筋のけいれんは、弱った椎間板や椎間板へ

ルニアに対して、身体を守るために発生した重要な症状かもしれない。この筋の支えのリリースを急ぎすぎると、患者を危険にさらす可能性がある。

避妊リング（IUD）：避妊目的で子宮内器具を使っている女性患者の腹部の深層組織をマッサージする際は、気を付けなければいけない。IUDを移動させてしまう可能性があり、そうなると複雑な問題に発展してしまう可能性がある。

月経：大量の出血を伴い、非常に強い月経症状がある患者に対しては、深層組織のストロークだけでなく、骨盤や腹部や大腿などのマッサージでさえも（生理期間付近に行われれば）循環を増幅させて、月経症状をさらにひどくしてしまうことがある。月経期間とセッションが重なった場合には、患者がセッションをキャンセルできるようにする。または、骨盤付近の循環を増幅させない、非常に軽い運動だけを行う。

神経学的疾患：慢性炎症性脱髄性多発ニューロパチーなどの神経系の全身炎症は禁忌である。

鎮痛剤：患者の感覚が鈍くなっているため、注意する。また、組織や神経を傷つける可能性も大きいため、気を付けること（異常感覚も同じ）。

妊娠：経験からいえば、深層組織の治療は行わない。強力な筋筋膜の治療によって流産を引き起こしてしまう危険性は、妊娠3カ月以内の時期に最も高いことを覚えておく（特に10週目、骨盤、腹部、大腿部の治療によって

起こる）。妊娠後期においては、流産を引き起こす可能性は低いが、トリガーポイントを刺激することで、早産を引き起こしてしまう可能性は否定できない。妊婦の治療を行う場合には、リスクの大きさを理解した上で、深層組織の治療を望むという書類に署名してもらったほうがよいだろう。

　妊婦へのマッサージは専門性が高い。経験豊かな施術者であれば、このガイドラインに縛られることなく治療が可能となるであろう。

感染病巣：この症状を持つ患者に対しては、感染を拡大させてしまう危険があるため、治療は行わない。

特殊な鼻の症状：鼻ポリープを持っていたり、鼻形成術を行った患者に対しても、気を付ける。

歯の膿瘍：この症状を持つ患者に対しては、口内の治療は避ける。

静脈瘤：影響を受けている血管には触れない。

むち打ち：患部が炎症を起こしている場合には、筋筋膜リリースによって症状が悪化する可能性がある。

　以下の場合には深層組織の治療は禁忌である。
・**動脈瘤**
・**骨折、急性の軟部組織の損傷**：完全に回復するのを待つ。6週間から3カ月を要する。
・**コルチゾンでの治療**：2〜3カ月待つ。
・**発熱**
・**血友病**
・**ホジキン病**（リンパ系のがん）

・**感染性の疾患**：HIVのような例外を除いて、医師の指示を仰ぐ。
・**腱炎や滑液包炎などの炎症性疾患**：急性期は禁忌。炎症が治まった時には、患部の周囲の治療は可能である。
・**腸管壁浸漏症候群**
・**白血病**
・**骨粗鬆症**：更年期以降の女性に起こることが多い。
・**静脈炎**：リスクは塞栓症や血栓症と同じ（上記参照）。
・**最近の傷跡**（手術や整形手術を含む）：瘢痕形成過程が終わるまで、患部の治療は行わない（手術の後、通常最低6週間）。

■ 注意点

　法的な免許を持っていない場合には
1．何も処方しない。ビタミンC剤でも処方は禁止されている。
2．いかなる疾患も分類したり、名前を特定したりしてはいけない。つまり、診断してはいけない（医師が以前患者に行った診断を参照してもよい）。
3．心理療法を受けていたり、医師にかかっていたりする患者には注意する（彼らの心理療法士や医師は、患者がボディワークを受けていることを知るべきである）。

■ 一般ルール

　治療を始める前には、必ず患者に病歴や投薬について尋ねること。不安な場合は、医師の指示を受けること。

参考／比較文献

参考文献

- Aston, J.: 2006. Lecture notes
- Barral, J.-P. & Mercier, P.: 1988. *Visceral Manipulation*. Eastland Press, Seattle
- Blazevich, A.: 2011. 'The stretch-shortening cycle (SSC).' In Cardinale, M., Newton, R. & Nosaka, K., *Strength and Conditioning: Biological Principles and Practical Applications*. Wiley-Blackwell, Oxford, pp. 209–222
- Bogduk, N., Pearcy, M. & Hadfield, G.: 1992. 'Anatomy and biomechanics of psoas major.' *Clinical Biomechanics*; 7:109–119
- Chaitow, L. (ed.): 2014. *Fascial Dysfunction: Manual Therapy Approaches*. Handspring Publishing, East Lothian, esp. chs 1 & 5
- Chaitow, L. & Fritz, S.: 2006. *A Massage Therapist's Guide to Understanding, Locating and Treating Myofascial Trigger Points*. Churchill Livingstone, Edinburgh
- Cooperstein, R. & Hickey, M.: 2016. 'The reliability of palpating the posterior superior iliac spine: a systematic review.' *Journal of the Canadian Chiropractic Association*; 60(1):36–46
- Darwin, C.: 1965. *The Expression of the Emotions in Man and Animals*. University of Chicago Press, Chicago
- Earls, J.: 2014. *Born to Walk*. Lotus Publishing, Chichester
- Engell, S., Traino, J.J., Fox, J.R., Lengevin, H.M. & Konofagu, E.E.: 2016. 'Differential displacement of soft tissue layers from manual loading.' *Clinical Biomechanics*; 33:66–72
- Franklyn-Miller, A., Falvey, E., Clark, R., Bryant, A., Brukner, P., Barker, P., Briggs, C. & McCrory, P.: 2009. 'The strain patterns of the deep fascia of the lower limb.' In Huijing, P.A., Hollander, P., Findlay, T.W. & Schleip, R. (eds), *Fascia Research II: Basic Science and Implications for Conventional and Complementary Health Care*. Elsevier, Edinburgh
- Fuller, R.B. & Applewhite, E.: 1982. *Synergetics: Exploration in the Geometry of Thinking*. Prentice Hall, New York
- Horwitz, A.: 1997. 'Integrins and health.' *Scientific American*; May:68–75
- Huijing, P.A.: 2009. 'Epimuscular myofascial force transmission between antagonistic and synergistic muscles can explain movement limitation in spastic paresis.' In *Fascia Research II: Basic Science and Implications for Conventional and Complementary Health Care*. Elsevier, Munich
- Huijing, P.A. & Baan, G.B.: 2008. 'Myofascial force transmission via extramuscular pathways occurs between antagonistic muscles.' *Cells, Tissues, Organs*; 188:400–414
- Hungerford, M.: 1999. Lecture notes
- Ingber, D.: 1998. 'The architecture of life.' *Scientific American*;

January:48–57

- Ingber, D.: 2006. 'Mechanical control of tissue morphogenesis during embryological development.' International Journal of Developmental Biology; 50:255–266
- Kendall, F. & McCreary, E.: 1983. *Muscles, Testing and Function*, 3rd edn. Lipincott, Williams and Wilkins, Baltimore
- Komi, P. (ed.): 2011. *Neuromuscular Aspects of Sport Performance*. Blackwell, Chichester
- Lederman, E.: 2015. 'A process approach in manual and physical therapies: beyond the structural model.' *CPDO Online Journal* (2015), May, pp. 1–18. www.cpdo.net._http://www.cpdo.net/Lederman_A_Process_model_in_Manual_and_Physical_Therapies.pdf (accessed 18 May 2016)
- Lieberman, D.: 2011. *The Evolution of the Human Head*. Belknap Press, Cambridge, MA
- McKenzie, J.: 1955. 'The foot as a half-dome.' *British Medical Journal* 1:1098
- McKeon, P.O., Hertel, J., Bramble, D. & Davis, I.: 2015. 'The foot core system: a new paradigm for understanding intrinsic foot muscle function.' *British Journal of Sports Medicine*; 49(5):290–299
- McNerney, S.: 2011. 'A brief guide to embodied cognition: why you are not your brain.' http://blogs.scientificamerican.com/guest-blog/a-brief-guide-to-embodied-cognition-why-you-are-not-your-brain/ (4 November 2011) (accessed 18 May 2016)
- Maupin, E.W.: 2005. *A Dynamic Relation to Gravity, vol. 1: The Elements of Structural Integration*. Dawn Eve Productions
- Montagu, A.: 1987. *Touching: Human Significance of the Skin*, 3rd edn. Harper and Row, New York
- Myers, T.: 1999. *Body to the Third Power*. Self-published
- Myers, T.: 2009a. *Anatomy Trains*, 2nd edn. Churchill Livingstone, Edinburgh
- Myers, T.: 2009b. 'Extensor coxae brevis.' *Journal of Bodywork and Movement Therapies*; 12(3):62–68
- Myers, T.: 2014. *Anatomy Trains*, 3rd edn. Churchill Livingstone, Edinburgh
- Myers, T.: 2015. *Anatomist's Corner*. Anatomy Trains Publishing, Walpole, ME, pp. 69–76
- Nelson-Jones, R.: 1995. *Theory and Practice of Counselling*, 4th edn. Sage, London
- Netter, F.H.: 1989. *Atlas of Human Anatomy*, 2nd edn. Icon Learning Systems, New Jersey
- Palmer, D.D.: 2010. *Chiropractic: A Science, an Art and the Philosophy Thereof*. Kessinger Publishing LLC, Whitefish, MT
- Pert, C.: 1997. *Molecules of Emotion: Why You Feel the Way You Feel*. Prentice Hall, New York

- Preece, S.J., Willan, P., Nester, C.J., Graham-Smith, P., Herrington, L. & Bowker, P.: 2008. 'Variation in pelvic morphology may prevent the identification of anterior pelvic tilt.' *Journal of Manual and Manipulative Therapy*; 16(2):113−117
- Scarr, G.: 2014. *Biotensegrity*. Pencaitland: Handspring
- Schleip, R.: 2003. 'Fascial plasticity−a new neurobiological explanation: parts 1 and 2.' *Journal of Bodywork and Movement Therapies*; 7(1):11−19 and 7(2):104−116
- Schultz, L. & Feitis, R.: 1996. *The Endless Web*. North Atlantic Books, Berkeley
- Schwind, P.: 2006. *Fascial and Membrane Technique: A Manual for Comprehensive Treatment of the Connective Tissue System*. Churchill Livingstone, Edinburgh
- Stecco, C.: 2015. *Functional Atlas of the Human Fascial System*. Churchill Livingstone, Edinburgh
- Stecco, L. & Stecco, C.: 2014. *Fascial Manipulation for Internal Dysfunction*. Piccini, Padua
- Stecco, C., Pavan, P.G., Porzionato, A., Macchi, V., Lancerotto, L., Carniel, E.L., Natali, A.N. & De Caro, R.: 2009a. 'Mechanics of crural fascia: from anatomy to constitutive modelling.' *Surgical and Radiological Anatomy*; 31:523−529
- Stecco, A., Macchi, V., Masiero, S., Porzionato, A., Tiengo, C., Stecco, C., Delmas, V., & De Caro, R.: 2009b. 'Pectoral and femoral fasciae: common aspects and regional specialisations.' *Surgical and Radiological Anatomy*; 31:35−42
- Still, A.T.: 1910. *Osteopathy: Research and Practice*. Journal Printing Co., Kirksville, MO
- Travell, J. & Simons, D.: 1992. *The Trigger Point Manual, vol. 2: The Lower Extremities*. Lipincott, Williams and Wilkins, Baltimore
- van der Wal, J.: 2009. 'The architecture of the connective tissue in the muscukloskeletal system−an often overlooked functional parameter as to proprioception in the locomotor apparatus.' *International Journal of Therapeutic Massage and Bodywork: Research, Education and Practice*; 2(4). American Massage Therapy Association
- Wakayama, A., Nagano, A., Hay, D. & Fukashiro, S.: 2005. 'Effects of pretension on work and power output of the muscle-tendon complex in dynamic elbow flexion.' *European Journal of Applied Physiology*; 94(3):339−347
- Wilke, J., Krause, F., Vogt, L. & Banzer, W.: 2016. 'What is evidence-based about myofascial chains: a systematic review.' *Archives of Physical Medicine and Rehabilitation*; 97:454−461
- Wolff, J.: 1892. *Das Gesetz der Transformation der Knochen*. Hirschwald, Berlin

推奨文献

- Acland, R.D.: 1996. *Atlas of Human Anatomy* (DVD). Lippincott, Williams and Wilkins, Baltimore
- Agur, A.M.R. & Dalley, A.F.: 2004. *Grant's Atlas of Anatomy*. Lippincott, Williams and Wilkins, Baltimore
- Albinus, B.S., Hale, B.R. & Coyle, T.: 1989. *Albinus on Anatomy*. Dover Publications, New York
- Alexander, F.M.: 2001. *The Use of the Self*. Orion, London
- Alexander, R.M.: 2010. *The Human Machine*. Columbia University Press, New York
- Aston, J.: 1998. *Aston Postural Assessment Workbook: Skills for Observing and Evaluating Body Patterns*. Psychological Corporation, San Antonio
- Barlow, W.: 1973. *The Alexander Technique*. Alfred A. Knopf, New York
- Barnes, J.F.: 1990. *Myofascial Release: A Comprehensive Evaluatory and Treatment Approach*. Myofascial Release Seminars, Paoli
- Barral, J-P.: 2001. *Manual Thermal Diagnosis*. Eastland Press, Seattle
- Barral, J.-P. & Mercier, P.: 2000. *Visceral Manipulation*, revised edn. Eastland Press, Seattle
- Becker, R.O. & Selden, G.: 1998. *The Body Electric*. Quill, New York
- Beil, A.: 1997. *Trail Guide to the Body*. Books of Discovery, Boulder
- Berman, M.: 1990. *Coming to Our Senses: Body and Spirit in the Hidden History of the West*. Bantam Books. New York
- Bond, M.: 1997. *Balancing the Body: Self-help Approach to Rolfing Movement*. Inner Traditions, Rochester
- Bonner, J.T.: 1990. *On Development: Biology of Form*. Harvard University Press, Cambridge, MA
- Busquet, L.:1992. *Les Chaines Musculaire, Tomes 1−1V*, Freres, Mairlot, Maitres et Cles de la Posture. Editions Frison-Roche, Paris
- Cailliet, R. & Fechner, L.G: 1996. *Soft Tissue Pain and Disability*. F.A. Davis Company, Philadelphia
- Calais-Germain, B.: 1993. *Anatomy of Movement*. Eastland Press, Seattle
- Chaitow, L.: 1980. *Soft Tissue Manipulation*. Thorsons, Wellingborough
- Chaitow, L.: 1996. *Palpatory Skills*. Churchill Livingstone, Edinburgh
- Clemente, C.: 1987. *Anatomy: A Regional Atlas of the Human Body*, 3rd edn. Lea and Febiger, Philadelphia
- Cohen, B.B.: 1993. *Sensing, Feeling and Action*. North Atlantic Books, Berkeley
- Cottingham, J.T. & Brown, M.: 1989. *Healing Through Touch: A History and a Review of the Physiological Evidence*. Rolf Institute, Boulder
- Dart, R.: 1950. 'Voluntary musculature in the human body: the double-spiral arrangement.' *British Journal of Physical Medicine*; 13(12NS):265−268

参考／比較文献

- Dawkins, R.: 1990. *The Selfish Gene*. Oxford University Press, Oxford
- Dawkins, R.: 2006a. *The Blind Watchmaker*. W.B. Norton, New York
- Dawkins, R.: 2006b. *Climbing Mount Improbable*. W.B. Norton, New York
- Ellenberger, W. et al.: 1966. *An Atlas of Animal Anatomy for Artists*. Dover Publications, New York
- Fast, J.: 1970. *Body Language: The Essential Secrets of Non Verbal Communication*. MJF Books, New York
- Feitis, R. (ed.): 1985. *Ida Rolf Talks About Rolfing and Physical Reality*. Rolf Institute, Boulder
- Feitis, R. & Schultz, L.R. (eds): 1996. *Remembering Ida Rolf*. North Atlantic Books, Berkeley
- Feldenkrais, M.: 1991. *Awareness Through Movement: Easy-to-do Health Exercises to Improve Your Posture, Vision, Imagination and Personal Awareness*. Harper Collins, New York
- Feldenkrais, M.: 1994. *Body Awareness as Healing Therapy: The Case of Nora*. Harper & Row, New York
- Feldenkrais, M.: 2005. *Body and Mature Behavior: A Study of Anxiety, Sex, Gravitation and Learning*. North Atlantic Books, Berkeley
- Fuller, B. & Marks, R.: 1973. *The Dymaxion World of Buckminster Fuller*. Anchor Books, New York
- Gellhorn, E.: 1970. The emotions and the ergotropic and trophotropic systems. *Psychologische Forschicht*; 34:48–94
- Gershon, M.D.: 2001. *The Second Brain*. Harper Collins, New York
- Gorman, D.: 2002. *The Body Moveable*. Ampersand Press, Toronto
- Gray, H. & Williams, P.L.: 1995. *Gray's Anatomy*, 38th edn. Churchill Livingstone, Edinburgh
- Grey, A., Wilber, K. & McCormack, C.: 1990. *Sacred Mirrors*. Inner Traditions, Rochester, VT
- Grundy, J.H.: 1982. *Human Structure and Shape*. Noble Books, Chilbolton, Hampshire
- Hanna, T.: 1968. *Somatics: Reawakening the Mind's Control of Flexibility, Movement and Health*. Perseus Books, Jackson
- Hanna, T.: 1993. *Body of Life: Creating New Pathways for Sensory Awareness and Fluid Movement*. Healing Arts Press, Rochester, VT
- Hatch, F. & Maietta, L.: 1991. 'Role of kinesthesia in pre- and perinatal bonding.' *Pre- & Peri-Natal Psychology*; 5(3), Spring. Further information from: Touch in Parenting, Rt 9, Box 86HM, Santa Fe, NM 87505
- Hildebrand, M. & Goslow, G.: 2001. *Analysis of Vertebrate Structure*, 5th edn. John Wiley and Sons, New York
- Iyengar, B.K.S.: 2001. *Light on Yoga*. Thorsons, London
- Johnson, D.: 1977. *The Protean Body: A Rolfer's View of Human Flexibility*. Harper Collins, New York

- Kapandji, I.: 1982. *The Physiology of Joints*, 5th edn, vols 1–3. Churchill Livingstone, Edinburgh
- Kessel, R.G. & Kardon, R.H.: 1979. *Tissues and Organs: Text Atlas of Scanning Electron Microscopy*. W.H. Freeman, San Francisco
- Kurtz, R.: 1990. *Body Centered Psychotherapy: The Hakomi Method*. Liferhythms, Mendocino, CA
- Juhan, D.: 1987. *Job's Body*. Station Hill Press, Tarrytown, New York
- Latey, P.: 1979. *The Muscular Manifesto*. Privately published, UK
- Latey, P.: 1997. 'Themes for therapists' series. *Journal of Bodywork and Movement Therapies*; 1: 44–52, 107–116, 163–172, 222–230, 270–279
- Leonard, C.: 1998. *The Neuroscience of Human Movement*. Mosby, St. Louis, MO
- Levine, P.: 1997. *Waking the Tiger: Healing Trauma–The Innate Capacity to Transform Overwhelming Experiences*. North Atlantic Books, Berkeley
- Lockhart, R.: 1970. *Living Anatomy: a Photographic Atlas of Muscles in Action*. Faber and Faber, London
- Lowen, A.: 2006. *The Language of the Body: Physical Dynamics of Character Structure*. Bioenergetics Press, Alachua
- McMinn, R.M.H., Hutchings, R.T., Pegington, J. & Abrahams, P.H.: 1993. *Color Atlas of Human Anataomy*, 3rd edn. Mosby Year Book, St. Louis
- Maitland, J.: 1995. *Spacious Body*. North Atlantic Books, Berkeley
- Mann, F.: 1974. *Acupuncture: The Ancient Art of Chinese Healing*. Random House, New York
- Margules, L. & Sagan, D.: 1995. *What is Life?* Simon and Schuster, New York
- Masters, R. & Houston, J.: 1978. *Listening to the Body: The Psychophysical Way to Health and Awareness*. Delacorte Press, New York
- Milne, H.: 1998. *The Heart of Listening: Visionary Approach to Craniosacral Work*, vol. 1. North Atlantic Books, Berkeley
- Mollier, S.: 1938. *Plastiche Anatomie*. J.F. Bergman, Munich
- Morgan, E.: 1994a. *The Descent of the Child: Human Evolution from a New Perspective*. Oxford University Press, Oxford
- Morgan, E.: 1994b. *Scars of Evolution: What Our Bodies Tell Us About Human Origins*. Oxford University Press, Oxford
- Myers, T.: 1997. 'The anatomy trains.' *Journal of Bodywork and Movement Therapies*; 1(2) and 1(3)
- Myers, T.: 1998/1999. 'Kinesthetic dystonia.' *Journal of of Bodywork and Movement Therapies*; 1998, 2(2):101–114, 2(4):231–247; 1999, 3(1):36–43, 3(2):107–116
- Noble, E.: 1993. *Primal Connections*. Simon and Schuster, New York
- Oschman, J.L.: 1997. *Readings in the Scientific Basis of Bodywork*. NORA, Dover, NH

- Oschman, J.L.: 2000. *Energy Medicine: The Scientific Basis*. Churchill Livingstone, Edinburgh
- Pedrelli, A., Stecco, C. & Day, J.A.: 2009. 'Treating patellar tendinopathy with fascial manipulation.' *Journal of Bodywork and Movement Therapies*; 13(1):73−80
- Platzer, W.: 1986. *Color Atlas and Textbook of Human Anatomy*, 3rd edn revised, vol. 1. Georg Thieme Verlag, Stuttgart
- Polhemus, T. (ed.): 1978. *The Body Reader: Social Aspects of the Human Body*. Pantheon Books, New York
- Radinsky, L.B.: 1987. *The Evolution of Vertebrate Design*. Chicago University Press, Chicago
- Reich, W.: 1949. *Character Analysis*. Simon and Schuster, New York
- Rolf, I.P.: 1977. *Rolfing*. Healing Arts Press, Rochester, VT
- Rolf, I.P.: 1978. *Ida Rolf Talks About Rolfing and Physical Reality*. Rolf Institute, Boulder, CO
- Romer, A. & Parsons, T.S.: 1986. *The Vertebrate Body*, 6th edn. Thomson Learning, New York
- Schleip, R.: 1992. *Talking to Fascia, Changing the Brain*. Rolf Institute, Boulder, CO
- Schneider, G.: 1975. *Fasciae: Applied Anatomy and Physiology*. Kirksville College of Osteopathy, Kirksville, MO
- Simons, D., Travell, J. & Simons, L.: 1998. *Myofascial Pain and Dysfunction: The Trigger Point Manual*, vol. 1. Lippincott, William and Wilkins, Baltimore
- Singer, C.: 1957. *A Short History of Anatomy and Physiology From the Greeks to Harvey*. Dover, New York
- Smith, F.F.: 1989. *Inner Bridges: A Guide to Energy Movement and Body Structure*. Humanics New Age, Atlanta, GA
- Smith, J.: 1998. *Shaping Life*. Yale University Press, New Haven, CT
- Stecco, C., Porzionato, A., Lancerotto, L., Stecco, A., Macchi, V., Day, J.A. & De Caro, R.: 2008. 'Histological study of the deep fasciae of the limbs.' *Journal of Bodywork and Movement Therapies*; 12(3):225−230
- Still, A.T.: 1991. *Early Osteopathy in the Words of A.T. Still*. Truman State University Press, Kirksville, MO
- Stirk, J.: 1988. *Structural Fitness*. Elm Tree Books, London
- Sultan, J.: 1986. 'Toward a structural logic: the internal-external model notes on structural integration,' 86:12−18 (available from Dr. Hans Flury, Badenerstr 21, 8004 Zurich CH)
- Sweigard, L.: 1998. *Human Ideokinetic Function*. University Press of America, New York
- Vesalius, A., Saunders, J.B. & O'Malley C.: 1973. *The Illustrations from the Works of Andreas Vesalius of Brussels*. Dover Publications, New York

参考資料

「Kinesis（Thomas Myersが代表を務めるアメリカ国内の団体）」には、あなたの学習に対してサプリメントとなり、学習を加速させる多くの資源が下記の通り整理され、それらの一部はオンラインにより入手できる。筋筋膜の解剖、アナトミートレイン、ボディリーディング、そして「ファッシャルリリーステクニック」に関連する数多くのワークショップが世界中で開催されている。あなたがこれらの知識に興味を持ち、しっかりとした内容を学びたいのであれば、Rolf博士とThomas Myersによるアナトミートレインを基盤とした空間医療の中で、複雑なフレームワークを提供するKinesisの筋筋膜統合のような構造統合プログラムに興味を示す可能性があるだろう。

われわれのコースやワークショップ、そして製品に関するさらなる情報は、アナトミートレインのウェブサイトから入手可能である。

『Anatomy Trains book』

長い筋筋膜の解剖に関するテキストであり、筋筋膜の結合を通して筋がどのように連結されているかを示す。第2版では、近年に明らかとなった数多くの筋筋膜に関する重要な知見、アナトミートレインについてわかりやすく説明する新しい画像、アナトミートレインコンセプトを基盤とする構造統合プロトコールに関する付録、筋筋膜と鍼治療の経絡の比較などを含んでいる＜訳注：日本国内では『アナトミー・トレイン　第3版』〔医学書院〕が2016年に刊行＞。

『BodyReading 101™』

3本のDVDセットはワークブックとして使用することが可能であり、指導と症例検討が含まれている。30人以上の静止立位姿勢と12人以上の歩行分析、呼吸と座位姿勢の評価が含まれている。そしてこのDVDセットは、Myersの熟練者としての観察により、あなたの理解力の成長をテストすることができるようになっている。

『Anatomy Trains Revealed：Dissecting the Myofascial Meridians（筋筋膜経絡の解剖）』

この3本のDVDセットは、リアルタイムの講義室のビデオと画像により構成され、徒手療法と運動療法の領域における連続した発見による探索がまとめられている。それは、ルネッサンス期に最初に解剖されて今日まで十分に探索されることがなかった筋筋膜経絡の解剖であるが、徒手療法と運動療法の観点より、21世紀になって精密に示されたものである。

『Anatomy Trains DVDs』

アナトミートレインと治療の理論と解剖を含んだDVD10本セット。ファッシャルリリース平面とファッシャルリリーステクニックについての説明が、それぞれのアナトミートレインについて統合したシリーズとして提示されている。現在、8本のDVDには治療技術が説明され、それらの内容は本書の第3章から第9章に含まれている。残りの2本のDVDには、ファッシャルインテグリティーと、アナトミートレインのそれぞれの経線についての説明が含まれている。各DVDの内容は75分間で、それは治療的マッサージとボディワークに関する国家認定委員会のカテゴリーAとして認められている。Myersが小グループ形式で講義をメンター形式で行い、学生の質問にも答えている。それらとMyersによる修正、およびクライアントからのフィード

バックは、これらのテクニックを容易に、自信を持って実施することに役立つものであると考えられる。

『Anatomist's Corner』

Myersによる文献であり、「Massage and Bodywork」誌にて2000〜2005年に掲載されたものである。この204ページの書籍は、解剖学的コンセプトの歴史、細胞と筋筋膜、構造的ボディワーク、応用解剖学、腰筋群と解剖力学などのトピックスが含まれ、カラー画像と29論文で構成されている。これらを含めた商品は、ヨーロッパ圏内は www.anatomytrains.co.uk より、それ以外の地域からは www.anatomytrains.com より入手可能である。

『Fascial Release Wax』

組織に対して適切にグリップし、グライドさせる技術に有効な潤滑油として機能する特殊なワックスで、www.songbirdnaturals.co.uk より入手可能である。

●その他の有益な情報源

www.somatics.de
　臨床家とこの分野に興味を持つ方のための筋筋膜に関する研究および一般的な文献のリストがある。

www.deeptissuemassagemanual.com
　有能な治療家であり教師である Art Riggs のホームページである。彼はファッシャルリリーステクニックと大変興味深い月刊ニュースレターを含め、様々な治療に関する資源を提供している。

www.fasciaresearch.de
　Ulm大学（ドイツ）の Robert Schleip 博士と共同研究者による筋筋膜研究プロジェクトに関する情報提供サイトである。

www.theiasi.org
　国際的な構造統合者による団体である International Association of Structural Integrators® は、様々な教育コースや構造統合コース、臨床家の情報などを提供している。

※以上、原著訳による

索引

あ

アイストング　66
足をサポートする三脚　79
アステリオン　232
圧縮材　203
圧迫　22
アナトミートレイン　3, 45, 38
アペックス筋　129
アメリカワニ　248
操り糸　82
アームライン　300
一次的カーブ　57
位置の用語　41
立位回外検査　93
立位回内検査　92
意図　16
犬　248
イプシラテラルファンクショナルライン　302
イルカの動き　204
引張部材　203
インテグリン　7
インピンジメント　243
ウィトルウィウス的人体図　8
ウェークボード　242, 245, 246
烏口腕筋　286
馬　248
X脚　108
エラスチン　5
鉛直線　43
エントロピー　175
横隔膜　173, 179, 180, 193
大きな筋のつり革　253
オキシトシン　6
帯状の隆起　150
O脚　108

か

回旋　41, 43
外旋筋　274
回旋側弯症　174
外側広筋　104
外側コンパートメント　63, 64, 84
外側索　77
外側側副靱帯　99

外側縦アーチ　58, 61
外側ハムストリングス　115, 117
外側縫線　173, 174, 190
外側肋横突靱帯　177
外腹斜筋　170, 188, 189,
外閉鎖筋　129, 133
カオス数学　11
下後鋸筋　177
下肢のアーチ　58
下肢の延長　156
過剰前弯症　174
ガス痛　227
下双子筋　129
鵞足　110, 106
下腿筋膜　73
肩回旋筋腱板　253, 259, 274
肩の圧縮力　250
カップリング　70, 119
下頭斜筋　212
過敏性腸症候群　160
感覚受容器　9
感度　8
カーディナル　295
脚長差　69
急行列車　85
弓状線　172
求心性神経　9
胸郭　187
胸筋筋膜　33
胸鎖乳突筋　208, 230, 255
胸腰筋膜　222
胸肋筋膜　185, 265
棘下筋　260, 274, 278, 260, 277
距骨下関節　56
距踵舟関節　56
拒絶層　18, 24
距腿関節の軸　66
筋外膜　14, 25
筋間中隔　14, 25
筋筋膜経線　3, 38, 295
筋筋膜のスリング　13
筋線維芽細胞　6
筋内膜　14
筋紡錘　9
筋膜筋間中隔　63
筋膜層　23
筋膜リリーステクニック　16
屈曲　41, 43

頚の肋骨　175
グライド　28
クラウゼ終末体　9
クラゲ　179
グリッド　43
クルージング姿勢　246
脛骨の後方傾斜　163
傾斜　41, 42
頚板状筋　233, 255
結合組織ネットワーク　9
ゲル　23
肩甲下筋　261, 274
肩甲挙筋　211
肩甲骨の「X」　253
肩甲上腕関節の開放　269
原線維間物質　5
腱中心　179, 180
腱膜　25
交織結合組織　25
交感神経系　22
後鋸筋支帯　207
後脛骨筋　86
後傾した骨盤　147
後斜角筋　178, 211
後十字靱帯　99, 100
項線　233
構造的インバランス　38
構造的結合細胞　5
後束　201
後頭下筋群　235, 212
後頭下部　233
広背筋　269, 270
抗ヒスタミン剤　6
後部中隔　154
後方横アーチ　58, 60
股関節　122
股関節が外旋　138
股関節が内旋　138
呼吸サイクル　182
呼吸補助筋　176
骨芽細胞　5
骨細胞　5
骨盤　125
骨盤が後傾　138, 146
骨盤が前傾　138, 146
骨盤腔　174
骨盤底　156
骨盤の位置のずれ　140

骨盤の回旋　145
骨盤の側方への傾斜　143
骨盤のテクニック　145
骨盤のボディリーディング　139
骨盤の肋骨　175
拳の使用　29
コラーゲン　5, 126, 127, 200
ゴルジ腱紡錘　9
コンドロイチン　127
コンパートメント　63

さ

最終　20, 35, 41, 46
最長筋群　206
再評価　46
鎖骨下筋　266
サッカー選手　100
三角筋　284
参照ライブラリー　19
刺激　9
指節間関節の使用　31
膝蓋腱　102
膝蓋靭帯　102
膝窩筋　101, 117
膝関節伸展　119
膝関節過伸展　108
枝ファン　124, 134, 153
四分円　201
斜角筋　178, 237
自由間質性神経終末　9
手根管　281
受容器　9
潤滑剤　22
小円筋　260, 274, 276, 278,
小胸筋　254, 267
上後鋸筋　177
小後頭直筋　212
上双子筋　129
招待　16
小殿筋　129, 148
上頭斜筋　212
小内転筋　134
上部後頭下筋群　235
情報　16
小腰筋　136
小菱形筋　253
上肋横突靭帯　177
上腕筋　288

上腕筋間中隔　283
上腕三頭筋　285
上腕二頭筋　258, 262, 287
伸筋支帯　73
神経網　9
深後部コンパートメント　63, 64, 87
深膝蓋下滑液包　99
伸張前期　40
深被覆筋膜　14, 23, 25, 32, 73
水平な帯　182
髄膜　14
スウェイバック　174
スクリューホーム運動　119
スタンス　163
ストライド　163
ストレッチショートニングサイクル　40, 124
スパイラルライン　60, 170, 188, 233, 272, 292, 299
スピードバンプ　153
スプリットスタンス　70
スプリング　133
スマホ首　94
フラクタル方程式　11
スリング　66, 201
ずれ　41, 44
スーパーフィシャルバックアームライン　232, 256, 273, 300
スーパーフィシャルバックライン　4, 57, 76, 79, 86, 113, 115, 116, 117, 190, 216, 218, 222, 233, 235, 256, 297
スーパーフィシャルフロントアームライン　222, 257, 265, 270, 300, 60, 73, 82, 83, 109, 111, 113, 185, 192, 230, 241, 265, 296
脊髄反射　9
脊柱起立筋　206, 218
舌骨筋群　208
セッション　34
線維芽細胞　5
線維腫症　7
前鋸筋　253, 272
仙棘靭帯　128
前脛骨筋　83
前傾した骨盤　147
仙結節靭帯　128, 152, 156
浅後部コンパートメント　63, 86

浅膝蓋下滑液包　99
前斜角筋　178, 211, 237, 239
前十字靭帯　99, 100
前足部ロッカー　60
センソリーモーターアムネジア　2, 147
せん断力　22
前柱　200
前突　254
前部コンパートメント　63, 82
前部中隔　154
前方横アーチ　58, 61
戦略　18, 41
前腕屈筋コンパートメント　279, 280
相反抑制　157
僧帽筋　208, 232, 273
足底筋　101
足底筋膜　76
足底腱膜外側索　78, 81
側方への傾斜　142
尖径ファン　130, 136, 124
尖径ヘルニア　170
疎性結合組織　6, 22
疎性輪紋状結合組織　5
粗線外側唇　134
ゾル　23

た

第1カーブ　216
第2カーブ　216
第5肋骨ライン　191
大円筋　269, 276
大胸筋　265
大後頭直筋　212, 214
大腿筋膜張筋　129
大腿骨　140, 163
大腿四頭筋　102, 111
大腿直筋　103, 113
大腿動脈　157
大腿二頭筋の短頭　116
大腿方形筋　129, 134, 153
大腿四頭筋拡張　109
大殿筋　129, 130
大転子をほぐす　145
タイトアスシンドローム　152
大内転筋　134, 154
大腰筋　136, 137, 159, 183

第4のハムストリングス　105
大菱形筋　253
多関節筋　85
短回旋筋　206
単関節筋　101
ダンサー　59
弾性エネルギー　40
短内転筋　134, 135
タンパク質ポリマー　6
短腓骨筋　85
チキソトロピー　10
恥骨筋　134, 135, 136, 144, 157
恥骨は恥骨筋が短いほうに傾いている　135
恥骨尾骨筋　172
中斜角筋　178, 211, 239
虫垂切除術　163, 227
中殿筋　129, 130
腸炎　160
超音波装置　22
長回旋筋　206
腸脛靭帯　149
腸骨窩　158
腸骨筋　136, 137, 158, 159
腸骨の縁をほぐす　146
長鎖運動　291
長趾屈筋　87
長趾伸筋　83, 134, 135, 154
蝶番　55
蝶番運動　55, 204
蝶番構造　55
長母趾屈筋　65, 87
長母趾伸筋　83
長趾屈筋　65
治療介入　19, 41, 46
治療層　18, 24
椎間板　200
ディープバックアームライン　271, 274, 277, 278, 300
ディープフロントアームライン　258, 259, 266, 300
ディープフロントライン　60, 87, 153, 156, 157, 158, 159, 165, 193, 223, 225, 226, 303
テキストネック　94
手の使用　27
デュピュイトラン拘縮　7
転子ファン　124, 129, 130, 133

転子ファンを開く　147
テンセグリティー　40, 202, 292
伝達速度　14
頭板状筋　233, 255
トップダウン　70, 241, 243
ドライバー　245
トラッキング　89
トラッキングエクササイズ　90
トラッキング検査　95
トランポリン　61
ドリフト　69
トレンデレンブルグ歩行　131

な
内臓シリンダー　208
内側傾斜　69
内側広筋　104
内側側副靭帯　99
内側縦アーチ　58, 61
内側ハムストリングス　115, 117
内転筋　135, 153
内腹斜筋　171, 188, 189
内腹斜筋腱膜　173
内部の完全性　12
内閉鎖筋　129, 132
二関節筋　101
二次的カーブ　57
ニュートンの運動の法則　11
尿失禁　171
認知の具現化　38
猫　248

は
ハイアーチ　61
バイオリン　30, 149
バケツ柄運動　184
バケツの柄　180
破骨細胞　5
パチニ小体　9
薄筋　106, 110, 134, 134, 154
バックファンクショナルライン　222, 293, 302
発展　41
バニオン　163
ハムストリングス　113
ハムストリングスの分離　115
パラシュートのひも　173
腹の肋骨　175

バレリーナ　43
ハンガー　242
半月線　173
半腱様筋　106, 110
ハーフドーム　60, 71
肘と前腕の使用　30
非晶質ゲル　5
皮層　14
腓腹筋　86, 101, 117
肥満細胞　5
評価　18, 41
表現　41
表層　18, 24
表層シリンダー　208
表層疎性層　14
ヒラメ筋　86
ひれ　248
ピンサー運動　184
ヒンジ（蝶番）　142, 196
ヒールフット　59
ファイヤーマンズ・キャリー　66
ファン　124
ファンクショナルライン　302
フィブリノゲン　5
フィードバックループ　19
フォワードランジ　142, 164, 165
腹横筋　171, 172
腹腔　168, 174
腹直筋　171, 172, 185
普通列車　85
腹筋運動　172
浮遊肋骨　176
プラトー　98
フランケンシュタイン　36
プレスティフンニング　40
フロス効果　33, 73
プロテオグリカン　5
プロペラ　124
フロントファンクショナルライン　302
平滑筋細胞　6
平行結合組織　25
平衡石　9
ボウイング　30
ほうき　132
縫工筋　106, 110, 155
ボキャブラリー　19, 40
ほぞ　56

ボディビルダー　43
ボディリーディング　38, 40, 41, 45,
　81, 90, 118, 161, 182, 194, 240,
　289
ボディリーディングのプロセス　47
ボトムアップ　70, 239, 241, 243,
　246, 290
ポパイ　56
ボルスター　147
ポンプ運動　184
ポンプのハンドル　180
ボーリング　245
ボールロッカー　60

ま
マイスナー小体　9
マスト　203
短い踵　79
ミリタリーネック　210
ムコ多糖　6
胸の肋骨　175
メカノバイオロジー　7
メカノレセプター　22
メルケル触盤　9
モイスチャライザー　22
モーターシリンダー　208, 209

や
矢　201
軟らかい指節間関節　79
ゆがみの分散　12
ユニオンジャック　169, 170, 171
指の使用　28
腰筋　159
腰方形筋　136, 138, 223
4部位の肋骨　175

ら
ライオン　248
らせん　55
ラテラルライン　145, 147, 148, 149,
　165, 187, 189, 190, 191, 192, 223,
　225, 230, 241, 298
ラポート　17, 48
ランジ　129, 138
ランドマーク　42
梨状筋　129, 131, 150
立位回外検査　94

立位回内検査　70
立位重心移動検査　144, 161, 162
菱形筋　253, 271
ルフィニ小体　9
レオナルド・ダ・ヴィンチ　8
レンガ　203
ロコモーションセラピー　13
肋間筋　177, 191, 192
肋骨のかご　175

わ
腕神経叢　238
腕橈骨筋　262
リーカー　36
ワークショップ　48

英字
ACL　100
Anatomy Trains　38
Aston　21
Blazevich　40
Bogduk　137
Buckminster Fuller　11
Chaitow　16, 24, 256
Chaitow & Fritz　18
Cooperstein & Hickey　138
Darwin　38
DASIE　16, 17, 23, 23
Earls　13, 39
Engell　21, 22
Fascial Release Technique　16
FRT　16, 21
Fuller & Applewhite　11
Goerge Lakoff　38
Horwitz 1997　8
Huijing　12
Hungerford　16
Ida Rolf　122
Information　16
Ingber　8, 40
Intention　16
James　39
Janda　256
Jean-Pierre Barrall　174
Jeff Linn　14
Jon Zahourek　178
Kendall　135
Kenneth Snelson　11
Komi　40
Lakoff　39
Lieberman　228
Maupin　17, 40
McCreary　135
Montagu　16
Moshe Feldenkrais　100
Myers　11, 16, 17, 293
Nelson-Jones　17
Netter　135
Palmer　13
PCL　100
Peter Schwind　175
Pick　18
pre-stiffening　40
Preece　138

rapport　17
Scarr　11
Schleip　20
SchultzとFeitis　182, 183
Schultzの帯　191, 197
Schwind　20
sensorimotor amnesia　3
Stecco　10, 14, 24, 39
Still　13
TFL　129
Thomas W. Myers　38
Tom Flemons　11
tone-o-stat　8
Travell　136
Vesalius　13
Visible Human Data Project　14
Wakayama　40
William James　38
Wolff　8